山东省职业教育规划教材

供职业教育各专业使用

安 全 教 育

主　编　吴树罡　张　涛
副主编　郭晓蕾　林昌勇　高　巍　张效强
编　者　（按姓氏汉语拼音排序）
　　　　高　巍　谷　毅　郭晓蕾　韩景明
　　　　李　克　林昌勇　吴树罡　薛炳青
　　　　张　涛　张效强　张忠芳

U0252370

科学出版社

北　京

内 容 简 介

　　本书主要内容包括安全教育基础、人身和财产安全、交通安全、消防安全、公共卫生安全、网络信息安全、实训实习及职业安全、自然灾害、意外伤害应急救助等内容。本书着眼于学生群体或个体在日常学习和生活中经常遇到的安全问题，将理论与实践相结合，突出知识的实践性、应用性和人文性特点，培养训练学生的安全应对能力和人文素养，以帮助学生适应当前和今后在学习、生活、工作中的安全保障需要。

　　本书实用性强，可供职业教育各专业使用。

图书在版编目（CIP）数据

安全教育 / 吴树罡，张涛主编. —北京：科学出版社，2019.8
山东省职业教育规划教材
ISBN 978-7-03-057465-7

Ⅰ．安… Ⅱ．①吴… ②张… Ⅲ．安全教育-职业教育-教材
Ⅳ．X925

中国版本图书馆 CIP 数据核字（2018）第 104415 号

责任编辑：丁海燕　魏亚萌 / 责任校对：张凤琴
责任印制：李　彤 / 封面设计：图阅盛世

科 学 出 版 社 出版
北京东黄城根北街 16 号
邮政编码：100717
http://www.sciencep.com
固安县铭成印刷有限公司　印刷
科学出版社发行　　各地新华书店经销

*

2019 年 8 月第 一 版　　开本：787×1092 1/16
2024 年 1 月第五次印刷　　印张：16 1/2
字数：392 000
定价：49.80 元
（如有印装质量问题，我社负责调换）

山东省职业教育规划教材质量审定委员会

Preface 前 言 ▶

党的二十大报告指出："人民健康是民族昌盛和国家强盛的重要标志。把保障人民健康放在优先发展的战略位置，完善人民健康促进政策。"贯彻落实党的二十大决策部署，积极推动健康事业发展，离不开人才队伍建设。党的二十大报告指出："培养造就大批德才兼备的高素质人才，是国家和民族长远发展大计。"教材是教学内容的重要载体，是教学的重要依据、培养人才的重要保障。本次教材修订旨在贯彻党的二十大报告精神和党的教育方针，落实立德树人根本任务，坚持为党育人、为国育才。

学生安全教育是高校思想政治教育和学生管理工作中的一项重要内容，也是学生素养构建过程中不可或缺的重要组成部分。纵观每位学生的成长经历和受教育过程，多数学生存在安全知识储备不够完整和安全技能匮乏等问题。在面对纷繁复杂的危险环境时，学生很可能因缺乏自救、他救的安全知识和技能，而错过自救良机。鉴于此，在长期从事高校安全管理及服务工作的经验基础上，结合高校内威胁学生安全的各类因素，我们编写了《安全教育》一书。希望此书能帮助广大高校学生了解和掌握更多的安全知识与技能，提高个人安全意识，明确自身安全行为，使每一位学生都能平安、快乐地度过美好的校园时光。同时，也希望本书能为学校的和谐发展、文明环境的构建及平安校园建设起到添砖加瓦的作用。

本教材严格遵循山东省相关文件要求，编委会在广泛听取教师及学生反馈意见的基础上，经过多次论证，最终形成现有的内容体系和体例结构。在内容体系上，本教材力求行文简洁，突出重点，夯实基础，以"必需""够用"为原则，系统介绍与学生群体密切相关的公共安全知识，其内容主要包括安全教育基础、人身和财产安全、交通安全、消防安全、公共卫生安全、网络信息安全、实训实习及职业安全、自然灾害、意外伤害应急救助等；体例结构上采用基础理论知识、案例分析与实训实习相结合的形式，充分体现出教材的实用性和趣味性。本教材适用于课堂教学及课外自修阅读，理论案例与实训的有机结合，避免了传统教材的枯燥乏味，实现了课上教材和课外读物的双重功能，提高了学生的主动性和实效性，从而达到"知其然，更要知其所以然""触类旁通，灵活应变"的效果，从而在面对纷繁复杂的危难时能够准确判断形势，把握自救、他救机会，确保自身生命安全。

由于本教材涉及专业较多，且编者水平有限，书中可能存在不足之处，敬请广大读者批评指正，以便更好地完善本教材，在此先致以感谢！

编 者
2023 年 4 月

Contents 目录

第1章　安全教育基础

安全是人们高品质生活的基本需求和保障,在非安全状态下,生命以外的其他要素都是妄谈,生命质量与个人安全素养息息相关。作为国家和民族开创未来、创新发展的中流砥柱,作为各行各业先进生产力推进的后备军,新时期的大学生更应具备基本的安全知识、安全技能、安全防患意识和个人风险评估能力。在全社会,特别是在全日制教育体系内深入开展安全教育,是增强全民安全意识及汇集维护国家、社会、集体和个人安全稳定的强大力量,是有效防范和化解各类社会安全风险、不断提高人民群众安全感和幸福指数的直接、有效的途径。

第1节　安全教育基础知识

一、安全教育相关概念

要了解大学生安全教育的含义,首先要了解"安全"的概念。在职业健康安全管理体系 GB/T　28001—2011《职业健康安全管理体系　要求》中,安全的定义是:"免除了不可接受的损害风险的状态"。可见,安全与非安全的区别在于一个度,而这个度对于不同的个体、组织来说可能差别很大,即在相同的危患面前,对不同的人和组织来说是否安全应区别而论。所以说,安全与危险是相对的,是相容又相斥、辩证共存的关系。所以,安全就是指个人或组织在赖以生存的空间和交往活动中免于危险、恐惧、伤害,或始终保持自身平衡且与周围环境融洽的状态。安全的概念既包括自身个体或组织的协调统一,也涵盖了自身与环境的相容相适。

不论是对个人还是对组织而言,要想拥有安全及被保护的环境,都需要具备相应的知识、方法和技能,而进行安全教育就是最为行之有效的手段。安全教育的概念即有计划地将安全知识、安全技能和安全保护方针政策传输给他人,在不安全因素和伤亡事故中总结规律、研究对策的教育活动。安全教育属于思想政治教育范畴,是国民素养构建的一项重要内容,其涉及各行各业、各个领域,关系到每个人的切身利益。任何个人和组织都应高度重视安全教育,将安全教育课程及内容普及化、终身化、科学化、系统化、标准化。

顾名思义,大学生安全教育就是指高等学校为维护大学生的人身财产安全和身心健康,提高大学生的安全防范意识与自我保护机能而开展的一种教育活动。在高校内,安全教育的内容主要包括:国家安全、消防安全、治安安全、交通安全、食品安全、重大活动安全、网络舆情监控安全、心理安全、健康保健安全、重大自然灾害及职业安全,等等。安全教育的教育形式主要包括:报告、展板、微信公众关注、安全主题班会、安全知识竞赛等传统安全教育模式,以及安全教育课堂、固定教室自由选修课、实训培训系列活动,等等。随着安全教育重要性的提升,为适应大学生发展的需要,高校内的安全教育在教学内容和形式上已经越来越完善,可谓形式多样、灵活多变,更适合学生群体。

二、大学生安全教育目标

大学生安全教育的目标分为整体目标和个体目标。整体目标主要是站在学校整体利益和发展角度考虑,个体目标则是以每位学生个体利益为出发点,两者互相促进,同步实现。在高校安全教育整体目标中包含了个体目标,个体目标的实现直接推动整体目标的实现。

（一）高校安全教育整体目标

高校内安全教育是高校思想政治教育和学生管理工作中的一项重要内容，也是大学生素养构建过程中不可或缺的重要组成部分。通过开展安全教育提高学生整体安全素养，规范学生安全行为，推动全校学生管理秩序良性循环，降低各类安全事故发生率，确保学校范围内的人员与财产保全和校园和谐稳定，有利于在全校范围内形成安全防范的氛围，从而推动平安校园的建设，创造美好校园环境，构建良好的校园安全文化。

（二）高校安全教育个体目标

1. 树立正确的人生观和价值观

教育所教化的是灵魂，改变的是观念，提高的是能力，升华的是自己，受益的是社会与他人，不变的是责任、义务和权力。安全教育亦如此。大学生的人生观具有鲜明的时代特征，有着较大的不稳定性和可塑性。随着经济的快速发展，我国进入社会全面改革攻坚期，传统的道德观、价值观受到严峻的挑战，大学生在面对纷繁复杂的社会现象时，感到迷茫、无助、无所适从，内心的不稳定性往往带来行为上的不可控，久而久之难免出现各种各样的问题。在学生步入社会的前期，他们渴望追求正确的人生观、价值观。而大学生安全教育正是多层次、具体生动地进行人生观和价值观教育的良好媒介体，形式多样、内容丰富的安全教育可辅助学生树立正确的观念，形成正确、积极的人生观和价值观。

2. 具备精准的安全基础知识和自救、他救技能

安全知识涉及的专业和门类既广又深，从物到人，从理论到实践，安全知识渗透到生活中的点点滴滴。学生必须学会吸收和积累安全知识，对知识的吸收、消化、积累和应用本身就是一种能力，与一般的专业、学科要求并无本质差异，但如何甄别安全知识的可靠性和准确性，以及危急关头如何判断和应用这些知识，则是安全教育超出普通专业能力培养要求之外更高层次的要求和目标。所以，具备丰富而又可靠的安全知识是培养学生基本安全能力的基础需求。安全教育在内容上主要涉及公共安全和职业安全，每一部分的教学都包含理论和实操，而自救、他救知识和实操技能的准确性在关键时刻直接关系到生命安危。所以，在安全教育目标中，必须高度重视知识的准确性与灵活性。

3. 培养个人安全风险评估能力

将基础知识转化为技能实操是更进一步的能力需求，而将基础知识和技能实操联系在一起的就是安全评估。换言之，基础知识和处置技能能否在关键时刻被应用，还需要准确的分析和判断。因此，个人安全风险评估分析能力的构建是大学生安全教育目标的重要内容。

三、大学生安全教育内容

大学生安全教育与高校的所有专业及一切教育活动都有着紧密的联系，其内容极为丰富，从教学活动本身到专业素质内在需求，再到公共社会活动，安全无不渗透其中。大学生的安全教育内容在框架结构上主要包括：安全意识教育、安全责任与义务教育、安全基础知识传授、安全防护技能实训及个人风险评估能力构建。其中，安全基础知识包括公共安全知识和职业安全知识两部分，职业安全知识的学习主要是在专业课的理论教授与实训锻炼过程中穿插进行的。所以，在大学里开展安全教育的内容均以公共安全知识为主。

（一）安全意识

所谓安全意识，就是人们头脑中建立起来的一种安全观念，是人们在生产、生活中可能对自己或他人造成伤害的外在环境条件的一种戒备和警觉的心理状态。安全教育的第一要务就是培养

学生的安全意识，从无意识到有意识、从不重视到高度重视，这是直接关乎教学质量和安全稳定的决定因素，更是关乎社会稳定与国家和谐发展的基础要素。安全意识的强弱直接决定行为方向，能否及时有效地规避各类危险与个人认知判断有着直接的关系。大学生安全意识教育就是高校通过各种教育方式不断增强大学生自我安全防范意识，从而达到保护大学生生命财产安全目的的教育。安全意识在内容上主要包括大学生的国家安全意识、生命财产安全意识和舆情网络信息安全意识；在形式上主要包括案例分析、警示教育、试验证实及安全意识测试等。亲身体验或身临其境的感受能够更为有效地改变一个人的安全认知和安全意识，并使其能重新建立准确的评估安全风险值。在日常生活中，绝大多数的安全事件源于安全意识差，错估安全风险值。

案例1-1

　　某高校将一学期以来的"校园贷"网络上当受骗案例进行了汇总，按照受骗金额、上当受骗的手段等方面进行分类，并约请当地派出所民警和十名受害人（自愿）参加，在安全教育课堂现场进行案件研判，将案件分析的过程、案件常见过程、防范手段及个人注意事项让学生自己形成报告，以作业形式提交。

问题：案件研判教学的优点有哪些？

案例1-2

　　消防逃生课上，老师在讲授打结逃生法时，为了让学生更加直观地知道为什么床单需要打湿，为什么打结需打半结，为什么不选择衣袖打结等，采取试验证实法，通过选择不同物品打结或采用不同打结方法后进行承重测试，让学生直接感受其在安全性和承受力上的差距。

　　课后调查结果显示，学生课上精力集中，积极性、主动性极高，问题分析透彻、解决彻底，案例教学对学生产生极大震撼，其教育效果远远超出预期。

问题：实训课上教学验证法的最大优势是什么？

（二）安全责任与义务

　　在国家相关法律、法规中都明确规定了公民的安全责任与义务，绝大多数大学生已经年满18周岁，对自身的行为举止有着清晰的认识，有完全民事行为能力，能够为个人行为承担相应的法律责任。大学生是一个具备基础知识和判断分析能力的群体，所以，更有能力、有义务、有责任预防各类安全事件的发生，除了不伤害他人、不危害社会，还应具备防范自身受害、确保生活质量与品质的能力。安全责任与义务教育是新时期大学生必不可少的一门课。在安全稳定内涵中，最需要的就是安全责任与义务，这种安全责任不仅不局限于自己和他人，还包括家庭、集体、社会和国家。大学生应清楚地认识到在法定范围内其应当承担的相关安全责任，并且积极主动地学习相关法律法规、安全知识和各类安全技能，使自己真正成为一名有能力、有魄力、有担当的青年学生。只有这样，大学生才能更好地增强责任意识，为维护社会稳定贡献力量。

案例1-3

　　某高校一个学生宿舍发生火灾，导致宿舍内四名女生在跳楼逃生过程中全部身亡。调查结果显示，起火原因为一名女生的充电器长期插在插座上不拔，导致爆炸发生火灾，又因这几名女生慌乱求助，错过灭火的最佳时机，最终导致悲剧的发生。

　　事后了解，学校在安全用电方面做了大量宣传，在宣传档案里就有充电器使用注意事项，绝大多数学生能熟记条款、严格遵守学校纪律，但火灾依旧会因一人失责而殃及他人。由此可见，安全责任人人有责，安全教育中的责任教育必不可少。

问题：你认为安全责任重要吗？为什么？

（三）安全基础知识

安全知识内容丰富，涉及各行各业，不同领域有着不同的安全知识内容。与大学生密切相关的安全基础知识主要包括：意识形态领域的安全知识，心理安全知识，法律、法规、物理、化学、基础知识，以及公共安全知识。

1. 意识形态领域的安全知识

意识形态属于哲学范畴，可以理解为对事物的理解、认知，是指一种观念的集合，不是人脑固有的，而是源于社会存在，是与一定社会经济和政治直接相联系的观念、观点、概念的综合体。意识形态又称为社会意识形态或观念形态，是指系统地、自觉地反映社会经济形态和政治制度的思想体系。意识形态安全是指国家占主导地位的思想、政治意识形态不受侵害，使其稳定存在和健康发展的状态，保持主流意识形态在政治制度和国家政权、文化、价值观念和生活方式等方面的指导地位。对于现在的大学生群体来说，他们正是在全球化形成的历史过程中成长起来的，正处于价值观念形成与成熟阶段的大学生不可避免地接受了一些以利益为标签的负面意识形态。所以，做好对大学生的意识形态安全教育是抵御不良意识形态对大学生腐蚀，预防思想意识形态问题，免除给安全和利益造成重大损失的有效手段。

2. 心理安全知识

在物质生活高速发展的今天，人们的需求早已不是单纯地解决温饱问题，更有了多元化的需求，如同对物质生活的需求膨胀一样，人们的心理需求同样也达到了空前的高度。大学生这个特殊群体早已不是听任父母安排的"乖乖娃"，他们活跃在社会各个角落，成为信息、科技、知识等各项时代标志的弄潮儿。大学生在创造物质的同时，心理状态也更加复杂，尤其在面对生活压力、就业压力、科技进步快节奏压力时，时时刻刻的竞争与比较，对其心理素质提出了更高要求。现实中，有人能现学现用化解心中郁结，有人却纠缠于各项事端无法自拔，甚至无力自救走向遗憾，给个人、家庭、社会造成不可挽回的损失。鉴于大学生现实状态，心理安全的构建和干预已经是大学生安全教育课程里不可或缺的部分。

3. 相关基础知识

法律、法规是一个国家规范公民的准则和秩序。对于大学生而言，不仅仅要了解国家的相关法律、法规，如国家安全法、治安处罚法、消防法、交通安全法、食品安全法等，更要学以致用，既不违法，也不钻空，要以法律法规为准则，恪守底线，为国家和社会做一些有贡献的事。同时，大学生更要学会用法律维护个人利益，保护个人的人身财产安全，维护自身合法权益。当然，作为学生也应牢记校规校纪，严守纪律，规范个人行为，养成良好习惯，维护学校利益，确保集体安全，为自己和他人营造和谐安定的学习、生活环境。

4. 公共安全知识

公共安全是指社会和公民个人从事和进行正常的生活、工作、学习、娱乐和交往所需要的稳定的外部环境和秩序。生活中难免出现这样或那样的危险，要从容应对就需具备一定的公共安全基础知识和技能，特别是在学校里，人员密集，作息时间一致，突发事件多，灾害发生时后果不可预估。鉴于实际，在学校里要积极开展公共安全教育：国家安全、消防安全、治安安全、交通安全、食品安全、自然灾害、健康保健及心理安全等。学生们通过系统学习，可具备基本的自救、他救能力，具备面对险情时的基本救险处置能力。

四、新时期大学生安全教育的必要性

马斯洛需求层理论将"安全"需求排在了"生理"需求之后的第二位，但是，从"安全"广义含义来理解的话，如衣食品质、疾病防控、环境污染等也属于安全的范畴。可见，公共安全的含义不再局限于狭义概念，而是直接渗透到人类生存的基础需求层。随着历史的进步、经济的发展及环境的变化，人类对安全的内在需求也越来越迫切。同时，随着经济的飞速发展和各种社会思潮的涌入，社会中的不和谐因素难免引发各类校园安全问题。学校的安全稳定、和谐健康，对国家的稳定和民族的振兴发挥着至关重要的作用。

开展安全教育同样是为了学生能够获得长远发展，属于思想政治教育的范畴。思想政治教育是对人的思想和行为的教育，是帮助学生树立正确的人生观、价值观，促使学生身心健康的教育。由此可见，安全教育的主旨要义完全符合思想政治教育的内在要求，是思想政治教育中不可缺少的内容。高度重视大学生安全问题、加强高校大学生安全教育是学生素质教育的内在需求，是时代发展的必要要求。

第2节　校园安全事故

一、校园安全事故

（一）校园安全事故相关概念

事故是指人们在生产、生活活动过程中突然发生、违反人员意志、迫使活动暂时或永久停止，可能造成人员伤害、财产损失或环境污染的意外事件。而安全事故则是指生产经营单位在生产经营活动（包括与生产经营有关的活动）中突然发生，危及人身安全和健康，或者损坏设备设施，或者造成经济损失的，导致原生产经营活动（包括与生产经营活动有关的活动）暂时中止或永远终止的意外事件。由此可知，高校安全事故是指在学校教育教学活动中或学生在校期间突然发生，可能危及人身安全和健康，或导致财产损失，且影响教育教学活动的各类意外事件。

（二）校园安全事故的特点

校园安全事故同所有的事故一样，具有因果性、随机性、隐蔽性、复杂性和可预测性五大特点。

1. 因果性

校园是教书育人的特殊公共场所，学校内安全与否直接影响到正常的教学秩序、生活秩序及千家万户的幸福和命运。安全工作中绝对不存在无缘无故的事故，看似偶然的事故，其背后必然存在着导致事故发生的必然性，从个人安全意识、安全行为、安全习惯，到家庭教育、集体安全防卫能力，再到行政安全管理制度和安全评估、防御、处置能力，其中必然有一处或多处不健全因素导致相应事故的发生。

案例1-4

某高职院校为加强冬季体能锻炼，全校范围内将早操改为冬季长跑拉练，在执行后的第三天早上，一名学生在跑步过程中突发心脏病，虽然发现及时，但因病情较重，未能保住生命。事后经了解得知，学生本人有先天性心脏病史，幼时曾接受手术治疗，本人记不太清，虽然上学期间未曾发病，但医生曾嘱咐家长要注意让孩子避免参与剧烈运动。据其同宿舍好友描述，前两天拉练结束后该生曾表现出身体不适。

问题：案例中导致事故发生的必然因素是什么？

2. 随机性

安全与事故永远是同一事物辩证共存的两面，在时间上无永久性安全，在空间上无全覆盖的安全，在意识空间上无永远的美好与健康。安全是永恒的追求，想保持安全现状需由千千万万的因素共同促成，而事故往往只需一个要素就会出其不意地发生。安全涉及各行各业，渗透到生活中的方方面面，带有极大的随机性和突发性。从本质来说，事故属于在一定条件下，因时间推进产生某些意外情况而显现的随机事件，当不安全因素汇集时，事故必然发生，只有排除源头诱因，防患于未然，才能防止事故的发生。

3. 隐蔽性

事故的发生总是给人以突发感，按照事故发生的必然性特点，事故发生前一定存在安全隐患，只不过各类隐患不容易被发现，具有隐蔽性。安全工作就是要发现潜在的事故，将之根除，预防隐患再现，确保安全稳定状态的持续性。按照事物发展的规律性，事故的发生、发展也同样具有其内在的规律性，提前预测分析，进行安全评估，可将隐患终止于源头。一旦发生事故，必须严格按照"四不放过"原则，及时处置即事故原因不清不放过、事故责任者和应受教育没有受到教育不放过、没有采取防范措施不放过、事故责任人未受到处理不放过。

4. 复杂性

高校对学生实施半社会化管理，学生们思想开放自由，生活丰富多彩，活动空间扩展到校园之外的公共社会场所；他们接触的人员复杂多样，热衷于网上活动；绝大多数学生涉世不深，生活经验不足，对虚假信息、好坏之心不能准确辨别，对各类风险、危机评估不足，从而容易上当受骗，甚至成为不法人员或组织的棋子；再加之社会上各类犯罪手法不断翻新花样，犯罪手段不断更新，导致校园安全事件复杂多变。安全涉及各行各业、渗透到生活中的点点滴滴，只要是有人、有事、有物、有活动的地方就有可能发生各种各样的事故。

5. 可预测性

事物发展都有其内在的规律，事故的发生、发展也是如此。加强安全管理，分析各类隐患，注意观测研判，在问题前兆期及时处置，可将事故消灭于萌芽阶段。要做好日常安全隐患排查工作，全面建立风险评估体系，对号列项，定期分析检测，做出评判预测。对于学生个人来说，要不断增强安全意识，养成做事之前先进行安全风险分析的习惯，纠正不安全行为，注重安全知识和自救、他救技能的学习与积累。以个人整体安全素养的提升带动整体应对事故防范和处置能力的提高，从而增强对危险事故发生的预判能力。各类危险事故都是可以预防和预测的，是否能够有效做到预测和规避，取决于是否具备安全意识、安全能力、安全知识及经验分析能力。

（三）校园安全事故的类型

学校是以师生为主体的单位，主要从事着教学活动，各类安全事故也都是以此为核心而发生的，校园安全事故一般根据公共安全类型、事故原因或事故等级来分类。

1. 按照公共安全类型分类

校园安全事故按照公共安全类型可划分为：消防安全事故、交通安全事故、治安安全事故、食品安全事故、重大活动安全事故等。

2. 按照事故原因分类

按照事故原因，事故可分为：物体打击事故、车辆伤害事故、机械伤害事故、起重伤害事故、触电事故、火灾事故、灼烫事故、淹溺事故、高处坠落事故、坍塌事故、透水事故、放炮事故、火药爆炸事故、瓦斯爆炸事故、锅炉爆炸事故、容器爆炸事故、其他爆炸事故、中毒和窒息事故、其他伤害事故等。

3．按照事故等级分类

《生产安全事故报告和调查处理条例》第三条规定，根据生产安全事故（以下简称事故）造成的人员伤亡或者直接经济损失，事故一般分为以下等级：

特别重大事故，是指造成 30 人以上死亡，或者 100 人以上重伤（包括急性工业中毒，下同），或者 1 亿元以上直接经济损失的事故；

重大事故，是指造成 10 人以上 30 人以下死亡，或者 50 人以上 100 人以下重伤，或者 5000 万元以上 1 亿元以下直接经济损失的事故；

较大事故，是指造成 3 人以上 10 人以下死亡，或者 10 人以上 50 人以下重伤，或者 1000 万元以上 5000 万元以下直接经济损失的事故；

一般事故，是指造成 3 人以下死亡，或者 10 人以下重伤，或者 1000 万元以下直接经济损失的事故。

二、校园安全能力体系的构建

（一）校园安全能力体系相关概念

1．学生安全

学生安全通常是指学生作为生命个体，没有受到危险威胁且健康状况不受侵犯、财产不受损失的状态。在学生安全定义中蕴含着学生当下和终身安全两层内容。学生安全包括安全意识、安全知识、安全行为能力和安全风险评估能力。其中，安全意识是指积极的安全观、规避危险意识和自救自护意识；安全知识是指生理、心理和财产安全相关内容，包括公共安全基础知识和职业安全知识；安全行为能力是指学生规范的行为习惯和自救、他救技能；安全风险评估能力是指在安全意识基础上准确判断如何应用基础安全知识和安全行为技能的能力。

2．学校安全

学校安全是指举办者为师生提供符合法规规定的学习、生活、工作场所及保障师生财产、生命不受侵害的环境，同时提高师生防范能力的总称。广义的学校安全是指在政府及其相关部门的职责范围内，师生的正当权益不受侵害，尤其是师生身心不受威胁或伤害；狭义的学校安全是指在学校的职责范围内，师生的正当权益不受侵害，尤其是师生的身心不受威胁和伤害。通过定义可见，学校安全是学生安全的先决条件，学校是学校安全和学生安全的责任主体，是维护校园环境安全、培养学生安全意识、增强学生防御侵害能力、增加学生安全知识和规范学生安全行为的主导者和策划者。

3．学校安全能力

学校安全能力是指学校履行教育功能应当具备的消除安全隐患、控制安全事故和进行安全教育活动、提升学生安全素质的能力。其核心是确保学生当下和永久性的安全，以实现学生和学校的永久性安全为最高目标。学校安全能力主要包括：学校安全防护能力、安全管理能力和安全教育能力。学校安全防护能力主要体现为预防消除危险，以防各类事故发生；学校安全管理能力体现为保证学校教育教学工作的顺利开展；学校安全教育能力体现为提升学生安全素养，实现学校教书育人功能的核心能力，是学校安全能力建设的关键指标。可见，学生个体的安全依赖于环境的安全，而校园环境的安全等价于学校安全，学校安全则取决于学校安全能力。

4．学校安全能力体系

学校安全能力体系是立足学生终身安全，在学生成长教育过程中，帮助其形成自身安全能力的体系。学校安全能力体系包括安全教育能力体系、安全防护能力体系和安全管理能力体系。通过提升学校安全教育能力和水平，提升学校安全管理能力和水平，培养学校领导、教师及学生的安全意识，使学生具备终身安全能力，确保学校的长久安全防御能力。

（二）学校安全能力体系构建的目的

学校安全能力体系构建的目的非常明确，即提高学校内个体与集体的安全防御、应对及处置能力。

学校安全教育能力的提升，提高学校管理者和师生安全素养，使得每一个个体提高自身安全意识，掌握普及安全基础知识和安全技防能力，具备风险评估和判断能力。学校安全教育能力体系主要包括：教育理念、教育目标、教育内容、教育方式和教育评价五个方面。

学校安全管理能力的提升，使得学校进一步规范安全管理制度、管理流程，提高学校的预防督导力度和处置效力，包括学校安全管理责任主体、工作机制和监督。其中，责任主体是以学校各级行政单位为核心，外部合作单位为辅助的两种责任主体；学校安全管理的工作机制包括组织机构、制度建设和管理措施三部分；学校安全管理的监督则分为内部自身监督和外部社会监督两部分。

学校安全防护能力的提升，可以促使学校做好应对各类危险事故的准备，将各类隐患排除在萌芽状态，以做到"未雨绸缪、防患于未然"。提升学校防护能力包括校园风险评估体系建设、安全隐患排查体系建设、安全防御领导组织体系建设及安全责任体系建设等。

（三）学校安全能力体系构建

1. 学校安全教育能力体系的构建

安全教育是一种专业的教育活动，教育目标的设定始终以学生群体为核心，教育内容以公共安全教育为主体，评价体系以学生当下和终身教育效果为标准，以教育目标为方向，以教育理念为引领，以教育评价为尺度，构建适合学生群体的安全教育体系。

安全教育理念直接决定安全教育方向和高度，在学校内开展安全教育必须有明确的安全教育理念，有了明确安全教育理念，才有明确的安全教育活动规划和目标，才能指导教育活动的有序开展。安全与生命息息相关，安全教育的核心目的就是保证生命质量的良性发展状态。所以，校内的安全教育必须树立起学生的终身安全理念，使学生们能够受益终身，不因地点和时间的转移而失去安全教育的意义。树立终身安全教育理念要最大限度地发挥学生的主体自觉性作用，在接受学校安全教育后，每位学生都能达到从"要我安全"—"我要安全"—"我能安全"的转变，从认知层次彻底改变观念意识，树立积极正确的安全观。

学校安全教育目标非常明确：提高自身安全意识、掌握基础安全知识、具备安全行为能力、拥有个人风险评估判断能力。安全不仅涉及自身的安全，个人的安全行为与他人有着密切的联系，每位学生都必须高度重视生命，珍视个人与他人的安危，心中有生命、有他人，懂责任和履行义务，既不做不安全行为中的伤害者，也不做受害者，拥有基本的安全知识，能够准确地识别判断危险隐患，具备事故发生后的自救、他救及处置的安全保障能力，以便在事故发生时，能够有效地将事故损失降到最低，尽力保全或延续生命。

2. 学校安全管理能力体系的构建

学校安全管理能力体系建设，主要是明确安全管理责任主体，明确各个主体职责，制订安全管理制度，采取一定的管理手段，实现学校有序的日常管理和应急管理。同时，通过校内外安全管理监督来检测学校安全管理目标的实现，以便进一步提升学校的管理水平和管理能力。

学校内安全管理必须建章立制、有序开展。制订制度的内容应合理、便于落实，以维护和创造良好的秩序和安全环境为最终目标，除了日常管理制度外，也包括安全隐患排查和学生行为规范管理内容。总之，制度是一种规范，其作用是规范人的行为，维持正常的秩序；制度是一种管理手段，其目标是规范学生行为，保证学生的安全；制度是一种服务手段，旨在建立良好的秩序，给师生提供健康和谐的环境；同时，制度也是一种教育手段，旨在培养学生的良好安全行为，久而久之成为习惯，最终在潜移默化的习惯中内化为一种特有的安全文化素养。学生要发自内心地理解和支持学校各项管理制度的制订和执行，把学校安全管理的合理性、必要性转化为自己内在的需求和渴望，将约束视为自身发展的扶手，尊重自己身心发展规律，展现个人个性特点，促进个人的成长，提高个人的安全素养。

3. 学校安全防护能力体系的构建

学校安全防护能力体系是指学校做好准备，以便达到应对各类险情时，能够维护学校和师生安全状态的能力体系。学校内一旦出现事故，就会损失严重，即使没有重大的人身伤亡和经济损失，也会严重影响学校的发展和声誉。所以，树立积极的预防观念，做到居安思危、防患于未然，才是安全工作的要点。事故的发生，会有前因后果，事前会有前兆和诱因，只要日常安全防护措施到位，很多事故就会得以避免或者被消除在萌芽状态。学校安全防护能力体系主要以教职员工和学生为主体，要不断提高师生的安全意识，提高师生的安全素养，使其具备基础的安全知识和安全能力，具备评估、判断和防范各类安全事故的能力。物防指按照国家标准建设教学场所，组织安全的教育教学活动场地，确保学生生活、学习环境的安全性；监控校内全覆盖，有效发挥监控的预防功能；配置反恐防爆设施，投放避险设施。总之，在硬件设施的建设上要基本满足师生的安全需求；技术上要紧跟时代需要，不断提升技术防范能力，实现防护与科技的紧密结合，高效利用科学技术成果，以科学的安全防护理念做好安全防护工作。学生除了要积累安防知识和提高安全防护能力外，更要积极响应学校安全防护工作，学会各类安全防护设施的使用，积极维护安全设施，确保设施的使用功能，配合学校要求主动提交各类安全信息，发挥主人翁精神，实现"群治群防"的安全防护方针。

第3节　大学生安全素养的构建

一、安 全 素 养

（一）安全素养的内涵

为了更为透彻地理解安全素养的内在含义，我们首先要明白"安全"与"素养"的内涵。在希腊文中"安全"是"完整"的意思，在梵语中"安全"是"没有伤害"或"完整"的意思。而在古代汉语中"安全"是分开来解释的，从造字法角度"安"是一个会意字，指的是"屋檐下的女人"，即受到保护的意思，也可以理解为安稳是人生存之母、生存之基础；"全"为会意字，从"人"、从"王"，在古代汉语中"王"为"玉"，解为"玉完整无缺"，后延伸至"人"为民、"王"为君，即"民为贵、君为轻"，君以民为贵，则能定天下，可见，只要家庭安居乐业，社会和谐稳定就是"安全"。在我国，"素养"一词由来已久，古有"马不伏枥，不可以趋道；士不素养，不可以重国""气不素养，临事惶遽"的说法。素养是与生俱来的特质，也是实践活动所必需的基本条件，是运用知识和技能对事物进行理解、分析、应用的能力，尤其是理解与应用能力，从而有助于个体更好地适应社会。安全素养是在符合素养共性的基础上对人提出的最基本要求，即安全素养是指在人类生存发展和繁衍过程中，在其长期生产、生活实践的一切领域中，预防、避免、控制和消除意外事故及灾害而形成的内在品质与能力的总和。

安全素养就是人类在与生俱来的安全天赋基础上，通过环境和教育的影响，在社会公共安全实践活动中形成和发展起来的能够认识和应对各种安全事故的心理特征的总和。安全素质是建立在一般能力素质基础之上的，属于特殊素质能力，就是具备从事某种专业活动或应对突发事件所必须具备的一些能力素质的综合能力，需要在特殊环境中有目的地进行学习、指导或实践。比如，消防人员应该具备应对各种火灾危险和救助他人的专业素质能力；公安民警应具备自卫和救助他人的能力以及面对危险时准确评估、预见排险并作出合理正确判断的能力；医护人员应拥有自我防护和救助他人的能力等。由此可见，安全素养既包括职业安全素养也包括公共安全素养，并且要在公共安全素养的基础上培养锻炼专业性更强、难度更大的职业安全素养，从而保证每个人都能够顺利完成职业人所要求的工作，或者在特殊环境状态下具备自我保护、救助他人的能力素养。

（二）安全素养的特点

安全素养的特点主要包括：社会性、稳定性、预防性。

1. 安全素养具有社会性

马克思指出：人的本质并不是单个人所固有的抽象物，在其现实性上，他是一切社会关系的总和。所以，人的社会性决定了人的安全素养具有社会性。安全素养是在一定的社会关系中进行和开展的，是人们通过参与社会活动，在与人、事、物的交互作用下逐渐学会并养成的。个人的安全素养水平不仅仅受个人条件、特征影响，更重要的是受到社会发展水平、受教育条件以及生存环境的影响。总之，人的各种意识、知识、技能基本不是与生俱来的，都需要后天在一定的社会环境中，通过训练、实践和受教获得。社会关系对人的安全素养的形成起到重要作用，同时，个体在社会实践活动中，自身的安全素养对社会关系又产生反作用力，两者之间密不可分，在相斥相容的状态下促进人类安全素养的发展进步。

2. 安全素养具有稳定性

稳定性主要指的是人类的心理结构和特征。我们知道安全素养的培养需要持久的过程，也可以说伴随着人的一生。不管是有意识自觉的行为还是被动地接受，为了生存和适应环境，每个人都会接受诸多的安全知识，在持久的学习、训练中，安全素养从量变到质变的阶段就是进步。安全素养一旦成为个人内在的特质，与人的身心融为一体，具备了内化和持久性，就成为一个人的"质"。当然，安全素养在稳定展现的同时也会随着人的社会实践活动和认知水平的变化而变化，但这种变化是循序渐进的，不会呈现忽高忽低、忽好忽坏或者时有时无的状态。稳定中的变化说明了安全素养的动态性，也体现了安全素养的可塑性，其动态性、可塑性及稳定性恰恰是我们专注于安全教育的基础。安全素养需要教育实践活动，人的综合素养更需要以安全素养作为基础，所以，对学生进行的安全教育活动是人生教育中必不可少的，优秀的安全素养是大学生必须具备的基础素养。

3. 安全素养具有预防性。老子言"其安易持，其未兆易谋。其脆易泮，其微易散。为之于未有，治之于未乱。"风险存在于隐患，应对风险、防范事故远比救灾处置重要。随着个人安全素养水平的提高，在具备一定的安全知识、安全行为能力和评估判断能力后，人们的安全意识会更强，更能及时发现和规避各类隐患。大学安全事故的发生貌似突然，如具有不确定性、隐蔽性、突发性、难于预判性和难以防护性，但从理论角度来讲没有毫无征兆的事故，也没有毫无原因的灾害，只是未能被及时发现和有效预防而已。如果通过培养安全素养，提高了每个人对安全事故的认知、评估、判断和防护能力，就能大幅提高应对各类事故的防范力度，降低危险发生率，将各种安全隐患消除在萌芽状态，达到"居安思危、未雨绸缪、预防为先"的效果。

（三）安全素养的要素

结合安全素养的定义和特点，可知道其构成要素主要包括：安全意识、安全知识、安全行为能力和安全评估判断能力。

1. 安全意识

意识是人类所特有的心理活动的总和，是对客观世界的一种特殊观念的反映，是通过人类的中枢神经系统将感性和理性的反映形式与情感和意识联系起来的活动。安全意识同样是受人的心理活动所支配的，是我们在学习、生活、工作过程中对各种有可能给我们造成伤害的各类因素的一种警觉和戒备的心理状态。这种心理活动可能是本能或潜意识的，但这也恰恰是人的认知、情感、意志、价值观和习惯的综合反映，是个人对内外影响因素的心理反应和情感体验。所以说，安全意识就是人对待安全的态度，是具有价值判断和感情色彩的心理活动，是对安全意义或重要性进行评价后所产生的某种看法、体验或意向。每个人基于个人的理解和认知，对安全的理解和态度都是有差异的，有的人极为注意安全，时刻奉行"安全第一"的原则，无论在哪里、做什么事都能首先关注安全问题，对自己和他人的安全极其负责；但有的人虽能意识到安全的重要性，却做不到放在首位，做起事情来就会把"安全篇"抛之脑后，有"干完了才后怕"的感觉，不出事总是有着侥幸的窃喜；还有的人则是"马大哈"了，本能地干活、本能地活着，似乎所有的安全事件都和他毫无关系，没有半点的安全意识和主动性。在生活中评价安全意识强弱的硬性指标应该包括：关注生命，树立安全第一的意识；遵纪守法，遵守校纪校规，熟识法律、法规基础知识和相关条文，统一认识、规范行为的意识；未雨绸缪、预防为主，具有防御前置的意识；注重安全责任，重视安全群体性的意识；安全不可代替，利益核心是自己，自我安全防护无可代替的意识。对于每一位同学来说，这五大意识缺一不可，只有透彻理解安全意识的内在含义，才能提高自身生命质量，顺利完成学业，创造美好未来，实现自我人生价值。

2. 安全知识

知识是人类在事件中认识世界和改变世界的经验成果。它包括事实、信息的描述或在教育和实践中获得的技能，它可以是理论的，也可以是关于实践的。而知识的获取是大脑运作经历的一个复杂的认知过程，包括感知、通信、推理等。安全知识是对安全相关问题的认知，是通过人们在接受教育和社会实践中获取的。大学里的安全知识主要包括职业安全知识和公共安全知识。职业安全知识一般穿插于各个专业教学过程中，在理论与实践课教学活动中以注意事项形式呈现，具体问题具体分析，渗透到专业实操中；公共安全知识分为国家安全、消防安全、治安安全、交通安全、食品安全、舆情网络信息安全、生理保健安全、心理安全及自然灾害等知识。可见，安全知识面广而深，外延性知识特别多，可以说安全知识涉及生活中的方方面面，包罗万象，需要的基础知识极为丰富，比如：时事政治、思想政治理论基础、法律知识、物理知识、化学知识、地理知识、天文气象知识等等。

3. 安全行为能力

知识的吸收是认知的过程，认识了、知道了就是懂得了、学会了。认知一般是通过语言文字、符号等方式传授，保持知识的牢固性就要坚持温故而知新，记住了、理解了也就学会了。技能是在具备一定的知识经验基础上，通过反复联系形成足以熟练应用的活动方式；技能的获得要复杂得多，需要经历认知、掌握要领、记忆实操、熟练实操的过程，其中记忆实操就是靠记忆动作指令肢体完成的，而熟练实操的标准就是肌肉记忆，熟练到肢体自动记忆完成动作，成为本能反应。所以，行为能力的巩固不仅要像理论知识学习那样不断地复习，还要勤加练习，直至实现肌肉和肢体记忆。安全行为能力主要包括日常安全规范行为能力和安全自救、他救技能。日常安全事故的发生多因不规范行为导致，比如说乱丢烟头、宿舍里乱拉乱扯、夜不归宿、贵重物品乱丢乱放、出入娱乐场所等。作为大学生应该懂得洁身自好，恪守学生本分，注重形象，遵纪守规，服从管理，养成良好的生活习惯，规范个人行为；不仅要提高个人的修养，更为自己和他人的安全负责。技能被理解为个体成功完成某件事时所表现出来的经常的、稳定的技术或能力。安全技能则是个体在处置和应对危险事件时所表现出来的熟练的、稳定的技术或能力。所以，安全技能需要通过系统的学习、训练和实践活动才能不断提高。对学生而言有必要掌握一定的急救技能和防灾避险能力，如伤口包扎、伤员搬运、火灾逃生、地震逃生等，确保自己或他人在遇到危险时，能够及时有效地实施救助，保护自己和他人的安全。

二、大学生安全素养培养目标

（一）珍视生命，幸福成长

近几年在大学里不断出现意外伤害事件，如被杀、自杀、火灾、拥挤践踏、野外受伤、溺水等，所有意外事故的发生，都会导致学生及家庭幸福指数下降，恶性事件的发生甚至直接导致群体恐慌，这些负面情绪的困扰会直接影响学生群体的生活质量及学校的安定和谐。幸福根源于物质、精神和环境的满足，身体健康、精神积极向上、环境和谐安定是每个人幸福的基本诉求。大学生的安全教育就是在提高学生安全素养的同时，让学生获得幸福所需的基本需求，最终实现幸福指数增加。大学生安全素养教育是以构建幸福生活为目的，通过有目的、有计划、有组织的安全教育引导学生尊重生命、敬畏生命、建立乐观、积极向上的生活态度，提高自己的生存能力。正如著名教育家乌申斯基所说，教育的主要目的在于使学生获得幸福，不能为任何不相干的利益而牺牲了这种幸福，所以，以构建学生幸福生活为目的的安全素养教育，既是教育本质之体现，更是现实价值之追求。从心理学角度来讲，一个对自身安全没有意识的人，意味着对自己的生命安全不够珍惜，对家人和社会不够负责任，往往是孤独、无知、自私的表现；从认知学角度看，一个人学习了安全知识，了解了周围安全状况，对安全达到一定的认知和体验，往往就拥有了生活的主动权，生活在自己的掌控下，幸福指数自然飙升；从社会学角度来分析，拥有自我防护和救助能力的人，其社会价值高，自然也就有能力维护自身的幸福。

案例1-5

马某，23岁，云南某大学生命科学学院生物技术专业学生，2004年2月13日至15日，因牌局琐事与四名同学发生冲突，导致心生杀机，先后将相处三年的四名同学杀害，并且藏尸潜逃。后经法院判决，构成故意杀人罪，因手段残忍，社会危害极大，依法严惩，判处死刑。
问题：此事件发生的原因是什么？请从马某自身角度深入分析。

（二）遵规守纪，受教成才

高校是培养人才的基地，大学生必须具备思想道德素养、科学文化素养和安全素养，其中安全素养是基础。一个优秀的学生不仅需要品行端正、有文化、有理想，更要具备基本的安全素养。大学生是一个特殊的群体，长时间的校园生活导致其心理年龄与生理年龄有差距，可塑性强，在此阶段实施规则教育和行为规范教育，依旧效果显著，有助于终身教育的开展。大学生特定的年龄结构、生活环境、教育环境以及大学生的群体特征决定了他们在面对安全问题时，必然存在诸多困扰，一旦处理不当，不仅影响学生学习和生活，更有甚者还有可能直接导致恶性事件的发生。高校应发挥其教育功能，让学生在遵纪守法、遵规守纪的规范管理中，养成良好的安全习惯；在安全知识的传授中，潜移默化地提高学生的安全意识和责任意识；从传道受教的教育互动中，促进大学生的成长成才。

（三）构建平安和谐校园

高校是优秀青年群体的聚集地，校园内的平安和谐直接关系到整个社会的安定与发展。一个学生对应着一个家庭，其社会影响力可想而知，创建平安和谐校园是构建和谐社会的内在必然要求。和谐校园的创建有利于校园环境的净化、学校管理水平的提高，也有利于学生身心健康的发展，有助于其形成良好的人际关系；同时，有利于提高学生的道德修养和校园文化的构建，有助于增强学生的使命感、责任感和凝聚力。平安校园的创建就是要实现以科学的理念引导人、正确的思想武装人、美好的前景鼓舞人、平安和谐的环境熏陶人、丰富的安全文化滋养人。所以，安全教育的最终目标是与安全管理携手，共同构建平安和谐的校园。

三、大学生安全素养培养途径

（一）以思想政治教育为引领，做好安全教育

思想政治教育的本质是一种培育人、塑造人、转化人、发展人、完善人的社会性教育活动。其目的是培养中国特色社会主义事业的合格建设者和可靠接班人。所以，在学生安全素养培育过程中，思想政治教育应该发挥重要的引领作用。

党的十八大把科学发展观确立为党的指导思想。科学发展观的核心就是：以人为本。坚持以人为本的价值原则，目的在于不断满足人民群众日益增长的物质文化需要、促进人的全面发展。高校内的教育活动即要"以人为本"，始终把学生放在第一位，在高校内始终坚持用理论武装人、教育人，密切关注学生健康、需求、利益和发展，把学生作为一切理论和实践的目标，最终以学生的需求和生存状态作为检验一切教学活动成效的标准。当今的大学生思想活跃，但还不够成熟，当他们在步入社会前的大学生活中面对种种压力时难免会产生诸多心理问题和安全问题。安全教育不是洗脑或强制灌输，而是为学生成才提供服务，是心灵的指导。大学生是一个特殊的群体，虽然具备一定的文化知识和专业技能，但心理成熟与生理成熟并不同步；情商较高，但理性约束能力较差；思想活跃，生活积极乐观，但趋于理想化；情绪控制力差，容易躁动，缺乏社会经验和生活历练。这些特点都会让大学生处世简单，很容易上当受骗，面对问题易急躁、彷徨、无奈，甚至走向极端。尊重生命、热爱生命、珍惜生命是每所学校安全教育的重要内容和责任，学校应始终坚持对生命价值的教育优先于专业教育，安全教育课的根本目的就是要培养学生树立正确的世界观、人生观、价值观，拥有健康的身心，具备应对各类危险、事故的防御和处置能力。弗洛姆曾指出：幸福和生命力、情感强度、思想及生产性的提高相关联，不幸福则与这些能力和功能的衰退有关联。学校通过对大学生进行安全教育，培养大学生领悟生命价值和感受生命意义的能力，让学生掌握在逆境中求生存和排解不良情绪的基本技能，促使他们树立起对生命的敬畏和对生活的向往，让每位学生都能成为"三观正、品行端、身心健康"的国家栋梁之材。

（二）改善安全管理，保障安全教育效果

学校要坚持处处育人、时时育人的全方位、立体式育人理念。"管理育人"绝非口号，从管理者到管理制度再到管理手段，每一个环节都是教书育人的平台。首先，校园内需要一支专业化、职业化的安全管理队伍。近年来，高校不断扩招，校园规模不断扩大，高校的形势不断发生变化，如果没有一支风作优良、专业到位的安全管理队伍，很难保证日常工作细致到位，突发事故处置合理得当。管理队伍从管理层的书记、院长，到各层领导小组，再到学生自卫团体组织，都要职责明确，分工细致到位，各类制度健全，应急处置程序明确。只有建立这样一支权责明确的管理队伍，才能做到防微杜渐、防御为先，有效降低事故发生率，有助于校园安全环境的建设，保障

大学生安全教育的有效实施。其次，健全安全管理制度、制订各类活动和应急处置预案。高校要实施安全管理责任制，党政同责，属地管理，谁使用谁负责，全覆盖、无死角，实施"群防群治"，学生宿舍教室安全制度、安全职责及应急处置程序应"上墙"，将安全教育与管理渗透于学生生活中。每位学生都要养成进入宿舍、实验室、教室及其他公共场所后了解逃生途径和注意事项的良好习惯，以便遇到突发事件时能够准确做出处置决定，节约时间，提高逃生概率。要建立校园评估体系，防患前置。事故处置是灾难发生后不得已的行为，尽力挽救，降低损失，安全工作真正要做的应该是预防，将安全工作前置，做好日常安全评估，将隐患细化，列项排查，才是安全工作的实质和内在需要。风险评估的目的是保护学生，应该将学生个体的评估事项作为重点，而学生本身要积极学习个人事项评估和判断知识，做好自我防护工作，规避风险，提高自己的生活质量和价值。同时，要加大硬件建设，增加资金投放。对于学校来讲，安全需要投资，如安全教育活动、消防设施、监控设施、人员管理平台建设、防爆设施、巡逻排查设施都需要大量的资金投入，只有软硬件结合起来才能全方位立体式地确保校园安全。对于学生而言，资金的投放应该节制合理。随着生活条件的提高，学生个人财产数量明显增多，如开汽车上学，使用高价电脑、手机、电动自行车等，任何工具的使用都有利有弊，在校园内应注意行车安全、财产安全等。在个人资金使用上更应注意安全，不仅要避免上当受骗，防止经济损失，更要合理分配，资金使用要有价值最大化、有意义，应避免参与花了钱还伤身体的活动，例如：进行无节制的网上游戏、乱吃乱喝、海吃海喝、大量抽烟喝酒、吸毒、网贷等。

（三）积极推行联动教育机制，提升教育效果

高校安全教育需要社会联动机制。其一，从学生成长及生活环境来说，来自于家庭和社会的影响也是至关重要的，尤其是家庭教育，对学生来说其影响力和作用更为直接有力。但是，纵观中国家庭教育现状，安全教育在家庭教育里太过简单，这与父母家庭成员的安全意识和安全能力有关。所以，作为弥补，高校的安全教育应该承担其改变现状的责任，积极采取家校联合，实施系统的安全教育。其二，从高校现有的教育状况来看，高校的安全教育现状也不容乐观。除了传统式安全教育模式外，采取系统化安全教育的学校寥寥无几，再加之承担安全教育的教师队伍不健全、不完整，所以，在实施安全教育的时候必须采取外聘合作、与外单位专业机构联动合作模式，以便解决师资问题以及知识的专业性、系统性和准确性等问题。其三，安全教育应与专业教育、社科教育、基础教育、社团实践活动联合施教，要发挥学校教育阵地的优势资源，在专业上、管理上及自由组织过程中渗透安全教育内容，将安全知识渗透于活动制度、注意事项和实践操作中。总之，要构建安全教育联动机制，充分利用可利用资源，将教育与生活、学习、娱乐相融合，提升教育成效，促进学生安全素养水平的提高。

第4节　个人风险评估能力的培养（实训）

一、个人风险评估的概念

风险评估是指在风险事件发生之前或之后（但还没有结束），对该事件给人们的生活、生命、财产等各个方面造成的影响和损失的可能性进行量化或定性评估的工作，即量化测评某一事件或事物带来的影响或损失的可能程度。可见，风险评估应用的时间在事件发生前或事件发生过程中。风险评估是在众多影响因素的支持下做出的科学结果预判，从而给予切合实际的结论，以此做出

决定来指导或防御事件的发生、发展。风险评估涉及领域宽泛、专业性强,与安全教育结合起来主要是解决学生个人以生命安全为核心的问题。通过将事件的矛盾冲突分解、利益分化、数据对比最终得出决定,或者通过评估因素分析,对事件后续发展给予合理的干预以规避负面因素,从而预防危险事件的发生。

二、个人风险评估的任务、原则及目的

(一)个人风险评估的任务

实施风险评估时,只要确定了评估对象,就应使用科学的评估手段,逐步完成。一般情况下评估任务主要包括:识别评估对象面临的各种风险、评估风险概率和可能带来的负面影响、确定个人承受风险的能力、确定风险消减和控制的优先等级、推荐风险消减对策。

(二)个人风险评估的原则

其一,评估对象确定后,评估核心要确定,追求的最大利益点要明确,直接和间接价值要清晰,如生命、财产或文献资料等。其二,要具备基础的安全知识,没有安全知识作基础,很难做到对安全评估准确到位。例如,实习实训课中,如果对化学试剂基本的特性都不了解,就无法判断化学试剂对身体的危害,也就无法做出准确的安全评估。其三,评估事项外延性知识搜集的完整性和准确性。例如,在火灾现场,若对日常消防设施不熟悉,逃生通道位置不明确,在关键时刻就很难做出逃生方向的判断。其四,围绕核心利益的负面影响因素分析要全面,要采用客观情况下的最严重数据。

(三)个人风险评估的目的

对学生来说,个人风险评估的目的就是通过评估、分析,从安全角度对个人行为做出判断,指导个人行为方向。同时通过评估分析,给予个人指导意见,采取干预措施,清除不安全因素,帮助个人正常良好发展。

三、个人风险评估的方法

具体的风险评估方法为:第一,确定评估对象(具体事件)和利益核心价值点。第二,根据对立两面实际情况,逐项列出负面风险和优势因素。第三,将每项影响因素按照程度级别定级,一般分为0、1、2、3、4、5六个级别,0为无影响,5为不可控,数值越大对自己影响越大,可控性就越小。除此之外,在每一个因素后面还要评估其发生率,将发生级别和发生率综合考虑后才是我们需判断的参考值。其中,只要是存在危及生命、不可挽回或个人无法承受的因素,可选择终止评估,对此项选择直接否决。比如,在选择项中如果有一项是危及生命的因素,且发生比例在80%以上,那么这种选择就可以一票否决,终止行为方向。第四,当评估结果出现后,应根据分析因素制定合理的规避事项,可在后期行为发生、发展过程中起到指导和规避的作用,既能提高效率又能确保行为的安全性。

四、案 例 分 析

案例1-6

张某,22岁,大三学生,贫困生,父亲卧病在床,母亲残疾,妹妹上中学,全家靠低保和母亲做保洁的工资来维持正常开支。本人在学校勤工俭学,可满足个人基本生活需要,但与同宿舍其他同学相比,穿着寒酸,略有自卑,从不参与同学聚会,情绪略有压抑,他想办理"校园贷"业务,利

率为20%。

问题： 请以此事件为例，帮张某做评估表1-1，同时帮他做出决定，并为他提出合理的改善意见。

表1-1 各类风险因素评估

借贷	接受值	发生率	不借贷	接受值	发生率
利率高，难以偿还	4	90%	生活拮据	1	100%
无法偿还导致影响恶劣	4	100%	极少参加同学活动	2	80%
偿还不及时导致"驴打滚"	3	100%	略感自卑	3	90%
父母无偿还能力	4	80%	继续勤工俭学	1	100%
偿还不及时，受到威胁骚扰	4	90%	影响同学关系	3	20%
无法偿还导致退学	5	10%	无法购买自己喜欢的东西	2	80%
未偿还债务，不得已外出打工	1	70%	穿着朴素	2	90%
外出打工，耽误学业	3	80%			
外出打工，存在危险	2	30%			
给父母带来极大经济负担	4	100%			
可能导致父母病情加重	5	30%			
情况严重者，学校开除	5	1%			

注意：风险因素分析得越透、越详细越好，把所有的风险因素都列出来，一一进行评估，这样才能起到很好的指导作用。接受值为0~5，越不能接受数值越大，成负相关关系。发生率是根据调查数据结合个人实际来评估的数值，如果社会发生率是80%（代表着普遍性），但对个人来说是100%，你就可以写100%，如果个人无特殊情况，则可以参照调查数据来评估。由此可见，想做准确的评估，就必须在个人情况基础上结合很多调查数据，没有基础的交叉研究就无法做出正确的评估。

经过以上的分析评价可知，张某不应该去"校园贷"贷款。因为张某只是想解决经济困难问题，可是20%利率的借贷，对他来说不仅解决不了实际问题，还会导致后续经济更加困难。

通过以上分析，在列表对比过程中我们也发现了很多帮助张某的信息：①利用节假日打工，与校内勤工俭学结合起来可以增加收入（当然外出打工则是又一个问题，可以通过这种方法进行理性评估分析，找出合适工作，规避各类风险）；②可以借助学校的心理疏导咨询师，通过和咨询师沟通，消除内心的压抑情绪；③转换交友心态，自我释放，古人曰："君子之交淡若水，小人之交甘若醴；君子淡以亲，小人甘以绝。"

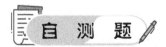

小 结

1. 安全教育相关概念，如安全、大学生安全教育、事故、校园安全事故、安全素养等。

2. 大学生应知应会的公共安全知识范畴：消防安全、交通安全、治安安全（包括财产安全和人身安全）、食品安全、网络舆情信息安全、身心健康保健、自然灾害等。

3. 大学生安全素养构建内容：安全意识、安全基础知识、安全行为能力、个人评估和判断能力。

4. 个人评估判断能力的练习与培养。

自 测 题

简答题

1. 大学生安全教育的定义是什么？

2. 大学生安全教育的目标是什么？

3. 大学生安全教育的内容包括哪些？

4. 校园安全事故的定义是什么?

5. 校园安全事故的特点有哪些?

6. 学校安全能力的定义是什么?

7. 学校安全能力体系构建的目的是什么?

8. 校园安全能力体系的构建包括哪些方面的内容?

9. 安全素养的定义是什么?

10. 安全素养的特点有哪些?

11. 大学生安全素养的构成要素有哪些?

12. 实训题:每 3~5 人一组,每个人根据自己的实际情况提出一个需要解决的安全问题,参照案例,以组为单位共同完成评估分析,并提出合理建议。

第 2 章　　**人身和财产安全**

近几年，在国家的大力扶持下，高等职业学校发展较快，办学规模不断扩大。相对于高等职业学校的快速发展，学校学生的人身财产安全管理工作仍然存在着诸多问题。学生的人身财产安全，尤其是人身安全不仅仅是学校开展教学活动的基础，更是家庭稳定的核心。如何保障学生的人身财产安全，避免学生受到伤害，是各学校非常重要的管理任务，也是社会关注的焦点。在高校内开展安全教育是解决这些问题的有效途径。只有积极了解、预防和处置学校内发生的各类治安事件，使学生具有较高的安全意识和防卫技能，才能确保学生的人身财产安全，维护校园的和谐稳定。

第1节　人身安全

一、防打架斗殴

打架斗殴是校园较常见的暴力行为，也是学校德育教育和安全管理的重点和难点，若不引起重视则极易引发恶性后果，严重影响学生身心发展和校园安稳。因此必须进行深层次分析，做到对症下药，有效防止学生打架斗殴行为。

对山东省某市的三所职业院校发生的校园暴力情况进行调研，所得结果如图 2-1 所示。

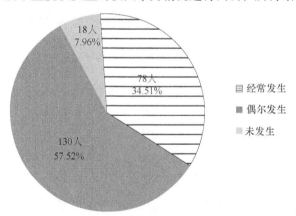

图 2-1　校园暴力情况调研

从图 2-1 可知，有 130 名同学选择学校会偶尔发生校园暴力事件，占总人数的 57.52%；有 78 名同学选择学校会经常发生校园暴力事件，占总人数的 34.51%；有 18 名同学选择几乎没有校园暴力事件发生，占总人数的 7.96%。其中多数同学经历或目睹过校园暴力。

（一）打架斗殴产生的原因

1. 心理发育不完善，容易受外界环境影响

学生在步入以大学管理模式为主的高职院校后，难免会产生各方面不同程度的矛盾。虽然他们可塑性较强，自我意识也初步建立，但并不是很完善，仍存在心理发育不成熟、情绪控制不稳定、容易兴奋冲动的情况，久而久之，形成了很多不良习惯。主要表现为部分学生的独立性和个性较强，但包容心较差，行为和情绪具有一定冲动性，处理同学之间人际关系的能力较弱，有不

顺心的事情容易迁怒于他人，引发打架。如常见的食堂买饭插队、图书馆教室抢占座位等小事，有些同学不会婉转处理，觉得别人侵犯了自己的尊严，进而发生争吵，又不能忍受同学之间的过激言语，就导致打架事件发生。还有一种问题是好面子，有的同学在发生纠纷后，不能巧妙化解窘态，规避矛盾，觉得落了下风，丢了人，尤其在围观的人很多的情况下，为了顾及面子，不肯认错，最终通过拳头来解决问题。

案例 2-1

2014 年 10 月 11 日凌晨 1 点左右，就读于石景山区某高职学校的刘某，在学校学生公寓的宿舍内睡觉时，因琐事被同学林某拉拽。在此过程中，刘某手持折叠刀被拉出宿舍，在楼道内与林某和王某发生冲突，致对方双双丧命。被害人林某死亡时只有 17 岁，另一名被害人王某也刚满 20 岁。行凶后，刘某留在宿舍待民警赶到后自首。2015 年 5 月 25 日上午，法院作出一审判决，认为检方对于刘某的指控事实清楚，证据确实充分，罪名成立，鉴于被害人存在一定过错，刘某属于自首，且积极赔偿，认罪态度好，因此对其予以从轻处罚。以故意伤害罪判处刘某有期徒刑 15 年，赔偿两位受害人共计 10 万余元。

多名同学的证言显示，案件的起因竟是一件小事。事发前一天下午死者王某在操场上进行 50 米跑体能测试时，突然有人（刘某）横穿跑道，王某躲避不及摔倒在地擦伤了胳膊和膝盖，到医务室治疗后已无大碍。而事发当晚，王某和同寝室的林某等一起在外喝酒后回宿舍时，林某说起这事，要为王某打抱不平，遂前往刘某的宿舍找其算账，最终引发血案。

问题： 1. 如果你是刘某，你会怎样应对？

　　　2. 如果你是王某或林某，你会怎样处理？

2. 进入青春期，期盼获得异性关注

大学生的年龄阶段展现出生理迅速发展的特点，对异性产生好感，希望得到异性的欣赏，甚或出现早恋。一些学生误把好感当成恋情，为谈恋爱"争风吃醋"，如发现有其他男同学和自己心仪的女生交往密切，就心生怨恨，找茬打架，想通过拳脚战胜对方，让对方望而生畏，自觉离开心仪对象。这类现象在学生的打架斗殴中占有相当高的比例。也有的学生看到外校人找本校女生，心里不舒服，就用打架方式解心中愤恨，显示其"英雄护美"，而且为了在异性面前展现自己所谓的男子汉形象，打架过程中往往下手很重，不计后果。

案例 2-2

某校学生段某看见自己心仪女生喝醉酒后被陈某搀扶，便纠结其同乡同学 8 人及社会青年 3 人共同殴打陈某，致陈某受伤住院。

问题： 段某的行为是否正确？

3. 安全意识和法治意识淡漠

安全教育和法治教育虽然一直是学校工作的重点，但由于大学生知识水平和认知能力相对薄弱，存在分析判断能力不高，遇事往往多凭个人好恶，缺少理性分析判断的问题，导致很多学生的安全和法治意识依然很淡漠，甚至有许多打架斗殴的学生对法律知识一无所知，并不知道自己应承担的责任和义务，反而认为"对方打了我，我就应该再打他"。有一部分学生虽明知不对，但重感情，珍惜与自己要好的同伴关系，不会合情合理地劝阻朋友，也不知道拒绝别人，朋友请其帮忙就"两肋插刀，挺身而出，讲哥们义气"，认为"他是我哥们，我当然得帮忙"，导致本来是两个人之间的小矛盾，最后甚至演变成了群架，发生难以预料的后果，违反了国家《中华人民共和国治安管理处罚法》等相关法律法规，产生严重后果的还要依据《中华人民共和国刑法》追究其刑事责任。

（二）预防和减少打架斗殴的对策

1. 多方面关心爱护学生

（1）关心学生。校园里的打架斗殴行为大多是学习有困难的学生所为，正因如此，要更加关心他们，避免他们通过不良行为宣泄自己的情绪。要相信他们，不要想当然地认为学习差的学生道德品质也差，犯以偏概全的错误，努力发掘学生的闪光点，及时表扬，转化其不良情绪和行为。尤其是班主任，要加强与学生的交流沟通，做学生的良师益友，一旦学生有什么委屈或遭遇暴力冲突，会首先想到班主任，最终在老师的指导下，采用合理恰当的方式方法，将问题解决好。

（2）丰富学生课余生活。根据学生的成长规律，开展各种兴趣小组、文体活动，把他们的注意力、精力转移到认真学习、提高自己的综合素质上来。同时，通过开展丰富多彩的课外活动，培养学生的兴趣爱好，建立形成团队精神和集体荣誉感，培养学生的自信心。

（3）加强学生的心理健康教育。培养学生的人际交往能力和提高处理问题的水平。如果与人相处得好，关系融洽，就能够得到别人的认可和信赖，就会得到更多的生存和发展机会。学校是个小社会，社会是个大学校，如果在学校里都处理不好师生关系、同学关系，那走向社会就更不能处理好复杂的人际关系。学生之所以打架很重要的原因是缺乏与人相处的能力，不能恰当处理好同学关系。因此，学校要在素质教育的纲领下开展丰富多彩的文体活动和社会实践活动，让学生之间有更多交流合作的机会，使学生在交往合作中懂得相处之道，学会与人沟通交流，化解矛盾、学会宽容。通过设立校长信箱、心理咨询热线等方式，架起师生交流的平台，为学生提供心理压力的泄压阀，适时排解学生的内心困扰，使学生的心理健康发展，将一些不稳定因素消灭在萌芽状态。

2. 建章立制，深化学生思想品德及安全法治教育

（1）以养成教育为基础，加强学生思想品德教育。在新生入学时就加强入校目的教育、专业思想教育、校规校纪教育，启发和引导学生树立远大理想，激发学习热情，努力形成良好的班风、学风。使学生明确校规校纪，做到遵守校规校纪，有章可循；使学生明确要互相谦让，严于律己，宽以待人，多替他人着想，避免过激言辞，减少矛盾；使学生明确正确的恋爱观，志存高远，责任在先；使学生明确遇到矛盾时应该保持头脑冷静，三思而后行，绝对不能用极端的方式解决问题。

（2）以养成教育为基础，加强学生法治和安全教育。以校园广播、黑板报、手抄报等为媒介，开展以"如何正确处理同学之间的矛盾""我们应该如何与朝夕相处的同学搞好关系""同学打架时，我作为班干部该怎么办"或以学生打架斗殴案例分析等为主题的班会、演讲比赛，以法治报告会、安全之星评选、文明学生评选等多种形式为载体，大力开展法治教育和安全教育，培养学生良好的语言文明习惯、良好的生活行为习惯、良好的安全行为习惯，不断增强学生的思想素质、法治观念和安全防范意识，使之能够认识到只有做文明学生、遵纪守法、增强自我保护，才能与人和谐相处，避免打架斗殴和违法违纪事件发生。

（3）以养成教育为基础，依据校规校纪严格学生考勤工作和隐患排查。加强管理的制度化建设，使学生有章可循，有"法"可依。学校要加强环境建设，优化校园环境，使学生受到潜移默化的教育和感染。通过学生考勤、找个别学生谈话等日常过程管理和行为习惯量化积分管理，及时了解学生异常情况。对学生管理部门反馈的学生沉迷网络、漏宿及晚归、抽烟、家庭困难、学习困难、交友困难、搞小团伙、心理异常等信息，应及时与其家长联系，共同做好学生思想教育工作。对发生的典型案例，及时作为警钟进行警示教育。同时，还需要做好重点时间段和重点地段的防范工作。由于打架斗殴的时间多发生在傍晚、晚自习后及学生实习前，地点多发生在宿舍

内或宿舍周边；而参与打架的学生往往表现出三五成群、躲躲闪闪、精神紧张、坐立不安等。因此，对这段时间、这些地方要注意密切观察，加强巡逻，加强治理，并鼓励学生敢于制止或及时向教师反映，做好防范工作，避免打架斗殴的发生。

3．加强对屡错不改学生的教育惩戒力度

著名教育家马卡连柯曾说过：适当的惩罚，不仅是一个教育者的权利，也是一个教育者的义务。远离了惩戒的教育将会培养出大批心理脆弱、行为偏激的学生。打架对学生而言属于原则性错误和严重性违纪行为，如果对学生的打架行为没有适度的惩戒，而仅是一味说教，学生就不能深刻认识到打架违纪行为的严重后果，没有教训，就起不到约束作用，就还有可能会再次打架甚或引发恶性后果。尤其对于有暴力倾向的学生，包括经常旷课、拉帮结派、遇事暴跳如雷、无事生非的学生来说，更要做好工作，重申纪律，使他们保持清醒头脑。对犯错学生没有适度的教育惩戒，就不可能惩恶扬善，也无法让学生形成规则和法律意识。所以，要通过教育惩戒促使学生学会担当，学会对自己的行为负责，明白这些教育惩戒是自己打架行为的必然结果。但是教育惩戒的具体方式应该是在班级或学校范围内公开讨论并形成约定俗成的规定，学生在实施违规行为之前就明白其打架行为将要受到相应的教育惩戒，从而在接受惩戒、承担责任时，不会怨天尤人、产生过激行为。教育惩戒是一种辅助性教育措施，要避免只进行体罚的单一教育方式，可以同时采取如取消文明学生评选资格、打扫班级卫生、对学生进行纪律处分等方式。同时要杜绝只要出现学生打架，便不问具体原因，一律采取罚款、赔医药费等手段去解决问题的做法，也避免使学生产生"只要有钱，打了人也不用担心"的错误认识。

（三）基本自我防护技术

1．格挡

以左（右）小臂向外作横向上推挡，两眼注视手臂格挡方向，格挡后迅速还原（图 2-2）。

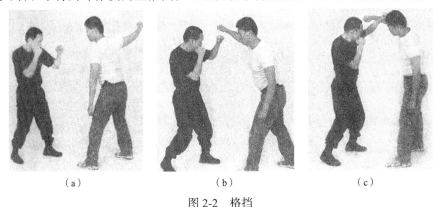

（a）　　　　　　　　（b）　　　　　　　　（c）

图 2-2　格挡

2．搂抓

（1）当对方右（左）拳攻击时，我方左（右）手肘关节上提，由拳变八字掌，掌心向外，见图 2-3（a）。

（2）上提后的左（右）手由上至下搂抓对方前臂，并回收，含胸收腹，见图 2-3（b）。

（3）当对方发动直线攻击时，侧闪身外侧手由外向里向下搂抓，见图 2-3（c）。

3．闪躲

（1）当对方攻击头部时，迅速双腿屈膝，收腹含胸，重心下降，见图 2-4（a）。

（2）同时两手迅速回收置于左右下颌两侧，两肘紧护两肋，两眼目视对方，见图 2-4（b）和（c）。

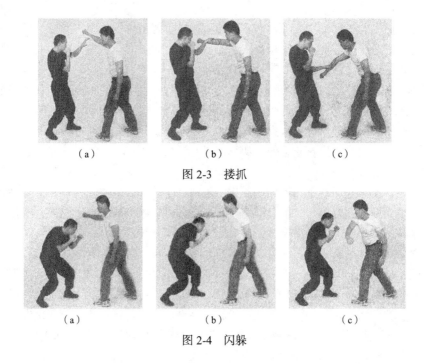

| (a) | (b) | (c) |

图 2-3 搂抓

（a）　　　　　　　（b）　　　　　　　（c）

图 2-4 闪躲

二、防绑架

绑架，是指以勒索财物或劫持人质为目的，使用暴力、胁迫或者其他方法绑架他人的行为。在以往的认识中，只有富豪或名人才有可能被绑架，但随着社会就业竞争加剧以及贫富差距越来越悬殊，被绑架的对象趋向于普通百姓。由于学生的防范意识不强、反抗能力不足，犯罪分子针对学生实施绑架容易得手等原因，导致绑架学生的犯罪率有一定程度上升。近年来，在全国范围内发生多起针对学生的绑架勒索案件，其中部分案件还造成了被绑架学生死亡的恶性后果。因此，每一名学生都必须增强个人安全意识，丰富防绑架相关知识，确保人身安全。

案例 2-3

2009 年 10 月 20 日下午，深圳某外国语学校的学生小易（化名）在上学途中被绑架。案发后，绑匪联系小易父母索要赎金 50 万美元。小易父母将 50 万美元打入绑匪所留账户，但在绑匪收到赎金前小易已被撕票（杀死），尸体被抛入小梅沙海域（图 2-5）。

2011 年 4 月 28 日，深圳市中级人民法院对深圳某外国语学校学生小易被绑架案作出一审宣判，绑匪邹某犯绑架罪，被判处死刑，剥夺政治权利终身，并赔偿被害人家属包括丧葬费、死亡赔偿金共计人民币 60.8 万余元（图 2-6）。

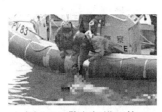

图 2-5 警方打捞尸体

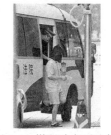

图 2-6 嫌犯移交司法部分

问题：小易及其父母面对绑架事件时，应如何自救？

（一）绑架案的特征

绑匪在绑架前多经过踩点或是跟踪锁定大致范围,购置作案工具,租赁出租屋作为看押场所,进行绑架手法及绑架后逃脱方法的练习等犯罪预备。

目标人群多为家境殷实的学生,家长爱子心切多数会就范给钱。熟人作案较多,此类案件因怕败露,多会撕票。据统计,接近 80% 的案件为熟人作案,由于学生对熟人的警惕性不够高,所以容易被哄骗走,而 92% 以上的熟人作案均会撕票,因为被绑架的学生已具备认知能力,可以分辨出熟人所进行的违法行为,为了争取不被发现,所以熟人作案后往往会铤而走险,选择杀人灭口。

（二）绑架的预防办法

对于学生家长和老师而言,要相互配合,密切关注学生的思想动态及结交人群,鼓励学生树立健康向上的人生观、世界观、价值观,发现不良苗头及时采取适当方法批评指正。如果学生不幸遭遇绑架,要尽量保持冷静,不要相信犯罪分子的承诺,要在第一时间向公安机关报案,配合警方侦破案件。

对于学生而言,要认真学习、排除杂念,及时把被别人殴打、敲诈或其他感觉到的危险情况告诉老师或家长,让他们帮助自己想办法处理;平时养成朴素的生活习惯,不炫耀自己的家境及经济状况,更不要随便带陌生人到家中"参观",防止成为犯罪分子的作案目标;上下学、外出游玩、购物时,最好与同学、朋友等结伴同行,要征得家长、老师同意并将行程告知家人和老师,说明大概的返家、返校时间,不随意在外逗留;尽量不独自通过狭窄街巷、昏暗地下通道,不独自去偏远的公园、无人管理的公厕;如果有人突然来找你,并以"你家中出事了"或"你父母生病（出车祸）"等为由,要你离开学校或家中时,应先设法与家人联系查证,并将此事告诉老师或邻居;养成进出家门随手关门的习惯,一个人在家时遇到陌生人来敲门,除非提前了解情况,否则不要开门;驾车的陌生人问路时,要与其保持一定距离,不可贴近车身,以防被车内人员突然袭击掳至车内;选择交往朋友时应当征求家长或老师的意见,不随便与社会上的闲散人员或不认识的网友交往见面,更不要随便跟人外出,不吃陌生人的东西、喝陌生人的饮料,不搭陌生人的便车,坚决拒绝他们的诱惑;如果在途中发现有人盯梢跟踪,应设法将其甩掉并报警;如果不幸遇到绑架,要找机会报警或者逃走,尽量观察清楚自己被绑架的位置,以便报警时能够准确说出自己所处的位置,方便他人解救。

案例2-4

2009 年 6 月 24 日 13 时许,学生曹某独自从家里走向某外国语学校上课。刚出小区不久,一名男子突然一把从后面把他抱住,将他拖上了一辆面包车,并指使车上的另一名男子把车开走。在车上,歹徒往曹某嘴里塞了一颗药,但机智冷静的曹某并没有吞下去,而是将药压在了舌头底下,趁歹徒不注意吐了出来。随后歹徒将曹某塞到一个大行李箱里。两三个小时后,曹某被带到一个房间里,歹徒将他从行李箱里放了出来,并向他索要了家人的电话,在这期间曹某一直被铐着双手,只有吃饭时才打开。

事后查明,为了"干一单大的",这两名歹徒之前已在这里"蹲点"一个多月,但锁定曹某却属偶然。与很多家境殷实的学生相比,这名学生在危险面前显得异常冷静,正是因为他的这些"特质",使得他在被绑架的 15 天里,毫发无伤。参加营救行动的某公安分局钟副局长说:"真是奇迹! 孩子安然无恙,身上没有伤痕,而且干干净净的,甚至没有表现出过多的惊恐。要知道歹徒是在绑架后的第 11 天才打的勒索电话。"

说起被绑架的这半个月经历,性格内向、文静的曹某对父母说:"我被绑架了 362 个小时,但是因为我心里一直坚信爸爸妈妈和警察一定会来救我,所以 15 天里,我提出的唯一要求就是买书给我看。"

问题: 你从曹某身上学到了什么?

通过上面的成功解救案例，我们可以举一反三，思索遭遇绑架后的应对办法。

（三）遭遇绑架的应对办法

如果不幸遇到绑架、劫持，一定要保持冷静，并想方设法摆脱歹徒的控制。

1. 建立强大的心理屏障

（1）始终保持冷静与警觉，牢固树立求生的信念，时刻做好逃脱的准备。

（2）以美好的具体期待减少身心痛苦。

（3）主动机巧地与绑匪沟通，以避免伤害，争取存活的时机与空间。

（4）尽量进食与活动，维持良好的体能状况。

2. 坚持求生原则

（1）一旦被绑架，应凡事顺从，采取低姿态，以降低绑匪戒心。

（2）如对方持有利器，先设法安抚攀谈，让他放下武器；衡量是否有能力逃跑，再运用随身携带的物品自卫；如果没有充分把握，不要以言语或动作刺激绑匪，如果过度挣扎、反抗，可能会引起歹徒恐慌，更易产生危险，遭遇不测。

（3）如周遭有人，伺机留下求救讯号，如用眼神、手势、私人物品、字条等或乘机呼救引人注意，伺机逃脱。

（4）应佯装不懂绑匪交谈所使用的方言，可适当告知绑匪自己的姓名、电话、地址等，但对于经济状况，应饰词搪塞。

（5）熟记绑匪容貌、口音、交通工具及周遭环境特征（特殊声音、味道等）；等待时机设法潜逃，并立即以电话向家人、亲友或公安机关求助；回忆事件经过及细节，获救后给警方提供线索，利于破案。

三、防拐卖和性侵害

拐卖妇女属于拐卖人口犯罪中的一类，而强奸罪是性侵害犯罪，属于严重暴力犯罪。以上两类犯罪行为严重侵犯女性人身权利，对被侵害女性的身心健康造成巨大伤害，并由此引发一系列社会问题，严重影响社会和谐稳定。而青春阳光的女学生更容易成为侵害目标，因此更加需要提高警惕，掌握相关防范知识及防身自卫技巧。

（一）防拐卖

1. 拐卖妇女犯罪手段的多样性

犯罪分子往往通过伪造相关证件和公文，冒充国家工作人员、商人等多样身份，以招工招生、介绍工作、介绍对象、外出旅游等多种欺骗手段，有的甚至以暴力、胁迫、麻醉等方法绑架女性进行拐卖。主要类型如下。

（1）欺骗型：这种类型的拐卖人口犯罪具有独特的隐蔽性和欺骗性，具体表现为：① 以介绍工作、合伙做生意等名义对青年女性进行拐骗。如长期在外、不知底细的乡邻远亲突然找到你，声称找到能赚大钱的工作，并邀请你一同前往，甚至请你去他（她）的公司上班或帮他（她）料理家务，在尚未将对方所言切实调查清楚之前，尽量不要冒失前往。或者在人才市场、劳务市场找工作时，恰好碰上了合适的"招聘者"，这时你务必提高警惕，弄清招聘者、招聘单位是否真实，切不可轻信招聘者的花言巧语，轻易跟他（她）走。② 以谈恋爱为掩护，欺骗年轻未婚女性感情，使其放松警惕后趁机拐卖。③ 以主动提出结伴旅游或以"老乡"身份主动提供帮助等形式拐骗女性。尤其是年轻女性负气出走或者单独在旅途之中，遇到很谈得来的"知音"或同乡，他（她）要与你交朋友，为你介绍住宿或邀请你外出游玩时，要多留心、多提防。

案例 2-5

2015 年 5 月 24 日 15 时 30 分, 开平市公安局水口派出所接到一名男子报警, 称其正乘坐一辆由广东高州开往珠海的客车 (车牌号为粤 KK4××6), 并告知民警说车上有一名年轻女子向其求助, 称被四名男子拐卖, 车辆将在水口高速收费站出口下高速公路, 请求公安机关解救该女子。接到报案后, 水口派出所快速反应, 一方面将该情况通报给正在水口高速收费站出口设卡执勤的民警快速布控; 另一方面积极和报案人联系, 确定被害人及四名犯罪嫌疑人在车里的具体位置及体貌特征。

当天 16 时许, 设卡民警成功在水口收费站出口截停粤 KK4××6 客车, 并在车上成功解救出被拐卖女子杨某并抓住四名涉嫌拐卖妇女的犯罪嫌疑人梁某、杜某、秦某、陈某 (图 2-7)。据梁某交代, 他以找工作为由对杨某进行拐骗。

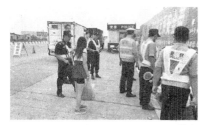 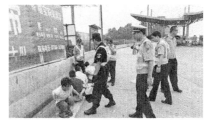

图 2-7　警方解救被拐卖妇女

问题: 如果你是该被骗女子, 你会怎样做? 请分析展开自救的方式。

案例 2-6

2008 年 2 月 15 日, 湖南株洲某大学的一年级学生易某, 春节期间到珠海与打工的父母团聚, 准备于 15 日晚 10 点半坐火车回学校。15 日上午 10 点半, 她在广州火车站候车时, 坐在一旁的一名戴眼镜的男青年主动跟她搭讪, 闲聊中男青年自称他们是老乡, 并邀她上网。易某便跟着他出了火车站, 来到了一间小旅馆。进了旅馆, 戴眼镜的男青年将易某身上的财物洗劫一空, 并打电话联系要将易某卖到中山张家边去。当晚 21 点左右, 易某被带到车上前往中山张家边的途中, 遇到正在执勤的中山交警机动大队民警才被解救。

问题: 如果你是易某, 你会怎样做?

(2) 胁迫型: 犯罪分子为了达到出卖妇女, 从中营利的目的, 利用受害妇女孤立无援的某种困境或者抓住某些把柄 (如威胁曝光个人隐私等), 以暴力伤害、毁损名誉等胁迫手段进行威逼, 迫使女性丧失反抗能力之后进行出卖。

2. 拐卖妇女犯罪的危害

拐卖妇女犯罪严重侵犯女性的人身权利, 给社会带来许多不稳定因素, 其危害至少有以下几个方面。

(1) 被拐卖女性身心遭受严重创伤。绝大多数人贩子为了防止被拐卖的妇女逃跑, 会对其采用监禁、毒打等暴力手段。有的妇女被卖给他人为妻, 并且被迫与他人同居, 成为生儿育女的工具, 长期失去人身自由。有的妇女被卖到色情场所, 所受摧残更是让人触目惊心。许多妇女被折磨得精神失常, 一些难以忍受凌辱的受害者甚至选择了自杀。

(2) 被拐卖女性的家庭遭受巨大打击。许多家庭因为失去了自己的亲人而陷入绝望的深渊, 终日以泪洗面。为了寻找被拐卖的亲人, 他们散尽家财, 流落异乡, 承受着精神和物质上的巨大痛苦。

（3）社会秩序和基本伦理受到严重冲击。拐卖人口犯罪中伴随着杀人、抢劫、强奸等违法犯罪行为，给社会治安带来许多不稳定因素，尤其不利于社会的和谐发展。公民的人身不可买卖，是人类社会进展到今天这一文明阶段的必然结果，已成为各国法律所保障的基本人权。禁止出卖人身权利已被固定化为一种最基本、最低限度的法律要求。

3. 防范对策

（1）从外部大环境来讲，要切实抓好宣传教育工作。公安、检察院、法院、妇联、学校等多部门密切配合，深入开展自尊、自爱、自强、自立的教育和法治教育，增强女生的防拐骗意识，提高防护能力，做到：①不盲目外出打工，不轻信非法小报和随处张贴的招聘广告，找工作到正规的中介机构，通过合法的途径；②外出打工最好结伴而行；③不轻信以介绍工作、帮忙找住宿或代替亲友接站等理由，跟随不熟悉的人到陌生环境；④与陌生人打交道时，要多留心眼，保持高度警惕，不轻信其甜言蜜语，不贪图便宜，不接受小恩小惠，谨防上当；⑤不轻信网络聊天认识的网友，不擅自与网友会面；⑥不向陌生人介绍自己的家庭、亲属和个人爱好等个人信息；⑦拒绝接受陌生人的食品、饮料；⑧如遇到马路上、车站旁及其他场所的拉客行为，应坚决拒绝，以免受骗；⑨慎重选择交往对象，与不了解的人保持距离，外出时尽量少喝酒；⑩保管好自己的身份证、外出证明及其他重要文件，不要把原件随便给任何人，包括雇主；⑪外出期间，把自己的所在地址和联系方式及时告诉家人和朋友，让他们知道你的去向；⑫在外出途中，一旦遇到面临被拐卖的危险，要及时向公安部门和周围群众求助。

（2）从女性自身而言，要保持高度警惕，一旦发现自己被拐，应及时应对：①若在公共场合发现受骗，立即向人多的地方靠近，并大声呼救；②如发现已被控制人身自由，保持镇静，设法了解买主或所处场所的真实地址（如省、市、县、乡镇、村、组）及基本情况；③向人贩子、买主及相关人员宣讲国家法律，告知严重后果，伺机外出求援或逃走；④采取写小纸条等方式向周围人暗示你的处境，请求外人帮助，设法与外界取得联系；⑤不要放弃，想方设法寻找机会通过拨打电话、发送短信或网络等一切可与外界联系的方式尽快报警，说明你所在的地方、买主（雇主）姓名或联系电话。

如果怀疑身边的亲人或朋友被拐，应当立即向公安机关报案。详细向公安部门讲述其近期的工作和生活情况，向公安机关反映其近期接触的可疑人员，及时提供当事人的近期照片以及本人特征。也可充分利用互联网，利用微博、微信广泛发布寻人启事。及时关注公安机关破获的各类非法集资、传销以及拐卖妇女儿童案件，争取早日找到亲人。

（二）防性侵害

对女学生的性骚扰、性侵害是不容忽视的社会问题。女学生多数独立性、勇敢性较差，应变能力弱，很容易受到性伤害。因此，需要明确各种性侵害的形成原因及防范措施，提高女学生对性侵害的认识，增强自我保护能力，运用各种方法减少或消除性侵害因素，从而达到预防和制止性侵害的目的。

1. 性侵害的概念

性侵害主要包括强奸、强制猥亵、侮辱妇女和性骚扰。

强奸罪，指违背妇女意志，使用暴力、威胁或其他手段，强行与妇女发生性交的犯罪行为，或者故意与不满14周岁的幼女发生性关系的行为。最高量刑幅度可达死刑。

强制猥亵、侮辱罪，指以暴力、胁迫或者其他方法强制猥亵或者侮辱妇女的犯罪行为。

性骚扰，是指只要一方通过语言或形体的有关性内容的侵犯或暗示，给另一方造成心理的反感、压抑和恐慌，都可构成性骚扰。

2．性侵害的类型

（1）暴力式侵害：暴力式侵害是指行为人采取殴打、捆绑、携带凶器等危害女性人身安全与自由的暴力手段，使其不能反抗。

（2）滋扰式侵害：滋扰式侵害是指采用下流语言调戏，推、拉、撞、摸占便宜，往身上扔烟头，做下流动作等。

（3）胁迫式侵害：胁迫式侵害是指利用权势、地位、职务之便，对受害人有求于己的处境，采用威胁、恫吓，从而强迫受害人与其发生非暴力型的性行为。

（4）社交型侵害：社交型侵害是指行为人与受害人多是相识者，利用机会或创造机会把正常的社交引向性侵害。社交型侵害又被称为"社交型强奸""沉默强奸"等。受害人身心受到伤害以后，往往出于各种顾虑而不敢加以揭发。

（5）诱惑型侵害：诱惑型侵害是指利用受害人追求享乐、贪图钱财的心理，诱惑受害人而使其受到的性侵害。

3．性侵害的社会危害性

由于受到封建思想的影响，许多受到性侵害的女学生在短时间内难以解脱出来，总是觉得无脸见人，有的会出现严重的心理疾病，表现为焦虑、自卑、自责、孤独等非正常心理反应，有的出现自闭症、忧郁症、精神分裂症等精神疾病，进而影响学业，甚至影响一生。一些女学生渐渐失去了生活的信心，最终选择了自杀或者采取暴力手段报复施害者，有的甚至报复社会，对个人、社会都造成了巨大伤害。

4．遭到性侵害的原因

（1）疏忽大意：因思想麻痹疏忽大意，缺乏应有的警惕性而遭到性侵害。

> **案例 2-7**
>
> 某校女生晚饭后独自一人到琴房弹钢琴，不久便听到有脚步声，有人进入琴房，走到她身后站立，她以为是同学进来，不予理会，仍然埋头弹琴。谁知来人从后面抱住她就进行摸抚猥亵。至此，该女生才发现不对，于是奋起反抗，几经挣扎才得以脱身。如果该女生保持一点警惕性，在听到脚步声时回头看一下，上述侵害是完全可以避免的。
>
> **问题：**在现实生活中，你是否具备这种安全警觉性？

（2）诱发侵害：女学生若行为轻浮，衣着暴露、性感，浓妆艳抹，爱结交异性朋友，轻率地与不甚了解的男性外出等，很容易诱使犯罪人施加性侵害。

> **案例 2-8**
>
> 某校女生在一次乘车旅行途中结识同校的一个男生。认识不到一个月，该女生便与那个男生单独外出郊游，轻率地表示了亲昵行为，男生激动之下无法自控，强行与该女生发生了性关系。对此，该女生后悔莫及，但为时已晚，身心受到了无法弥补的伤害。
>
> **问题：**请结合自身情况，分析如何有效避免此类事件发生。

由此可见，被侵害人自身行为失当而诱使犯罪人对其施加侵害，突出地表现在对性欲的刺激上。刺激的程度不同，引起的侵害结果也不同，刺激的程度愈强，被侵害的可能性就愈大，被侵害的程度就愈严重。因此，减少诱发性因素就能够减少被侵害的可能性。

（3）贪图享受，失去戒心　一些女生爱贪小便宜，怕受苦，图享受，贪吃好穿，平时不努力学习，而是将希望寄托在寻找有钱有权的男友身上，结果往往给不法分子可乘之机，而受骗上当遭到性侵害。

　　某商校女生来自贫穷落后的农村，到省城上大学后，看到都市的繁华富足和家乡的偏僻贫困天差地别，遂产生了毕业留城的念头。然而她不是通过努力学习，争取以优异的学业成绩来选择满意的工作单位，实现自己的梦想，而是把心思放在找关系、找靠山上。几经周折，她结识了某公司的老总，一个有家室的50多岁男性，该男性垂涎于她的青春美色，满口答应她到他的公司工作。此后该男性便找各种各样的借口到学校找她，送礼物，请吃饭，使她的虚荣心得到了满足。终于在一次晚餐后，该男性借着酒劲半威胁半利诱地占有了她。她为了留城，不敢反抗也不敢声张，只能暗自流泪。看到她如此软弱顺从，该男性更是得寸进尺，隔三岔五地去纠缠她，以满足其兽欲，还禁止她与男友来往。为摆脱该男性的纠缠，她采取了极端的办法，与男友一起杀死了该男性，成为了杀人犯。

问题： 请进行自我反省，看看自己是否也存在"走捷径"的思想。

　　此类情况的性侵害由于不具有暴力胁迫的特征，被侵害的女生基本都没有明显的反抗表示，因此很容易混淆事件性质，一般难以追究侵害者的刑事责任。

　　5. 防范性侵害的措施

　　（1）侵害前的预防措施

　　1）自尊、自重、自强，不轻易相信陌生人。不早恋，尤其不以发生性行为来表示自己的忠诚和爱心。在与人交往时，女学生由于年轻、单纯、漂亮、有学识、有风采，在上学、放假、旅游、逛街以及其他场合，都可能成为不法分子接近的目标，因此，要有坚强意志，不贪占小便宜，不吃喝陌生人的食品、饮品，即使是茶水、饮料也要警惕，以防被人下药。切勿饮酒，更不能过量，以防酒后失身，酿成终生悔恨；以最安全途径出入，避免夜归及走僻静路径；避免单独与陌生男子乘电梯，尽量站近警铃位置；信任自己直觉，如果感到危险，马上向人多的地方奔跑，如饭店、商场，不要往小胡同或电话亭里跑，防止因死路被堵；与朋友家人多联系，让他们知道自己行踪；小心门户，拒绝陌生人进入宿舍或家中；不传看淫秽的书刊、画册、录像等，尤其是成熟异性给予的；不轻易与陌生人交谈，交谈时亦应注意言谈举止的文明和得体，不与异性谈论涉及色情的笑语、趣闻，不开过分的玩笑，不哗众取宠；若发现异性挑逗、言行轻浮，要态度鲜明，并及时斥责，设法摆脱，必要时可向老师、同学求援或拨打"110"；乘坐公交车时，尽量坐在司机旁边，因为司乘人员有义务保护乘客的安全；女生在公共场所衣着打扮既要高雅又不暴露，也不要有轻浮的举止，避免成为侵袭的目标；在路上一个人行走时，尽量避免专注于打电话、玩手机或想问题，应注意打量周围，看是否有异常的人接近，增强安全防范意识。

　　2）学会自我保护。一是网上交友须慎重，不听信网友的甜言蜜语，因为网上充满陷阱、欺骗和虚假承诺，更不要轻易与网友见面，特别是不能到陌生的地方。即便与同性网友约会，也要谨慎，以防男网民用女性名字欺骗网友，防止见面后可能受到不法侵害。二是夜间不要只身一人去异性家中、宿舍或办公室。如果确有必要，要有人同行或者有所戒备，不在单身的异性家中过夜。如对你有随意行为的，即使再熟悉的异性也要引起警惕，不可大意。三是住集体宿舍的女生，节假日期间，其他同学都回家后最好不要一个人住宿。平常回宿舍就寝时，要留心门窗是否敞开，防止有犯罪分子潜伏伺机作案。如果夜间有人敲门，要问清是谁再开门。如发现有人想撬门砸窗闯入，要及时呼救，并准备可供搏斗的东西。如果宿舍里有女同学被侵害，其他同伴不要做旁观者，在齐声呼救无效的情况下，要对犯罪分子进行齐心协力的反抗，一旦被辱，要极力保存证据，及时报案，防止自己再次受害。四是女生夜晚不要与陌生男子同行，如发现有陌生男子尾随或跟踪时，要设法摆脱，或及时报警。确实需要夜晚出门走路时要选择路中间和有灯光处，以防有人从某角落出来袭击；不随意搭乘陌生男人的机动车辆，更不能夜晚独自一人乘非正规车辆去郊外。五是上学、放假或是走访朋友时最好结伴而行。很多女大学生在独行的旅途中受到性侵害，而侵害的地点大多是隐蔽的场所、时间上多是寂静的夜晚，这些侵害发生的时间和地点都具有隐蔽性，也反映了侵害者内心的恐慌，所以女生在上学、放假或是外出时应该尽量结伴而行，增强自身的防御能力。如有过错被不轨异性发现，坚决拒绝对方提出的用性"私了"的建议，以防受到伤害。六是当患病或有其他原因时，不相信神汉、巫婆或者有特异功能的人通过性行为、隐秘部位的抚摸进行所谓的治疗，那绝对是骗人的。

（2）侵害时的自卫措施

1）当发现侵害的威胁来临时，大声呼救，采取一切可能的办法制造异常的大声响，把犯罪分子引向易暴露区域，并设法脱离险境。

2）受到突然侵害一时无法摆脱时，可以与对方谈话拖延时间，尽可能延缓侵害，从中寻找对方破绽进行反击或寻机逃脱魔爪。也可以装着弱小害怕的样子麻痹侵害者的警惕，趁其不备突然袭击其身体要害部位，从而达到脱身的目的。

3）利用身体和身边物件进行防卫。头可以撞击对方的面部，手可以打、抓、挠、掐，脚可踢、蹬、踩，还可以用牙齿咬。善用随身物品，大至桌、椅、木棍、雨伞，小至鞋、发卡、发针、铅笔、头簪、钥匙、戒指等都可用作反击武器。如果一时感觉势力单薄，应尽量寻找机会获得周围有责任心的人的支持，或者采用巧妙周旋的方法拖延时间，以争取与其他人靠拢，获得联合反击的机会，从而维护自己的权益。

> **案例 2-10**
>
> 　　某男子企图强行对某女施以非礼，当强吻该女孩时，被该女突然咬掉了一块舌头，从而无法继续实施侵害。该女有效地进行了自我防卫，事后及时报警，民警根据该男子舌头受伤的情况，在一医疗诊所迅速将其抓获。
>
> **问题：** 若你身处该女子的境况，你会怎样做？

4）在与不法分子搏斗中，尽可能把对方抓伤、咬伤，留下记号，记下犯案者特征或是用随身携带的手机拍照或录音，以取得证据，为日后的破案提供证据支持。

5）具体防卫技巧。

A. 抓头发解脱技巧：

a. 当女生被不法分子抓住头发时，双手虎口相对，迅速抓握并按压对方手腕部，形成反关节。左脚后撤一步使对方手臂伸直，便于对对方腕部的施压。接着双手按压固定不变，左腿上步挺胯，左手变换位置，右手托其肘部，左腿向对方的右侧横跨一大步，破坏对方重心，使其倒地，进而实施折腕压肘反关节控制。

b. 当女生被不法分子抓住头发时，双手虎口相对，迅速抓握并按压对方手腕部，形成反关节。左脚后撤一步使对方手臂伸直，便于对对方腕部施压。接着双手按压固定不变，左腿上步挺胯，左手变换位置，右手托其肘部，左腿向对方的右侧横跨一大步，破坏对方重心，使其倒地。女生双手始终抓握对方手腕部并使其手臂伸直，同时身体迅速转体，两腿交叉夹住对方手臂，向后倒地，挺胯，将对方手臂拉直并使其肩部、肘部形成反关节。

c. 当女生被不法分子抓住头发时，顺对方下拉之势，借惯性迅速提膝猛力撞击其裆部（图 2-8）。

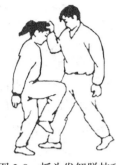

图 2-8　抓头发解脱技巧

B. 抓衣领解脱技巧：

a. 当女生衣领被不法分子右手抓住时，两手迅速提升呈八字掌，右手拇指按住对方的虎口位置，左手握住右手形成合力，将对方手臂拉直同时向右旋转形成肘部反关节，同时撤步折压手腕。

b. 当女生衣领被不法分子右手抓住时，两手迅速提升呈八字掌，左手小臂迅速下压将对方右臂肘部打弯，右脚上步别住对方右腿破坏其重心，右手迅速推其面部（上推鼻子），将对方推倒在地，迅速转身逃跑或迅速将对方手臂拉直压肘折腕，同时左膝跪压对方颈部。

c. 当女生衣领被不法分子右手抓住时，右手迅速按压抓握对方手腕使其相对固定，左手推对方右臂肘部，向（女生）右前方翻转，使对方手臂形成反关节，将对方推倒后离开。

d. 当女生衣领被不法分子抓住时，双手迅速固定对方手腕，同时向前上步接近对方，双手用力折腕，将对方推倒后离开。

C. 从身后被强行搂抱的解脱技巧：

a. 当不法分子从女生身后抱住女生腰部（没有抱住双臂）时，女生迅速起脚用力踩踹对方脚面，同时利用手肘用力肘击对方腹部或头面部，趁对方松开手臂时迅速离开，见图 2-9（a）。

b. 当不法分子从身后抱住女生双臂时，女生迅速起脚用力踩踹对方脚面，同时猛仰头部用力撞击对方头面部，趁对方松开手臂时迅速离开，见图 2-9（b）。

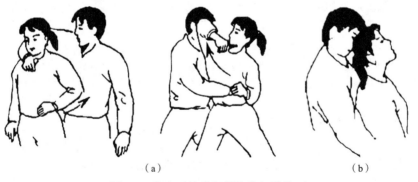

（a）　　　　　　　　　（b）

图 2-9　从身后被强行搂抱的解脱技巧

D. 从身前被强行搂抱的解脱技巧：

a. 当女生尚未被搂抱住时，身体迅速下潜，趁对方因惯性身体依旧向前移动之时，身体猛然抬起，用头部（前额部位）撞击对方下颌或鼻面部，见图 2-10（a）。

b. 当女生被对方从身前被强行搂抱住时，迅速用力抽出手臂，用拳击打对方面部或用右（左）肘部攻击对方头面部，趁对方受力吃痛松开手臂之机迅速撤离，见图 2-10（b）。

E. 被压倒在地后的解脱技巧：

a. 当女生被对方压倒在地时，迅速抬起手臂，将食指、中指伸出，用力戳击对方眼睛，或将手掌并拢，用小指侧掌缘猛力砍击对方咽喉部位，趁对方疼痛用力松懈时，将对方推翻在地，迅速撤离并报警，见图 2-11（a）。

b. 当女生被对方压倒在地强行亲吻时，可猛力咬其鼻子或舌头，趁其痛苦之时，将其推翻在地，迅速撤离并报警，见图 2-11（b）。

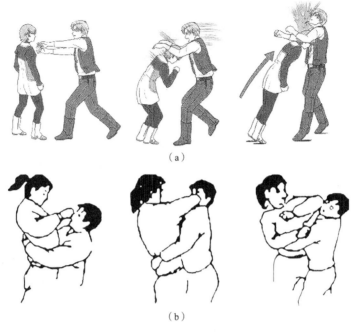

（a）

（b）

图 2-10　从身前被强行搂抱的解脱技巧

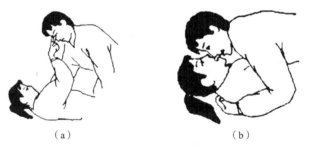

（a）　　　　　　　　　　　（b）

图 2-11　被压倒在地后的解脱技巧

　　F．被推入车内时的解脱技巧：

　　女生被不法分子推入车内时，快速调整身姿面对对方，团身收腹，同时收紧双腿。当对方贴近时猛蹬对方腹部，趁对方痛苦之时迅速起身撤离并报警或立刻关紧锁好全部车门并报警，等待救援。

　　（3）侵害后的救济措施。主动接受心理健康治疗、放松精神压力的同时注意搜集证据材料，保护好现场并及时报案，对于警方的调查一定要积极配合，协助查找有价值的证据材料，使违法犯罪行为得到应有的惩罚，避免知情不报、姑息纵容或者妥协让步。

四、谨防交往不当事件

　　校园内恶性事件的产生，多是由于交往不当导致。原因主要有两方面：一是由于男女同学之间的恋爱关系破裂，以致由喜爱产生愤恨，进而产生报复伤害甚至杀人的冲动；二是由于没有形成正确的人际交往规则，导致小摩擦变成大矛盾，最终形成恶性事件。因为这么多学生来自不同的地方、不同的家庭，有着不同的生活习惯和生活方式，因此同学之间极易因琐事产生小矛盾，如果不能遵循人际交往规则，就会使小矛盾变成大矛盾，积怨成仇，甚至危及当事人的生命安全，演变成为恶性事件。因此，对于每个学生来说，都要自觉加强心理健康教育，树立人际交往规则意识。

（一）失恋造成恶性事件

1. 失恋产生暴力的原因

大学生正处于思想形成的关键时期，其人生观、世界观、价值观、恋爱观不够完整，且在恋爱关系的心理教育、观念引导等方面的知识比较缺乏，当自己的期望值与现实生活出现不一致时，心理上一时无法接受，就会产生一些极端表现。

案例 2-11

2015 年 6 月 10 日 18 时许，某学院一名女生被同校男生魏某持刀杀害。据悉，该男子屡次向该女生求爱遭拒，由爱生恨。在学院办公楼前用水果刀猛捅该女生 13 刀，致使女生两肺均被扎穿，当场死亡。犯罪嫌疑人已被刑事拘留。

问题： 你对本案有何见解？

2. 应对措施

（1）加强恋爱道德教育，引导学生树立正确的恋爱观。深化学生恋爱观的教育引导，把传统道德观念和现代婚恋观念有机结合起来，使学生端正恋爱动机并能够认识到爱情的本质是奉献而非索取，它不仅是权利，更是责任和义务，必须以认真负责的态度对待恋爱，认识到恋爱双方是平等的，都有给予爱、接受爱和拒绝爱的自由，放纵自己的情感或者强迫对方、约束对方，都不符合恋爱的道德要求。

（2）加强心理健康教育，引导学生正确处理恋爱挫折。① 在自己失恋后能够比较客观、冷静地看待失恋原因，鼓励自己面对现实，并积极适应。同时，建议掌握自我心理调适方法，提高心理素质，排解心理困扰，当爱情受挫时，用理智来驾驭感情，正确认识自己，分析原因，总结经验教训，寻找解决问题的方法和途径，以积极的人生态度战胜挫折，开创新的生活，在新的追求中实现自己的价值。② 人在失恋的打击下，容易出现认识上的偏差，把失恋原因完全归咎于自己或他人，甚至全盘否定自己的人生价值，进而产生自杀或杀人的行为。在失恋痛苦阶段，要主动向校内外心理咨询机构、心理咨询老师或其他朋友倾诉，讲出自己的伤心、怨恨、愤怒、委屈等感受，有助于消除失恋带来的心中郁结；通过老师、朋友的真诚关心，感受温暖和支持，从而避免出现认识和归因上的偏差；通过正确方式发泄，避免使自己做出无法控制的极端行为。

（二）人际交往障碍造成恶性事件

1. 人际交往障碍导致恶性事件产生的原因

在学习生活期间违背人际交往规则，同学之间缺乏交流、沟通，不能发自内心地进行换位思考等，导致本来没有严重利害冲突的同学之间因日常交往中的琐事引起矛盾，由龃龉产生嫌隙，进而产生憎恶，最终采取极端手段去应对，结果酿成恶性事件的大祸。

案例 2-12

2010 年 4 月 7 日 19 时左右，四川某校江安校区学生宿舍内，经济学院同班同寝室两名男生因琐碎小事，其中一男生陈某用手中水果刀伤及另一男生王某右侧颈动脉血管，王某因失血过多，抢救无效死亡。学生陈某向警方投案自首。

问题： 若你身处该案现场，你会怎样做？

2. 防范方法

遵循严于律己、宽以待人、交流沟通、同甘共苦等人际交往规则，同学之间才能愉悦交往、和谐共处。

（1）严于律己：要求每名学生都要严格要求自己，自觉学习并深刻领会社会主义核心价值观和习近平新时代中国特色社会主义思想，树立正确的人生观、世界观、价值观，自觉学习国家的法律、法规以及学校的各项规章制度并用其指导约束自己的行为，保持头脑清醒，完善人格，形成心胸开阔、积极向上的健康气魄，不断提高思想道德水平。

（2）宽以待人：要求每名学生都要在严格要求自己、完善人格的基础上，宽容、包纳同学，与同学相处时求同存异，不斤斤计较，明白"水至清则无鱼，人至察则无徒"的道理。这样有利于广泛联系同学，消除同学间的紧张情绪，使大家和谐相处，实现团结协作。

（3）交流沟通：要求每名学生都要在心平气和的前提下，做到换位思考、相互关心、相互帮助、增进感情，改变同学之间以自我为中心的利己主义心理，及时消除同学之间的误会隔阂。

（4）同甘共苦：同甘共苦体现的是集体主义精神，同甘苦，共进步。有了困难、烦恼、忧愁，大家一起想办法克服解决；有了成绩、荣誉、快乐，大家一起分享共勉。相互之间存在的竞争也应当是正当竞争，只有同心协力、团结协作，才能有效避免孤独、寂寞、松懈的心理境况，升华同学之间的密切关系和融洽气氛，大家心往一处想、劲往一处使，一起努力奋斗来实现共同的学习生活目标。

五、电梯安全

随着高职院校的跨越式发展，办学规模不断扩大。在校园内，教学楼、办公楼、实验楼、公寓楼、图书馆等星罗棋布，为向广大师生更好地提供便捷服务，许多建筑物内安装了电梯，甚至是多部电梯。但由于外部环境、人为因素的影响，会发生电梯安全事故问题。学校承担着培养国家栋梁的重任，学生又是社会的特殊群体，电梯事故的发生通常涉及人身安全，因此，校园电梯的安全管理成为校园安全的重点之一。

（一）电梯困人事故发生的原因

1. 物理原因引发的电梯故障

（1）停电、缺断引发的电梯停梯故障。在电梯的三相电源中如果出现失电的情况，同时在电梯之中并没有相应的救援措施，电梯的抱闸回路同时被切断，抱闸动作的出现会使电梯制停。在电梯里三相电源断相时，相序继电器动作切断安全回路，这样电梯就会停止运行。另外，安装较早的老式电梯，其开关电源主要是闸刀式，限位开关的电流一般通过这个环节，然后送到电梯控制柜，电流通过两个交换机之间，电梯在运行和启动的过程中一般会出现很大的电流。在经过很长一段时间的运行之后，如果维修人员不能进行有效的检查，在保险丝以及螺丝的连接之处容易出现烧断情况，这样就极易出现停梯故障。

（2）门锁原因引发的电梯停梯故障。在电梯的设计要求中，对于电梯每一层的层门和轿门之中都要安装必要的安全电气装置，在这样的过程中如果出现层门或轿门没有关闭的现象，电梯就会出现不运行的状态。在实际操作的过程中也出现锁电接触灰尘、接触不良导致灭弧、关闭电梯的现象。

（3）涨绳轮开关断开引发的电梯停梯故障。在电梯的限速器钢丝中存在伸缩的情况。在重力的作用之下，限速器钢丝在使用中会出现伸长的情况。在底坑涨绳轮重锤的作用之下，涨绳轮开关打板偏移，直到断开开关导致停梯。

2. 外界因素引起的电梯故障

（1）在教学楼、实验楼、公寓楼等人流密集场所的电梯，在特殊时间段，如上下课、演讲、会议等使用高峰期，电梯常常在短时间内满载甚至超载运行。然而，在上课的时间段内，电梯空载运行时间又较长。这种时间和负载的不均匀使用，使得电梯故障率明显攀升。

（2）老旧电梯在设备本身、维护、使用管理等方面存在问题。如老旧电梯安装时间早，设备档次低、质量差，在设计、性能上落后于现在的技术水平和标准。而且早期电梯行业尚未规范，电梯安装质量不高，维护保养不到位，零配件达到设计使用寿命或者磨损老化严重，不能保持原有产品的特性。同时由于经费等原因导致这些电梯尚未更新或改造，只能"带病"运行，易发生关人、下坠、错层等故障，存在巨大的安全隐患。

（3）学校作为人员集中的场所，除学校教职工和学生外，还多有交流专家、学者、师生以及社会人员。复杂的人员结构、多元的人文文化、差异的人员素质、较大的人员流动造成电梯使用管理与协调的困难。学生作为学校人员的主体，正处在青少年期，活泼好动，好奇心重，行为上易盲目、冲动，部分学生在使用电梯时存在强行阻止关门、轿厢内嬉戏打闹等违规行为，导致电梯死机、摆动甚至损坏。然而，在面对突发应急事件的处理方面，由于学生心智尚未成熟、安全意识薄弱、缺乏生活经验，遇事容易产生恐惧心理，不能耐心等待外界救援，易采取不当甚至极端的脱困做法，从而导致电梯安全事故的发生。

案例 2-13

2018 年 2 月 23 日，重庆主城某小区，一男生搭乘电梯时趁电梯里没有其他人，竟然冲电梯按键撒尿。结果，电梯因此线路短路，不仅电梯门打不开，灯也熄灭了，该男生被困。

问题： 若你为该男生的家长，你会怎样做？

案例 2-14

2017 年 8 月 3 日，在浙江义乌某 8 层楼的服装市场内，一名男孩独自乘坐电梯时，朝电梯控制主板的位置撒尿。当电梯出现故障后，他还多次在电梯里蹦跳，甚至当电梯悬停在 7 楼和 8 楼之间时，多次爬入电梯内门和外门之间的缝隙，最终坠落电梯井，导致颅脑损伤，多处骨折。

问题： 如遇电梯故障，你会选择如何自救？

（二）预防电梯安全事故的方法

（1）文明乘坐电梯，禁随意撒尿、跑动、蹦跳，随意按响电梯内紧急呼叫按钮等。

（2）进入轿厢前，应先等电梯门完全开启后，看轿厢是否停在该层，确认轿厢到位后，方可进入，切勿匆忙迈进。

（3）严禁搭乘正在维修的电梯和没有张贴安全检验合格证或合格证过期的电梯。

（4）电梯门正在关闭时，不要用手、脚等阻止关门，也不要将携带的物品放在间隙处阻止电梯门关闭。

（5）乘坐电梯时，应与电梯门保持一定距离。

（6）如牵有宠物狗上下电梯时，宠物的绳子、围巾、跳绳等长绳状的东西要短一点，要牵牢宠物，若电梯门夹住绳子，要将绳子松开。

（7）发生火灾、地震时勿乘坐电梯。

（三）发生电梯困人事故时的自救办法

如果遭遇电梯困人情况时，要采取正确的自救方法，防止因使用不当而导致被困人员挤压、坠落、剪切甚至死亡。

如果电梯没在平层位置开门，要意识到自己已被困电梯，首先要保持镇定，不要惊慌。立即按下应急按钮（黄色，标有电话铃形符号的按钮）或用电梯内装备的电话拨打旁边标注的电梯号码迅速报警（该电话应为外部值班电话或对讲电话），报警后耐心等待专业人员前来救援。如果以上电话不起作用，可拍门叫喊，或用鞋子或其他硬物敲门，但不可在电梯内乱跳乱动、踢门或用硬物敲打按钮、破坏呼救监控设备。也可用手机拨打"110"或亲友电话，寻求救援。

即使被困电梯，被困人员也不必担心缺氧窒息和暂时的照明问题。根据 GB 7588—2003《电梯制造与安装安全规范》第 8.16 条通风规定：无孔门轿厢应在其上部及下部设通风孔；位于轿厢上部及下部通风孔的有效面积均不应小于轿厢有效面积的 1%，轿门四周的间隙在计算通风孔面积时可以考虑进去，但不得大于所要求的有效面积的 50%。根据 GB 7588—2003《电梯制造与安装安全规范》第 8.17.4 条规定：电梯内应有自动再充电的紧急照明电源，在正常照明电源中断的情况下，它能至少供 1W 灯泡用电 1 小时，在正常照明电源一旦发生故障的情况下，应自动接通紧急照明电源。

如果几个人同时被困，可以用聊天来分散注意力。一般的电梯故障不是很危险，要坚决避免一些自以为是的自救行为，如乱跳、乱踢，最严重的是扒门或从安全窗爬出，这些都是不明智的甚至是危险的，因为门被强行扒开或安全窗打开，正常现象是安全回路断开，电梯停止，但若安全开关不起作用，扒门不停车，电梯意外启动，令人措手不及，很有可能发生坠落、剪切、挤压，若从安全窗爬上轿顶，在漆黑的井道里，可能会被轿顶电缆绊倒，也可能会从轿顶坠落或从电梯外壁滑落，导致电梯安全事故的发生。

第 2 节　财　产　安　全

一、防　盗　窃

（一）盗窃的含义

盗窃，是指以违法占有为目的，采用规避他人管控的方式，转移而侵占他人财物管控权的行为。

（二）校园内易被盗窃物品及易发案地

校园里容易被盗的物品主要有现金、存折和汇款单、电脑、随身听、手机、饰品、衣物、自行车等生活用品和学习用具等。

校园里容易发生盗窃案件的地方主要有：一是学生宿舍。学生的现金、贵重物品、生活用品主要放在宿舍里，然而有些同学的安全防范意识差，缺乏警惕性，对陌生人在宿舍楼里乱窜漠不关心，有的同学随便留宿外人或出借钥匙，致使宿舍成为最容易发生盗窃的场所。二是教室、图书馆、食堂、操场等公共场所。学生的现金、贵重物品、学习用品放在书包里，随后书包被放在教室、图书馆、食堂，而人却离开前往查找书籍、买饭等进而被盗。另外，在进行体育锻炼时将贵重衣物放在操场也容易被盗。

（三）校园盗窃的类型及手段

盗窃主要有外盗、内盗和内外结伙盗窃三种类型。外盗，即学校外部人员实施的盗窃行为；内盗，即学校内部人员实施的盗窃行为；内外结伙盗窃，即学校外部人员和学校内部人员相互勾结实施盗窃的行为。

盗窃的主要手段如下。

1. 顺手牵羊

顺手牵羊是指乘主人不备或房门未锁无人之机溜进门，将室内放于桌上或床上的现金、存折、信用卡、手机，或者将晾晒在阳台、走廊中的衣服偷走的盗窃行为。这种盗窃手段不用撬门、撬窗，简单易行。尤其是盛夏季节，好多人夜间睡觉图凉快不关门，给小偷入室盗窃制造了机会。

2. 窗外钓鱼

窗外钓鱼是指盗窃分子乘室内无人或室内人员睡觉之机，用竹竿、木棍等工具在窗户外边，将室内的衣服等物品钩走的盗窃行为。

3. 撬锁入室

撬锁入室是指盗窃分子乘室内无人之际，撬坏门锁，入室盗窃的盗窃行为。

4. 先盗钥匙，再盗物品

盗窃分子乘人不备，在宿舍、图书馆、教室、食堂等处，先盗窃学生的钥匙，然后尾随学生认清宿舍，再乘宿舍无人之际用钥匙开门，进行盗窃。

5. 网银转账

此类盗窃行为多为熟人作案，利用同学之间相互熟悉、相互接触的机会，记住同学的账号密码，通过微信、支付宝等新型支付工具进行转账，实施盗窃。

（四）盗窃嫌疑人的主要作案时间

盗窃多是采用不合法的手段秘密地取得他人财物，因而盗窃嫌疑人一般要回避人，尽量不让人发觉。嫌疑人在学校实施盗窃作案的时间有如下规律。

1. 上课时间

上课时间学生大都去上课，特别是上午一、二节课，宿舍楼内几乎空无一人，是盗窃分子的可乘之机。

2. 夏秋季节

夏秋季节天气炎热，许多学生为纳凉敞开门窗睡觉，为盗窃分子大开方便之门。

3. 新生入学、老生毕业之际

天南海北的新生，带着数额较大的学费、生活费来到学校，对学校情况尚不了解，加上缺乏生活经验，警惕性不高，也为犯罪分子提供了可乘之机；老生毕业时，宿舍内进进出出的人较多，学生忙于离校，警惕性放松，也容易被盗。

4. 放假前后

放假前，学生忙于复习考试，精力集中在学习上。这期间家里会寄来路费，学生手中的现金也较多。放假期间，绝大多数学生回家，宿舍内人员很少，犯罪分子撬锁作案的比较多。开学后，学生带来现金较多，稍有疏忽，也易被盗。

5. 早操时间

早操时间一些同学不愿起床睡意蒙眬时，给溜门盗窃的犯罪分子提供了可乘之机。

（五）预防盗窃，确保学生财产安全

1. 要牢固树立防盗意识，克服麻痹思想

学校也并不完全是太平世界。嫌疑人时时盯着校园，特别是盯着防范经验缺乏的学生，而周边学生中的极个别人也不乏盗窃行为。因此，在预防盗窃时，既要防外贼，也要防内贼。提高防范意识，增加嫌疑人实施盗窃违法犯罪行为的难度，使其知难而退。

2. 妥善保管好现金、存折、汇款单等

最好将现金存入银行，尤其是较大数额的现金要及时存入，不能怕麻烦。储蓄时加入密码，密码不要选用自己的出生日期，防止身份证、储蓄卡一同被盗后被破解密码，提取现金。另外，存款单据、汇款单据、存折及储蓄卡等要尽量同身份证、学生证分开存放，防止被犯罪分子同时盗走。

3. 保管好自己的贵重物品

贵重物品不用时，不要随便放在桌子、床上，防止被顺手牵羊、溜门盗走或窗外钓鱼，要放在抽屉、柜子里锁好。寒暑假离校时，应将贵重物品带走或委托给可靠的人保管，尽量不要放在宿舍里，防止撬锁盗窃。在贵重物品、衣物上做好特殊记号，一旦被盗，报案时好说明，认领时也有依据。

4. 养成随手关窗锁门的好习惯

上课、参加集体活动、出操、锻炼身体等外出离开宿舍时，要关好窗、锁好门。不将钥匙放在房门外的横梁上或挂在锁上，晚休时要把锁拿到房间里。一个人在宿舍时，即便去厕所、去水房洗衣服，即使是几分钟、十几分钟就可回来，也要锁好门，防止嫌疑人溜门盗窃。

案例 2-15

某校一女同学，没锁宿舍房门就到相邻的宿舍聊天，仅仅几分钟的时间，回来后发现价值上千元的手表、皮衣和数百元现金被盗。

问题： 你是否也曾有与该女生同样的行为？今后应该怎样做？

5. 尽量不用书包占座

在教室、图书馆看书，在食堂吃饭时，尽量不用书包占座，不在书包里放现金、贵重物品、钥匙，防止因书包被盗而致使书包内的现金、贵重物品、钥匙等一同被盗。

6. 不带大量现金去公共场所

不带较多的现金和贵重物品到公共浴池等公共场所，这些场所往往是嫌疑人行窃的地方。

7. 防止自行车被盗

校园里自行车被盗案时有发生，要养成随手锁车的好习惯，最好存放在有人看管的车棚里。

8. 被盗后要保护好现场，及时报案

宿舍门窗被打开或窗户玻璃被打碎、纱窗被割破、室内物品被翻乱，这是发生室内盗窃的明显标志。遇到这种情况时，头脑要清醒，不要急于到室内查找自己的物品。首先，要保护好翻动现场，任何人不要进入室内，以便公安民警后续进行现场勘查。其次，要马上报告学校保卫处或学生处，请他们来现场调查了解。如果发现存折或汇款单丢失，要马上到银行挂失。如果贵重物品、自行车等被盗，也要及时到学校保卫处报告，讲明被盗情况及物品的特征。再次，如发现可疑人员，要沉着冷静地对其进行询问，观察可疑人员主要特征，及时报告学校保卫处。与此同时，要注意自身安全，防范嫌疑人狗急跳墙、行凶伤人。在无法现场抓获嫌疑人的情况下，尽量记住嫌疑人的体貌特征，包括年龄、性别、身高、体重、相貌、发型、衣着、口音、动作习惯、佩戴首饰，尤其文身、胎记、黑痣等独特体征，以便向公安机关提供线索并积极配合调查。

二、防抢夺、抢劫

抢夺、抢劫（两抢）案件在一定情况下容易转化为凶杀、伤害、强奸等恶性案件，造成被害人身体和精神的重大伤害，甚至危及生命安全，严重影响学生正常的学习和生活，具有很大的危害性。

（一）抢夺罪、抢劫罪的相关知识

抢夺罪，是指以非法占有为目的，乘人不备，公开夺取数额较大的公私财物的行为。

抢劫罪，是以非法占有为目的，对财物的所有人、保管人当场使用暴力、胁迫或其他方法，强行将公私财物抢走的行为。凡年满14周岁并具有刑事责任能力的自然人，均可以构成抢劫罪的主体。

（二）学生易遭抢夺、抢劫的原因

随着人民群众生活水平的不断提高，学生手中可支配的财物也在不断增多。学生涉世不深，缺乏社会经验和防范技巧，被抢夺、抢劫后多数不敢反抗，因此往往成为犯罪分子选择的目标，针对学生的抢夺、抢劫案件屡屡发生。

（三）针对学生抢劫、抢夺案件的特点

1. 时间选择上具有规律性

校园抢夺、抢劫案多发生在行人稀少、夜深人静或者学校开学尤其新生入学时。因为在行人稀少、夜深人静时被侵害的同学往往孤立无援，而犯罪嫌疑人易于得手和逃脱。另外，在学校开学，特别是新生入学时，学生一般带有较大数额现金，因此犯罪嫌疑人多选择该类时间段实施两抢行为。

2. 地点选择上具有规律性

抢夺、抢劫案一般多发生在校园内较为偏僻或校园周边地形复杂、人员稀少及夜间照明差等嫌疑人容易隐藏、得手后也容易逃脱的地方。

3. 目标选择上具有规律性

校园抢夺、抢劫案主要针对的是行走中拨打手机、单肩挎包、穿着时髦、携带贵重财物的单身学生或在较隐蔽地段谈恋爱的学生情侣等。

4. 违法犯罪手段上具有多样性

实施抢夺的手段通常有：①男子在经过拨打手机或单肩挎包的路人（尤其女性）身边时，趁其不备将受害人手中手机或提包抢走逃脱；②两名男子乘骑两轮摩托车或大型踏板电动车，针对骑自行车、小型电动车缓速行驶或步行的群众（主要为女性），抢夺其耳环、项链、手中手机、挎在肩上或放于车辆前面储物筐内的提包、背包等财物；③两名（或两名以上）男子驾驶轿车结伙实施抢夺作案，主要针对骑电动车缓速行驶或步行的群众，驾驶轿车靠近受害人，坐在副驾驶座或车后座的男子，放下车窗，伸手实施抢夺，得手后迅速加速逃离。

实施抢劫的手段通常有：①胁迫型抢劫，抓住部分同学胆小怕事的心理，进行暴力威胁或言语恫吓，实施抢劫；②诱骗型抢劫，利用部分同学的单纯幼稚，冒充老乡或朋友，骗得同学的信任，设计诱骗学生，实施抢劫；③暴力型抢劫，采用殴打、捆绑等暴力行为，实施抢劫。

案例 2-16

2003 年 5 月，北京某校，一位女同学晚上独自回宿舍，边走边摆弄手机，行至昌平市政大楼北小路时，一个男青年从其身后骑车冲过来，将该女生的手机抢走后逃脱。

问题： 你是否也有边走边玩手机的习惯？看过案例后有何感想？

（四）校园抢夺、抢劫案件的预防措施

学生要在思想上提高警惕，树立防范意识，并掌握一定的预防措施和应对方法，加强身体锻炼，适当掌握一定防卫技巧。

1. 尽量结伴外出

校园抢劫案的对象多为单独而行的学生。因此，外出时最好结伴而行，深夜的时间段内尽量不外出。外出时穿着打扮尽量普通不招摇，防止成为被侵害目标。另外，外出时尽量选择大路、人多和远离公路的人行道等地方走，避免"飞车抢夺"类案件的发生。夜间要避免贪图近路走一些偏僻小道。

2. 尽量少光顾校外网吧，随身不要多带现金

由于去网吧的学生一般携带相当数额的现金，对出入网吧的学生实施抢劫的案件在校园周围

常有发生。因此，尽量要少去校外网吧，并将多余现金及时存入银行，像学费等数额较大的现金最好通过银行汇兑，平时只带少量的零花钱。

（五）遭遇抢夺、抢劫时的应对原则

1．总原则

首先要尽力保障自身不受伤害，其次才是设法保住财物、制服歹徒或尽量掌握歹徒的相关线索和证据。

2．具体应对原则

（1）沉着冷静，巧妙周旋：无论何时遭遇抢夺、抢劫，都要保持镇定，克服害怕、恐慌心理，坚信正义必然战胜邪恶，形成强大的精神和心理力量，才能快速拟订灵活的应对计划。比如，可以采用交出部分财物缓和气氛的方式，向嫌疑人晓之以理、动之以情，趁嫌疑人放松警惕时，看准机会反抗，夺回财物或迅速逃离保证自身安全。

（2）力量悬殊，快速撤离：嫌疑人实施抢劫作案，一般占据人数或器物上的优势，因此如遇到抢劫，对比双方力量感到无法抗衡时，可看准时机向有灯光或人员密集的地方快速奔跑并大声呼救，犯罪嫌疑人由于心虚，一般不会穷追不舍，从而最大限度地保障人身财产安全。与此同时，整个过程中要注意观察嫌疑人，尽量准确记忆其身高、年龄、发型、衣着、特殊印记、语言、行为等特征，为公安机关提供线索。

3．具体防卫技术

（1）遇抢包时的解脱技巧

遇抢包时的解脱技巧一：遇到不法分子抢夺女生的手提包时，在拉扯中，如果距离较近，女生可用腿踢打对方膝盖或用脚/膝盖蹬踹、顶击对方腹部、裆部等部位。当距离较远时，在拉扯中，迅速上步起腿，踢踹对方膝盖或腹部等部位（图 2-12）。

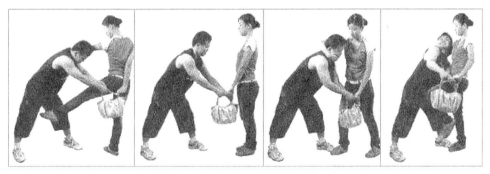

图 2-12　遇抢包时的解脱技巧（一）

遇抢包时的解脱技巧二：当遇到不法分子抢夺手提包或持刀抢劫时，首先保持冷静，先用手中的手提包分散对方的注意力，乘其不备将手提包向对方面部抛出（图 2-13），同时上前踢击对方裆部或者将手提包扔向远处，趁对方捡拾手提包时逃离并报警。

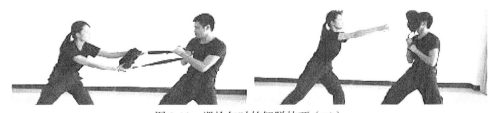

图 2-13　遇抢包时的解脱技巧（二）

（2）被勒脖颈时的解脱技巧

被勒脖颈的解脱技巧一：当女生被不法分子从后方勒住脖颈时，左手迅速拉住对方手臂，右手同时肘击对方肋骨部位，将对方侧摔后，拳击对方颈部。

被勒脖颈的解脱技巧二：当女生被不法分子从后方勒住脖颈时，左手迅速用力拍击对方裆部，同时右手肘击对方肋骨部位。

三、防 诈 骗

由于学生的防范意识和社会知识相对匮乏，考虑事情、处理问题也比较简单，容易成为被骗的目标。但即使被骗也不要畏首畏尾、精神不振，要举一反三，借助社会实践活动多增加经历，多掌握相关法律知识及防范技巧。

（一）诈骗及电信诈骗

诈骗罪，是指以非法占有为目的，使用虚构事实或者隐瞒真相的方法，骗取数额较大的公私财物的行为。

随着科技的不断发展进步，产生了有别于以往传统的诈骗方式，即电信诈骗。电信诈骗是指犯罪嫌疑人利用手机短信、电话、传真和互联网等通信工具，假冒国家机关、公司、医院、朋友等名义，谎称被骗人涉嫌犯罪、中奖、退税、家人意外受伤、朋友急事、有人加害或出售致富信息和投资分红等情况，骗取被害人信任后，让其将钱汇入指定银行账户的一种诈骗活动。

（二）常见诈骗形式

随着社会的发展、科技的不断进步，采用语言欺骗、虚假财物兑换等方式的传统诈骗案件大幅下降，但是采用新型诈骗方式的电信诈骗案件却出现爆发性增长。其形式主要有以下几项。

1. 假称涉嫌犯罪实施诈骗

嫌疑人通过电话冒充国家司法行政机关办案人员，并使用改号软件将自己的号码伪装成公安局、检察院等司法机关办公电话，待电话接通后，自称某公安局、法院、检察院工作人员，对电话接听人言其涉嫌诈骗、贩毒、洗钱等犯罪，电话接听人甚至会在听筒中听到类似有接警和对讲机等110报警台的背景声音，以骗取电话接听人的信任，利用被害人急于证明清白的心理，要求被害人提供保证金并交纳至其指定的账户。

案例 2-17

2016年1月10日，大学生黄某接到陌生电话，对方自称社保、医保中心工作人员，称黄某的医保卡出现异常，可能涉嫌医疗纠纷，已为其转接至公安机关。随后，一名自称民警的人员以黄某涉嫌骗保、洗钱为幌子，要求黄某缴纳所谓保证金4100元至指定的"安全账户"。

问题：你是否有类似经历？以后若遇到此类事件你会如何应对？

2. 短信链接钓鱼网站方式植入木马实施诈骗

通过当事人点击短信、微信中的链接，从而从后台下载木马程序或链接钓鱼网站，获取事主手机中的通讯录、短信、银行卡、支付宝信息等实施诈骗。

（1）嫌疑人利用伪基站伪装成银行等客服号码发送短信进行诈骗。如"尊敬的用户：您的××银行密码器已被暂停使用，请登录域名 wap.****evc.com 重新激活，给您带来不便敬请谅解！【××银行】"。

（2）嫌疑人通过引诱被害人点击短信附着的链接接入钓鱼网址，从而套取银行卡号、密码，实施诈骗。如"这是我们以前的照片，你打开看看 http://***.com。"

（3）通过微信朋友圈帮忙砍价、拆微信红包等形式引诱当事人点击链接，从而被植入的病毒软件盗取银行卡账号、密码，窃取银行卡内金额。

3. 扫描二维码方式植入木马病毒实施诈骗

"扫描二维码，领取购物红包"，不法分子通过诱使当事人扫描二维码链接一个含有木马病毒的网站，使其自动下载木马病毒，并通过木马病毒截取手机短信，进而更改支付宝密码，窃取支付宝内的余额。

4. QQ 聊天诈骗

嫌疑人事先通过木马程序等盗号软件和强制视频软件盗取使用人的 QQ 密码，截取并录制对方的视频影像，随后登录盗取的 QQ 号码冒充当事人与其好友聊天，并将所录制的 QQ 号码使用人视频播放给其好友观看，以骗取信任，最后以急需用钱为名向当事人好友借钱，实施诈骗。

案例 2-18

2015 年 7 月 30 日，大学生刘某收到"同学王某"QQ 发来的信息，称在京东网看中一款商品，才 480 元，拍了订单，因自己账户余额不足，请求刘某帮忙付款。刘某没有怀疑，按对方要求扫描 QQ 消息中的二维码，支付货款 480 元。事后，刘某与同学电话联系，方知上当受骗。

问题： 你或你周围的同学是否有类似经历？若以后遇到此类事件，你将如何应对？

5. 中奖信息诈骗

嫌疑人利用被害人想致富的侥幸心理，借助网络、短信、电话等媒介发送虚假中奖信息，继而以收取手续费、保证金、邮资、税费为由，骗取钱财。

案例 2-19

2015 年 10 月 3 日，大学生刘某在上网时收到一条 QQ 消息，称其在"中国好声音"活动中被选中二等奖，中奖奖品有 13.8 万元现金及苹果笔记本电脑一台。随后对方以领取奖品前需要支付 5000 元保证金为由，诈骗刘某汇款至指定账户。汇款后，对方来电再次要求刘某缴纳个人所得税，刘某方知上当受骗。

问题： 你或你周围的同学是否有类似经历？若以后遇到此类事件，你将如何应对？

6. 网上销售特价商品诈骗

以销售特价商品为幌子，要求被害人线下交易，行诈骗之实。

案例 2-20

2016 年 3 月 2 日，大学生霍某上网时，发现一名 QQ 好友的 QQ 空间挂满帖子，内容如下："本人现有几部苹果手机在售，最新款，欢迎询价。"霍某的手机老是黑屏，最近打算买部新的，看到帖子，很感兴趣，主动与对方联系。询价、议价后以 4500 元达成合意。霍某当日就将货款转至对方指定账户，对方却在当晚来电称，手机在海关被扣，需要他再汇款 4000 元了事。霍某此时发觉被骗。

问题： 你或你周围的同学是否有类似经历？若以后遇到此类事件，你将如何应对？

7. 网络兼职诈骗

不法分子通过发布虚假广告，以缴纳"手续费""材料费""培训费"为幌子，诈骗被害人钱款。

案例 2-21

　　2016 年 3 月 19 日，大学生王某在网上找兼职的时候，发现一个招聘帖子，内容如下：时间自由，多劳多得，兼职日结，支付宝结算工作，想赚取请加入 YY 频道××。王某看到招聘内容没有任何条件限制，主动申请加入 YY 频道。申请通过后，对方便以缴纳所谓"培训费"为由诈骗王某 1059 元。
问题：你或你周围的同学是否有类似经历？若以后遇到此类事件，你将如何应对？

　　8. 冒充学校领导、老师实施诈骗

　　冒充学校领导、老师以借钱、筹钱等为由诈骗学生钱款。

案例 2-22

　　2016 年 2 月 29 日，大学生张某接到一陌生电话，对方自称××老师，很着急，说是赶着往医院送病人，问张某能不能借点钱。张某觉得是老师，也不好拒绝，就拿着银行卡准备到最近的 ATM 机取款。刚走到宿舍楼门口，对方再次来电称走得匆忙，要求张某直接转账。张某随即汇款一万多元至对方指定账户。
问题：你或你周围的同学是否有类似经历？若以后遇到此类事件，你将如何应对？

（三）常见诈骗的防范措施

　　1. 加强网络管理，提高学生的安全防范意识

　　网络电信诈骗，其根源还是在网络。因此还需要从根源杜绝才有可能减少网络诈骗的发生，需要在网络媒介传送阶段进行有效阻断。加强网络管理，杜绝非法网站、非法基站的建立。加强不间断网上巡查，加大非法网站举报力度，不给犯罪分子提供犯罪的场所和平台。网络诈骗技术手段千变万化，但最终目的都是要被骗者掏钱，只要克服"贪利"思想，不轻信麻痹，就不会上当受骗。同时，因电信诈骗较传统诈骗手段翻新快，作案手法更加多种多样，因此要经常关注和研究网络诈骗案件，定期研判电信诈骗案件的诈骗方式，对防诈骗宣传常抓不懈。通过校园 BBS、班级微信群、QQ 群等网络工具或以开班会、广播、黑板报等形式进行广泛宣传，着力提高大学生的自我防范意识，明确可能出现的诈骗手法和诈骗伎俩。

　　2. 提高网络安全知识的学习，加强电脑安全

　　懂得一些基本的电脑防护知识，安装防火墙和防病毒软件，升级系统；给系统打补丁，堵塞软件漏洞；不要上一些不了解的网站和一些明令禁止的网站，不要轻易执行从网上下载的未经杀毒处理的软件，加强对各类社交软件病毒的防范和清除措施。

　　3. 使用较为安全的支付工具

　　经调查，85%以上的网络购物受骗者没有通过官方支付平台的正常交易流程进行交易。因此，在网上购买商品时要仔细查看，仔细甄别，用比较安全的支付方式，不要轻易相信卖家使用银行转账等方式直接支付。

　　4. 仔细甄别，防范虚假网站

　　登录银行网页时，尤其需要注意域名是否多了后缀或篡改了字母，避免因登录虚假的克隆网站而被套取账号、密码，造成损失。

　　5. 增强法律意识，利用法律武器维护自己的权益

　　增强法律意识，在遇到诈骗时能够运用法律武器来保护自己。避免出于无所谓和好面子的心理而消极隐忍，使诈骗者得到应有的惩罚，防止诈骗再次发生，保护自身和他人的合法权益。

（四）遇到常见电信诈骗时的处理办法

　　遇到诈骗类电话或信息，要做到：①不轻信不明电话或手机短信，不轻信不法分子的花言巧

语或危言耸听，及时挂掉电话或不回短信，不急于转账，更不能泄露银行卡密码，不给不法分子布设圈套的机会；②要进一步增强自防意识，接到类似涉及家中钱款、汇款的电话，不要错误地担心家人"受牵连"，要多与家人商量沟通，提高警惕；③国家司法机关执行公务、调查案件时，不会在电话中询问市民私有财产等情况，更不会要求市民汇款至所谓的"安全账户"。

如被骗钱款后能准确记住诈骗的银行卡账号，则可以通过拨打"95516"银联中心客服电话的人工服务台，查清该诈骗账号的开户银行和开户地点（可精确至地市级）。同时，记下诈骗犯罪分子的电话号码、电子邮件地址、QQ 号及银行卡账号等，并记住犯罪分子的口音、语言特征和诈骗的经过，及时到公安机关报案，配合公安机关开展侦查破案和追缴被骗款等工作。

通过电话银行冻结支付。拨打该诈骗账号归属银行的客服电话，根据语音提示输入该诈骗账号，然后重复输错五次密码就能使该诈骗账号冻结支付，时限为 24 小时。若被骗大额资金的话，在接报案件后的次日凌晨 0 时后再重复上述操作，则可以继续冻结支付 24 小时。该操作仅限制嫌疑人电话银行转账功能。

通过网上银行冻结支付。登录该诈骗账号归属银行的网址，进入"网上银行界面"输入该诈骗账号，然后重复输错五次密码就能使该诈骗账号冻结支付，时限为 24 小时。如需继续冻结支付，则在次日凌晨 0 时后再重复上述操作。该操作仅限制嫌疑人的网上银行转账功能。

四、防 传 销

传销不仅仅是经济问题，它与社会、法律紧密相关。当前又出现了微传销这一新型传销方式。有很多学生陷入到传销组织，给个人、家庭、社会造成严重伤害和影响。随着国家打击力度不断增强，传销虽已经逐渐呈现萎缩的态势，但在现阶段仍需社会各界共同协作，尤其需要让青春无邪的学生明确传销的组织形式，了解参与传销的危害性，掌握一定的防范对策，切实提高防范意识。

（一）传销及形式特点

《禁止传销条例》规定：传销是指组织者或者经营者发展人员，通过对被发展人员以其直接或者间接发展的人员数量或者销售业绩为依据计算和给付报酬，或者要求被发展人员以交纳一定费用为条件取得加入资格等方式牟取非法利益，扰乱经济秩序，影响社会稳定的行为。

在《禁止传销条例》第七条明确指出，以下行为属于传销行为：

（1）组织者或者经营者通过发展人员，要求被发展人员发展其他人员加入，对发展的人员以其直接或者间接滚动发展的人员数量为依据计算和给付报酬（包括物质奖励和其他经济利益，下同），牟取非法利益的。

（2）组织者或者经营者通过发展人员，要求被发展人员交纳费用或者以认购商品等方式变相交纳费用，取得加入或者发展其他人员加入的资格，牟取非法利益的。

（3）组织者或者经营者通过发展人员，要求被发展人员发展其他人员加入，形成上下线关系，并以下线的销售业绩为依据计算和给付上线报酬，牟取非法利益的。

近些年，微商的蓬勃发展和互联网的隐蔽性，给传销提供了新的土壤，很多传销活动纷纷披上了"微商"的外衣，从现实向虚拟转移，演绎出了新的特点与表现形式。

微商是基于移动互联网，借助社交软件，以人为中心、社交为纽带的新商业。

而微传销则是以智能手机为工具，利用社交平台，打着微商等旗号，通过网上支付实现资金流动的传销活动。由于微传销并不禁锢人身自由，与以往认识的传销在外在表现上有很大不同，所以学生对于微传销的甄别能力较弱，加上微传销仍处于我国法律的灰色地带，学生被骗后很难追回损失，因此应加大有关微传销的安全教育。

（二）传销及微传销的特点

1. 微传销与传统传销的相同点

（1）所售卖的产品是非法产品。微传销与传统传销组织都是非法的，其所售卖的产品没有在工商部门登记，在市场监督局网站查询不到相应备案。

（2）微传销所售商品的价格与其实际价值相差甚远。微传销与传统传销都通过夸大其产品的价值吸引成员加入，实际上其商品价值远远低于价格，如果要退出组织，不能通过变现库存商品来收回投资。

（3）没有经营实体，组织需要不断拉新人、吸收并瓜分入门费等资金才能延续。微传销与传统传销组织的资金链不是通过商品价值支持得来，而是通过新成员的入会费构成，所以一旦没有新成员加入，其资金链就会断裂，位于底层的成员利益无法得到保障。

（4）伪造销售记录，迷惑性、利诱性强。微传销与传统传销组织为了吸引成员加入，往往伪造销售记录，向受骗者描绘美好蓝图。微传销组织利用聊天生成器、订单生成器、P图软件等伪造销售记录，利诱朋友圈"好友"。

2. 微传销与传统传销的不同点

（1）不限制人身自由：传统传销给人最深刻的印象就是禁锢人身自由，参加集会，通过重复喊话与鼓动性的话语给参与者洗脑。而微传销通过手机传播，成员间互不见面，人身行动自由使很多人对其麻痹大意。

（2）辐射范围大，具有跨地区性：传统传销，成员在某一场所集中聚集，经常进行所谓的"上课"，受骗者多为朋友、同学、老乡。而微传销不受地域限制，成员分散在全国甚至全世界各个地方。

（3）操作方便，违法成本低：传统传销中除按照构成非法经营罪来处理外，由于活动中经常伴有绑架、非法拘禁、虐待、伤害等行为，对其进行的法律制裁较重。而微传销由于并不见面，加之网络的难追踪、难定性，对组织者难以进行有效处理。

3. 微传销的识别方法

通过对微传销特点进行深入剖析，可以对微传销进行识别。

（1）了解所售商品：通过查询工商备案，明晰商品的合法性，正规微商所售的产品在工商总局具有详细备案，商品各项标识齐全，生产公司、厂家明确，联系方式真实有效，价格透明。

（2）明晰组织层级：正规微商的盈利，多是因为渠道短、组织层级少，厂家与分销商通过网络直接沟通，省去了传统企业的管理费用。而微传销通过上层成员向下层成员盘剥入会费用营利，在组织扩大过程中，组织层级不断增加，所以如果组织层级超过三层就要考虑是否为微传销组织。

（3）研究营利方式：正规的微商，其产品价格与价值相符，通过微信朋友圈宣传产品，通过口碑宣传，依靠销售产品营利。而微传销的产品价值低，虚假宣传产品效果，无法通过销售产品营利，所以经常在朋友圈宣传加盟的好处与优惠，通过销售代理营利。

（4）明确分销方式：正规的商品分销是通过批货量拿折扣，随着批货量的增大，提高代理地位。而微传销则要交入门费、人头费，随着发展下线的人数增多，提高组织地位。

（三）学生参与传销的原因

目前正处于社会转型期，许多错误思潮泛滥，相当数量的学生受其影响，产生了人生观、世界观、价值观的扭曲，导致其不能正确认识自我、正视现实，不择手段急于成功、迅速发财，而且他们对生活的期望值较高，幻想一夜暴富，而不是靠自己的辛勤努力获得回报。学生社会阅历浅，对传销缺乏深入了解，容易上当受骗。部分参与传销的学生法治观念淡薄，即使发觉被骗，仍然想通过发展下线挽回损失。

高职学生由于社会阅历少，在就业、经济压力下，容易被传销者宣传的高薪收入、共同创业等所引诱。一方面传统传销屡受打击后，不断变换形式，以直销、店铺经营等各种表面合法的经营方式为掩护继续活动，欺骗性更强。同时，利用网络营销的蓬勃发展之势，将自己包装成为"微商"。另一方面具有合法身份的直销企业经营活动频繁，使得直销与传销更加难以区分，导致学生更容易被传销组织欺骗利用。

案例 2-23

2014 年 9 月 14 日，河南省商丘市某建设办事处在公安部门的配合下，一举端掉辖区一民房内的传销窝点，当场解救被骗入传销窝点的大学生 10 名。

据介绍，10 名被骗参与传销的大学生年龄均在 18 至 23 岁，分别来自湖北、安徽等地。他们怀揣梦想网上求职，被骗到商丘进行传销活动，手机被传销头目没收，居住房间设施简陋，生活十分艰苦。经执法人员劝说、引导、教育，很多人认识到了传销带来的危害和问题的严重性，纷纷表示"今后一定擦亮双眼，远离传销"。

问题：你是否经历过或听说过类似的传销案例？请与同学进行分享。

传销组织擅长营造虚假的温暖幻象，蒙蔽少数心理上缺乏归属感的学生。部分学生不能正确面对纷繁复杂的社会现象，产生感觉缺少关爱、被人忽视的心理问题。传销组织和人员则利用这些心理脆弱、性格内向孤僻、依赖心强、渴望被他人关心的学生的心理特点，不断宣扬平等、互爱，以同学、老乡、恋人为幌子，通过一起打地铺、一起做饭等方式，营造互相帮助的景象和同甘共苦的氛围，使学生体会到被尊重、被认同的感觉，进而对传销集体产生信赖，甚至产生家的错觉而加入其中。

传销组织严密，控制力强，一旦进入难以脱逃。学生一旦进入传销组织，随身携带的身份证、现金、通信工具等会被统统没收。通常一套小房子里会塞进几十名传销人员，进出都受到上线的监视。上下楼必须至少两人同行，而且要事先打电话通知上线。除了打电话给亲戚朋友骗钱以外，传销组织不允许他们与外界有任何联系，个别想逃跑的被抓回来后，轻则威胁恐吓，重则毒打。此外，非法传销组织还通过洗脑加强对参与人员的精神控制。培训洗脑的重头戏是所谓的"分享课"，由传销组织的所谓"成功人士"介绍自己的经历和成功经验，激励或刺激新来者。他们抓住青年人向往成功但缺乏社会阅历的特点，向其大肆灌输所谓的"成功学"和"营销理念"，用一夜暴富的事例来蛊惑人心。除上课外，传销组织利用一切时间给新来者洗脑。新来者每天只吃两顿饭，一般是米饭和土豆，甚至是烂菜叶子，反而美其名曰"锻炼心志"。饭后是活动时间，先是饭后一支歌，每人轮流唱，目的是锻炼勇气；然后做集体游戏，目的是制造热烈的氛围。在这种类似邪教的氛围中接受几天密集培训后，新来者便会从开始的反感、抵制，到认同、接受，心理上一旦接受了就会参与其中，继续诱骗身边更多的人，从受害者变成施害者。

（四）学生参与传销的危害

传销活动既严重危害社会诚信体系、伦理道德、社会风气，又对家庭、学校和个人造成巨大伤害，不仅严重扰乱社会经济秩序，还对社会治安管理带来严重隐患。

1. 严重扰乱学校正常的教学秩序

大部分参与传销的学生饱受身心折磨，在谎言和欺骗中尔虞我诈，不仅蒙受巨大的经济损失，还导致学业荒废。

2．严重危害社会的安全稳定

传销的本质就是骗钱，因此参与传销者除位于传销组织顶端的寥寥几人外，绝大多数流落外地、身无分文、生活悲惨。有的被欺骗参与传销的学生性格刚烈、急于逃跑，多次失败后变得无助，于是采取跳楼、割腕等方式自杀。有的被迫参与偷盗、抢劫、卖淫、聚众滋事等违法行为，给他人和自身的生命财产安全造成极大危害。

3．严重破坏学生的价值、道德观念和社会道德诚信体系

传销发展对象往往是亲属、同学、老乡、朋友、战友等与组织者有一定关系的人，传销者对深信他们的熟人不择手段地进行欺骗，最终导致互不信任、亲友反目、父子成仇。传销组织的不断"洗脑"和各种谎言，使参与传销学生的人生观、世界观、价值观遭受巨大冲击，导致他们价值观扭曲，变得敌视仇恨他人、道德败坏，不再相信以往接受的"诚信、责任、感恩"的教育理念。不仅如此，由于在传销窝点里缺衣少食，骨瘦如柴，没有自由，生活单调，不能与家人朋友正常地联系，缺乏正常的社会支持系统，导致其焦虑恐惧、精神恍惚，对其身心造成极大伤害，使其变得极端自私、唯利是图，无法正常地信任他人，这对社会伦理道德和诚信价值体系造成巨大破坏。

（五）防范策略

坚持以马克思主义、毛泽东思想、邓小平理论、"三个代表"重要思想、科学发展观、习近平新时代中国特色社会主义思想等为指导，树立正确的人生观、世界观、价值观，自觉践行爱国、敬业、诚信、友善、责任、奉献等社会主义核心价值观，牢记劳动光荣、踏实做人、老实做事，不唯利是图，不急功近利，自觉抵制各种歪风邪气。

自觉学习法律法规，增强防范意识。通过专题讲座、BBS论坛、QQ群等灵活多样的方式，充分运用课堂、黑板报、校园网络、广播等各种载体，认真观看打击传销宣传片及影视资料，学习《禁止传销条例》等相关法规，增强对传销的认识和了解，认清传销的本质和危害，不断提高识别能力，做到自觉抵制传销。

加强学生兼职教育。一是找兼职工作的学生明确一定要到有资质、信誉好的正式中介，查看是否有相关单位颁发的"职业介绍许可证"和营业执照，提防收取抵押金。相关法规明确规定，任何单位和个人不得利用招聘向求职者收取押金，更不能将身份证、学生证等作为抵押物扣留。二是找兼职工作的学生在求职中保持高度的警觉性，认清形势，提防"高薪招工"。学生要根据自身条件选择适合自己的工作和兼职。不要被所谓的"高薪"诱惑，切记天上不会掉馅饼，不要贪图便宜而误入歧途。

加强对贫困学生的人文关怀与资助力度。许多家庭贫困的学生，都希望能够在短时间内改变自己和整个家庭的贫困状态。在传销分子的言语欺骗下，他们很容易陷入传销组织编织的快速致富的骗局里，这就要求持续加大对贫困学生的资助力度与关注。

五、防 邪 教

邪教是人类社会的公害。经过我国政府的坚决取缔和打击，以法轮功为首的邪教组织的猖獗活动被有效扼制。然而近年来，由于互联网高度普及，邪教组织活动又出现了新的特点和新的动向，利用网络这一高效的信息传播途径来宣传自己，并把渗透的重点对象由以前的乡村农民和城市居民，转向在校学生和青年知识分子。对西安某高校2015年开展的反邪教活动调查数据显示，456名学生对待迷信、伪科学（甚至邪教）的态度是：相信的有16人，有点信的有142人，不清楚的有108人，不相信的有190人。可见其中一定数量（158名，占总调查人数的34.6%）的

学生，正处于迷失状态，他们更加需要心理关怀和精神慰藉。

（一）邪教组织及其特点

《最高人民法院、最高人民检察院关于办理组织、利用邪教组织破坏法律实施等刑事案件适用法律若干问题的解释》中指出：冒用宗教、气功或者其他名义建立，神化、鼓吹首要分子，利用制造、散布迷信邪说等手段蛊惑、蒙骗他人，发展、控制成员，危害社会的非法组织，应当认定为刑法第三百条规定的"邪教组织"。

1. 邪教组织的主要特点

（1）邪教组织往往通过神化其组织者，对其信徒实施精神控制。通过一些虚假手段让这些信徒相信他们所信奉的"教主"拥有超自然的神功并且无所不能，再加上心理暗示和精神诱导来控制这些信徒的精神意识，使组织成员任由"教主"摆布和控制，有些信徒甘愿做出自杀、自焚、自杀式袭击等过激行为，突显了邪教的可怕和险恶之处。

（2）邪教一般有严密的组织，通常采用金字塔结构。"教主"站在塔尖上对下一级管理层进行指挥和指示，管理层再向下进行控制和操纵，一级一级的信徒被牢牢控制住，有些信徒甚至努力向上一级攀爬。

（3）邪教组织者从信徒手中大肆敛财。由于邪教是对信徒进行精神控制，所以这些信徒都心甘情愿地拿出钱财以表达自己的虔诚。邪教的组织者们正是利用这一点牟取暴利并大肆挥霍。

（4）邪教具有反社会、反人类的性质。许多邪教的信徒对"教主"顶礼膜拜，完全被邪教所控制，使得他们脱离了家人和朋友，并逐渐脱离社会，与外界完全割裂，只能闭目塞听、任由邪教分子摆布。他们相信"教主"宣扬的"末世论""毁灭论"等各种危言耸听的谎言，并与政府为敌，与人民为敌，在"教主"的授意下企图通过各种极端的手段干扰人们正常的社会生活，给整个社会带来严重的威胁。

2. 邪教传播的新特点

（1）邪教传播方式的多元化：信息时代改变了传统的自上而下的单向传播方式，实现了及时双向的新型传播形式。邪教组织利用新兴传播手段，在还没有形成有效的防御措施时见缝插针地传播有害信息。

（2）邪教传播内容的开放化：在教主崇拜和教义传播方面，邪教利用"科学"和"真理"进行伪装，将邪教头目描绘成为"救世主"式的人物，来建立和扩大自己的教派。

（3）邪教传播效果的扩大化：由于网络信息发布的门槛低，任何个体都可以在网络上发布信息，并且可被所有人看见。网民作为网络虚拟社群中的成员，更容易让他们产生集体认同感，促进网络信息的进一步传播。正是基于这样的虚拟社群交往方式，邪教成员可以利用虚拟社群传播一些邪教信息和谣言。

（4）邪教传播主体的隐蔽性：由于邪教的危害性，它们不可能以自己的本来面目示人，只能在诸如宗教、做好事善事的各式各样假面孔下，隐藏自己的邪恶本性，传播自己。这种传播主体的隐蔽性借助信息技术达到了新的高度，不仅将大本营向国际社会转移，还隐藏于信息平台的开放性以及信息安全技术的漏洞中。

（5）邪教传播对象的随机性：互联网时代，信息传播达到了前所未有的开放程度，当邪教组织将自己的信息发布到网络上之后，很多不确定的用户有可能浏览该信息，从而也带来了在信息时代邪教传播对象的随机性特点。同时，由于青少年是网络用户的主体，涉世较浅，心智不够坚定，很多政治信仰和宗教信仰都处于空白的状态，对邪教组织也没有戒心和防备，导致邪教的传播对象也呈现低龄化和高知化的态势。

（二）大学生参加邪教组织的原因

大学生作为青少年，正处于身心发展的关键时期，心理品质不够成熟，容易被邪教组织利用。

（1）大学生道德、法律意识不足，具有较重的好奇心。道德与法律意识是自我调控系统的核心内容，青少年时期正是理想、道德形成的关键时期，但法治教育并未得到应有的重视，因此导致很多青少年法律道德意识不强，是非观念淡薄，从而不能深刻地意识到邪教的危险性，不能辨别邪教的危害性和冷酷性。青少年正处于知识增长的关键时期，对新奇的东西总是具有极强的心理需求，而邪教组织善于借用旁门左道故弄玄虚，使其从表面看上去很神奇。青少年学生由于缺乏一定的辨别力，难以识破邪教的骗局，甚至产生"道法"神奇的感受，易在好奇心的驱使下走上邪教歧途。

（2）大学生的人生观、世界观、价值观不成熟，易受暗示。人生观、世界观、价值观是指人们对人生、世界、事物的根本看法与观点，有什么样的世界观、人生观和价值观，就会有什么样的态度和行为。青少年正处于人生观、世界观和价值观的形成时期，很不稳定，认知能力较差，容易受外界环境和他人的影响，易接受别人的暗示而盲从，对世界、人生和事物产生错误的观点和看法。邪教组织伺机抓住这一特点，采用类似心理学上的"催眠"技术对青少年学生进行暗示并加以操控，甚至使他们产生某种幻觉，进而使得他们对邪教思想深信不疑。

（3）心理上的孤独和空虚。马斯洛需要层次理论指出人有五大需要，由低到高分别是生理的需要、安全的需要、爱的需要、自尊的需要及自我实现的需要。一些人在青少年时期开始出现独立个性，喜欢"宅"在卧室，缺乏交际，从而常常会感觉到孤独和空虚，即爱的需要得不到满足，久而久之形成孤僻、怯懦的性格，一旦被邪教盯上，就很容易受到邪教组织的诱导和哄骗。

邪教组织抓住青少年学生特殊群体的心理弱点，使用各种欺骗手段，进行精神控制。

（1）采用制造"恐怖气氛""诅咒"等形式恐吓逼迫青少年。邪教组织为了发展教徒，惯用制造恐怖气氛这一手法对人们进行恐吓，常常散布恐怖言论，鼓吹"世界末日论"，甚至预言某年某月某日某时辰地球将会爆炸，基于人类对死亡的本能恐惧，这种荒谬的言论引起不少人的恐慌。在引起人们恐慌之后，邪教组织就趁机大肆宣传自己的道义，宣称只要信了自己的道，就能免于劫难，并且只有信了自己的道，才能摆脱劫难。同时，邪教组织采用威胁、恐吓等暴力手段，强行控制教徒的精神。翻开任何一本邪教教义，恐吓、威胁之词随处可见。通过这样的恐吓，对其成员进行精神和行为上的禁锢约束，使其不敢有丝毫背叛。同时，一些邪教组织为了使青少年心甘情愿地为他们驱使，采用恶毒的"诅咒"方式，如某邪教发的传单上边写道："……如果谁见到之后把这个传单撕了或不抄写二十份，将会受到神的惩罚。"面对这样的诅咒，由于任务也不是太难，即使很多学生原本并不信邪，可为了避免心理上的不安情绪，也只好被动地去按照邪教分子的要求做。

（2）借"祛病强身"引诱青少年学生。很多邪教为了把青少年学生拉入邪教队伍，打起了"祛病强身"的招牌，目的在于引诱那些身患顽疾或者痴迷武学的青少年。首先，患有慢性疾病的青少年，有的多年久治不愈，常常深感无助甚至绝望；还有的可能因为某种原因（如家境贫寒）无法接受良好的医治。面对邪教组织打着包治百病、不花一分钱就能治愈顽疾的旗号，他们仿佛看到了希望，于是抱着"试试看"的态度，加入了邪教组织，学起了"功法"。其次，我国传统"武文化"比较浓厚，人们练功强身健体的意识比较强，对邪教鼓吹的"打坐""气功健身"等概念都不陌生，再加上有些武侠小说、电影、电视剧对武术进行夸张刻画，加深了喜欢幻想的青少年学生对"神功"的崇拜，而邪教组织鼓吹的"气功"顺应了青少年的需求，所以不少青少年因此陷入了邪教的深渊。有的邪教组织甚至还编造伪科学理论，大肆宣扬"学法练功"能够"延缓衰老"，以此来吸引青少年，特别是一些比较注重外表的女生，如果防御意识不强，很容易陷进邪教组织的圈套。

（3）鼓吹"神功"神效迷惑青少年学生。每个人都有梦想，青少年学生更不例外，他们理想远大，但在实现理想的路途中充满荆棘，需要面对各种各样的坎坷和挫折。有的学生经历几次失败后便丧失信心，面对坎坷望而却步，但又不甘心停步不前，如一些学生不愿刻苦学习却又想考出好成绩，不愿踏实付出却又想获取成功，这些不现实的想法常常被邪教组织利用。通过鼓吹"神功"，如只要你潜心信教，得到神的保佑，不需要上学也能考上好大学，不需要干其他事情也能有一个美好的未来。这种"不劳而获"的歪理邪说迎合了一些青少年学生的心理需求，对他们具有巨大的诱惑力，于是选择相信邪教。

（三）邪教对社会的危害

邪教的本质是反人类、反社会、反政府、反科学，具有巨大危害性。具体表现在以下几个方面。

（1）邪教组织者利用自身对社会和现实的不满来煽动组织内部信徒反抗国家、反抗社会，有些邪教组织宣扬社会的"丑恶"，有些邪教组织甚至企图推翻政权，严重威胁社会的团结和谐与国家政权的稳定。

（2）邪教组织进行许多违法犯罪活动，严重威胁人民的生命安全和财产安全。邪教组织通过各种各样的手段骗取群众的钱财，甚至利用精神控制对女性信徒进行身体侵犯。除此以外，邪教组织里时常发生违法事件，如通过绑架、非法拘禁、人身伤害乃至杀人等犯罪手段来控制信徒和扩充组织。

（3）邪教毒害儿童及未成年人。邪教组织往往利用青少年缺乏判断能力，世界观、价值观和人生观还未成型的特点，对其进行煽动、鼓吹和拉拢，甚至吸收儿童作为信徒，使其深陷邪教组织为其编织的想象世界里。这完全违背了正常的社会伦理道德，严重影响了青少年及儿童的身心健康，甚至对其成长造成无法挽回的伤害。

（4）邪教使人误入歧途，破坏家庭。很多原本幸福和睦的家庭因为某个家庭成员误入邪教组织而变得支离破碎，孩子失去母亲、妻子失去丈夫、老人失去儿女。盲信邪教不仅害了自己，连累了整个家庭，而且还会危害社会。

（四）大学生防范抵御邪教的对策

大学生是国家的未来和希望，因此对大学生进行反邪教教育非常必要，应将社会主义核心价值观和习近平新时代中国特色社会主义思想作为指导思想，将德育教育、安全教育、法治教育与反邪教教育紧密有效地结合起来，使学生树立正确的人生观、世界观、价值观，提高自身对世界的认知能力，自觉地远离邪教的侵蚀。

（1）加强学生对马克思主义、毛泽东思想、邓小平理论、"三个代表"重要思想、科学发展观、社会主义核心价值观和习近平新时代中国特色社会主义思想等的学习，使其提高思想道德水平，牢固树立科学的人生观、世界观、价值观，形成正确的人生信仰和政治信仰，养成良好的道德观念和社会责任感。

（2）加强对学生的科学知识教育，培养高尚人格。邪教宣扬的思想和言论往往毫无现实依据，而科学注重客观事实，无可辩驳，它鲜明地揭露了邪教一切歪理邪说的荒谬怪诞本质，要用科学摘掉邪教伪科学的面具，用文明战胜愚昧。因此，青少年学生要加强科学知识学习，了解人类社会产生的历史和社会发展的规律，树立正确的科学意识和人文意识，自觉养成崇尚科学的良好习惯；要明辨是非，用科学知识去揭露邪教组织不可告人的真面目，瓦解和摧毁邪教组织存在与发展的根基。遇到邪教分子散播谣言时能做到不相信、不谣传，遇到邪教分子制造的突发事件或制造的恐慌时能用科学武装自己的头脑不被侵蚀。在整个校园里营造人人学科学的氛围，加强反邪教的是非分辨能力和防范能力，从而在邪教组织企图用伪科学蛊惑人心的时候不被蒙蔽与欺骗。

（3）家校共建，加强学生心理健康教育。认知扭曲是导致邪教组织成员痴迷邪教的主要原因之一。而青少年时期是寻求自我的时期，青少年会遇到各种各样的心理危机，会感到彷徨、苦闷、孤独，此时容易被邪教所利用。心理学研究表明，几乎所有误入歧途的青少年或多或少地存在着某种心理缺陷或扭曲。因此，要加强青少年学生的心理辅导，积极开展心理健康教育，使青少年学生正确认识自我，接纳自我，树立正确的健康观念，培养积极的人生态度。同时，家庭是个体成长的最重要场所。家庭环境对青少年思想的形成有着重要的影响，所以，家长应努力为孩子创造一个温馨、和谐的家庭环境。一方面，家长要加强对孩子的关怀，让孩子感受到家庭的温馨和爱，引导他们正确面对学习和生活中遇到的各种挫折，学会调节自身的各种心理困扰；鼓励他们解除自我封闭，积极参加各种有益的集体活动，建立良好人际关系，提高社会适应能力；同时，也要注意对孩子不能溺爱或过分严厉，避免他们因个性孤僻、心灵扭曲而被邪教组织所蒙蔽。另一方面，家长也应加强自我学习，提升自身文化素质，崇尚科学，远离邪教。青少年学生有了良好的心态和健全的人格，自然能够自觉抵制邪教组织对他们的侵袭。

（4）加强对青少年学生的法治教育，开展反邪教的实践活动。法律是最强有力的反邪教武器，加强对青少年学生的法治教育至关重要。通过法律法规知识的传授，让广大青少年学生知法、懂法、守法，提高法治意识、建立法治观念和是非观念，使其可以从法律的角度，充分认识到邪教的本质、特征及其危害，提高对邪教组织的识别能力，并敢于用法律的武器与邪教组织做坚决的斗争。

（5）丰富校园文化活动，使学生保持身心健康。通过开设反邪教选修课，举办反邪教的演讲比赛、征文等活动，播放反邪教宣传片，张贴受邪教迫害人具体事例的海报，图片展览等形式，让学生更直观、更感性地认清邪教的本质和危害，认识到参与邪教的悲惨后果，接受警戒，从内心远离邪教，自觉抵制邪教，保持对邪教的高度警惕，组织学生积极参加反邪教的社会实践，做到理论应用于实践。鼓励学生在假期或空闲时间走出校门，在社会进行反邪教宣传活动，给人们讲解邪教的危害，在实践中推动科学思想的传播，坚定自己的政治信念，坚决拥护中国共产党的领导。

（6）加强网络安全建设，为学生创造健康的成长环境。对于如今的大学生来说，网络已经成为他们不可或缺的获取知识和与外界保持联系的基本手段，部分学生在现实生活中曾经遭受过挫折，因此，网络的虚拟环境更成为他们逃避现实的精神寄托。对现实自我和社会的强烈不满使得少数大学生更容易被邪教的歪理邪说所诱惑，所以要对传递不良信息的网页提高警惕，净化网络环境，及时过滤"钓鱼网站"。同时，要加强主题网站建设，加大社会主义核心价值观文化资源的网络传播，对网络上的反动言论、错误思潮要密切关注，及时有效地引导网上舆论，把握学生社会主义核心价值观教育的主动权。

第3节 活动安全

人群拥挤踩踏事故是非常危险的，会造成大规模的人员伤亡。有研究表明，六七个人朝一个方向推挤产生的力可高达 1000 磅力（1 磅力 ≈ 4.448 牛顿），足以压弯钢制栏杆，推倒砖墙（图 2-14）。

在致命的踩踏中，如果身体正面承受压力，会使人无法呼吸，甚至造成人在站立状态下被活生生挤压窒息而死的情况。因此，如何判别危险，怎样离开危险境地，如何在险境中进行自我保护，就显得非常重要。

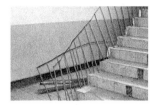

图 2-14　校园踩踏事故发生后的楼梯护栏

一、踩踏事故的相关知识

踩踏事故，是指在某一事件或某个活动过程中，聚集在某处的人群过度拥挤，致使现场秩序失去控制，或者人群队伍进行移动时发生混乱，一部分甚至多数人因行走或站立不稳而跌倒未能及时爬起，而后面不明情况的人群依旧前行，造成跌倒人员被人踩在脚下或压在身下，在短时间内无法及时控制、制止，从而产生恐慌并向周围人群蔓延，进而产生加剧拥挤和新的跌倒人员，最终导致大量人员被挤压受伤或因挤压窒息、踩踏而死亡，形成恶性循环的群体伤害的意外事件。

二、踩踏事故发生的原因

发生踩踏事故的原因是多方面的，主要有人群、环境、外界突发情况的刺激等因素。当这些因素共同作用时就容易形成"多米诺骨牌"式拥挤踩踏事故。

（一）人群因素

1. 聚集的人群密度过大

人群密度过大是发生拥挤踩踏事故的必要条件之一。群体动力学的研究表明，人群的行进速度并不取决于个体的平均行进速度，而是决定于人群的密度。人群前进的速度与人群密度成反比。当人群密度达到一定极限致使人群内个体之间的平衡遭到破坏时，就容易造成人员跌倒的情况，然而前面的人摔倒，后面的人却没有留意，继续前行，进而导致踩踏事故的发生。

2. 不同方向的人群交叉行进

当来自不同方向的人群行进路线发生交叉时，就容易发生人群相互冲突、相互阻塞，相对行进的人流互不相让，形成对抗的现象。异向群集流之间的相互冲突，很容易造成相互踩踏伤害事故。

（二）环境因素

1. 天气状况的影响

由于雨雪天气等原因，造成路面湿滑或人员拥堵，引发人员摔倒，从而导致后续人员群体倒下，造成踩踏事故。

案例2-24

2009 年 12 月 7 日 21 时左右，湖南省湘潭市辖内的湘乡市某中学晚自习下课，因正在下雨，52 个班的学生大部分从离宿舍比较近的一号楼梯下楼拥出，但楼梯口却被几名调皮的男生堵住，结果导致校园踩踏事故，造成 8 人罹难、26 人受伤。

问题：你是否有过类似经历？以后若遇到类似情况，你会怎样做？

2. 场所设计的影响

一是易发事故地段没有照明或者照明强度不足；二是场所设计布局不合理，楼梯、通道过于狭窄，路面不平，坡度过大，出入口数量不足等。

案例 2-25

2014 年 12 月 31 日 23 时 35 分，上海市民聚集在上海外滩迎接新年（图 2-15），新来的人想走上台阶去黄浦江观景平台，而已经在观景平台的人觉得太拥挤，有部分人想下来，导致本来就狭窄的阶梯变得混乱起来。随后，观景平台的人行通道阶梯处底部有人失衡跌倒，继而引发多人摔倒、叠压，致使拥挤踩踏事故发生，最终导致 36 人死亡、47 人受伤（图 2-16）。

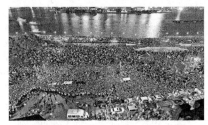　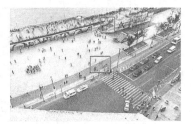

图 2-15　上海外滩拥挤的人群　　　　图 2-16　发生事故的地点

问题： 试分析此例踩踏事故发生的原因及应对措施。

（三）外界突发情况的刺激因素

（1）人群因受到突然地惊吓，产生恐慌，如突发暴恐事件，人群在听到爆炸声、枪声后惊慌失措，在无组织无目的逃生中，相互拥挤发生踩踏事故。

（2）因过于激动（兴奋、愤怒等）而出现冲突骚乱，发生踩踏事故。

案例 2-26

2017 年 7 月 15 日，在塞内加尔达喀尔邓巴·迪奥普体育场举行塞内加尔足球联赛杯冠亚军赛，当地两支球队的球迷爆发冲突，导致踩踏事故，造成至少 8 人死亡、49 人受伤。

问题： 当身处体育场混乱的环境时，你该怎样做？

三、遇到拥挤踩踏事故的自救办法

1. 进入某一场所之前要先熟悉周遭环境

如了解自己所站立的地面类型，避免因地面不平或湿滑导致摔倒而被伤害；留意不同的出口位置，当身至场所内时明确自己所在的方位和距离最近的出口，确保一旦发生情况能够在最短时间内撤离。

2. 留心周边的人群氛围

观察是否有恐慌情绪蔓延，根据情况适时调整位置。当发现面前有人突然摔倒，立刻停下脚步，意识到有可能发生踩踏危险或踩踏事故已经发生，迅速与周围身边的人（前后左右的五六个人即可）做简单沟通，让他们也意识到有发生踩踏的危险，要求他们迅速与你一起行动，采用人体麦克风法进行自救。一起有节奏地呼喊"后退"，作为组织者先喊"一、二"，然后和周围人一起大声喊"后退"，如此有节奏地反复呼喊；在核心圈形成一个稳定的呼喊节奏之后，呼喊者要示意身边的人一起加入呼喊，让更外围的人加入呼喊，以此把呼喊声一直传递到拥挤人群的最外围。当你听到人群中传出有节奏的呼喊声（"后退"）并处于拥挤人群最外围时，应该意识到这是一个发生踩踏事故的警示信号。此时要迅速向外撤离疏散，并尽量让周围的人也向外撤离，同时尽量劝阻其他人进入人群。即便有亲人在人群中，在听到"后退"的呼喊声后，也不要逆向冲进人群寻亲或施救。要意识到此时进行后退疏散是最明智的救助亲人的方式，前冲寻亲只会迟滞或妨碍对亲人的有效救助，从而让亲人陷入更危险的境地。

3．身处人群中央时的应急措施

当身处移动人群的中央时，要做到以下几点。

（1）双手像拳击手那样放在胸前或者左手握拳，右手握住左手手腕，双肘撑开平放胸前，目的是为了形成一定空间，保护胸部，保证呼吸（图 2-17）。

（2）如果摔倒了，要马上站起来。即便鞋子被踩掉或财物被挤掉，也不要贸然弯腰提鞋或捡拾物品，防止被移动的人群推倒，进而受到伤害。如果因为受伤不能站起来，让身边的人迅速帮你起身。如果带着小孩，要把孩子举起来，因为他们身材矮小、力量较弱，更容易被人群移动的力量挤倒，进而被踩踏，造成严重伤害。

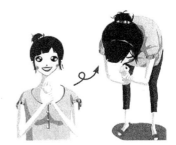

图 2-17 拥挤人群中的自我保护动作

（3）如果摔倒后不能站立起来，要顺着人群移动的方向爬行；如果这也无法做到，那就双手护住头部，并蜷缩成胎姿（不要趴着或躺着，因为这让你的胸腔脏器暴露在危险中）。具体动作（图 2-18）：其一，手部动作，第一时间要用双手交叉放在颈部、后脑部，双臂夹在头部两侧；其二，腿部动作，要想办法将双膝尽量前屈，护住胸腔和腹腔的重要脏器；其三，躯体动作，顺势侧躺在地，这样能形成一定空间保证呼吸，侧躺在地上可避免脊椎、脑部受到踩踏，即便腿部、身体侧面被踩成骨折，也不至于立即致命。

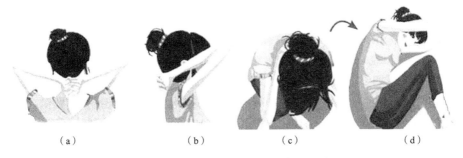

（a）　　　　　　（b）　　　　　　（c）　　　　　　（d）

图 2-18 不慎倒地时的自我保护动作

（a）两手十指交叉相扣，护住后脑和后颈部；（b）两肘向前，护住双侧太阳穴；
（c）双膝尽量前屈，护住胸腔和腹腔的重要脏器；（d）侧躺在地

（4）当被推挤之后，来自人群的挤压就像波浪会有暂歇。这个暂歇就是移动的机会，沿对角线方向移动，在人群中擦过。人和人之间总会有空间，向侧面移动几步，下一挤压波浪袭来后，经过暂歇再次移动几步，以这样的方式慢慢移向人群外围。要避免被人群挤向墙壁、栅栏或障碍物等无法移动的物体，因为人群压力会迅速叠加上升，造成严重挤压伤害。

四、拥挤踩踏事故后的现场急救方法

踩踏事故发生后，大量的人群会从事故发生地跑出去。这会导致救援的医护人员不能尽快赶往现场。这时，需要在场的一些懂得医疗救援的人在确保自己安全的情况下马上参与救人。

救人过程中，应该先救重症再救轻症。现场的人员可以先将受伤者分成重伤和轻伤，死亡人员也要单独分开或作区分，防止在救治过程中重复区分，耽误救援时间。

现场救护的要点如下。

（1）判断伤者是否清醒。区分重症和轻症伤者，要先确定其意识是否清醒。如果意识清醒再

从头到脚对其进行检查，看有无内伤。

（2）判断伤者有无内伤。外伤可能一眼就能看出来，内出血虽看不出来却很危险。内脏和骨盆是最容易大出血的部位。如果有心肺出血，尤其是肺部出血时，口部会有大量血沫。骨盆骨折出血看不出来，却更危险，可以通过让其平躺，用双手向内按压其骨盆，如果疼痛就考虑是骨盆骨折，可以用衣服或者条幅等物品将骨盆兜住，遇到此类伤者要禁止再次挪动，等待专业救护人员到来。

（3）可以通过按压四肢来判断四肢是否骨折，骨折处会疼痛。发现骨折后，现场达不到止血条件，可以先固定骨折部位，不让受伤部位重复受伤。固定物的长度一定要超过两个关节，比如小臂受伤，就要选择超过从手腕到肘关节长度的固定物。

（4）脊椎受伤的伤者是不能被移动的。如果伤者自己不能移动，施救者最好不要移动，因脊椎受伤时，一旦移动不当，很有可能会使脊椎折断，导致神经受伤而引发瘫痪。

（5）踩踏事故发生后，要进行心肺复苏，即使成功率比较低，也不能放弃。如果发现有人刚没了呼吸、心跳，可通过心肺复苏救治。这个时候不再考虑其是否心肺大出血，因为窒息的人和心肺出血的人从外表上无法分辨，所以只能使用所有办法来急救，如果这个人刚好窒息，就有机会获得新生。

小　结

1. 打架斗殴发生的原因和预防对策。基本的防护技术动作，如格挡、搂抓、闪躲等要通过练习熟练运用。

2. 绑架案件的特征及预防办法，重点明确遭遇绑架后的应对办法。拐卖妇女犯罪的多样性及其产生的巨大危害，掌握防范方法。

3. 性侵害的概念及表现形式，掌握防范措施和自卫措施。具体防卫技术，如抓头发解脱技巧、抓衣领解脱技巧、从身前身后被强行搂抱的解脱技巧、被压倒在地的解脱技巧、被推入车内的解脱技巧等要通过练习熟练运用。

4. 交往不当导致恶性事件发生的原因及防范方法。电梯困人事故发生的原因及预防、自救办法。

5. 盗窃的含义、类型及易发案地点、时间，掌握防范措施。抢夺、抢劫的含义，"两抢"案件特点、手段，掌握预防措施和应对原则，具体防卫技术，如遇抢包解脱技巧、被勒脖颈解脱技巧等要通过练习熟练运用。

6. 诈骗及电信诈骗的常见形式、防范措施，掌握遭遇电信诈骗的处理办法。

7. 传销及微传销的概念、特点及识别方法，大学生参与传销的原因及带来的巨大危害，掌握防范策略。邪教组织的概念、特点，大学生参加邪教组织的原因及带来的巨大危害，掌握防范策略。

8. 踩踏事故概念、产生原因，掌握自救办法和现场急救措施并通过练习熟练运用。

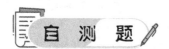 自测题

简答题

1. 简述打架斗殴发生的原因及预防对策。

2. 简述遭遇绑架时的应对办法。

3. 简述拐卖女性的欺骗方法，以及防范对策。

4. 简述性侵害的方式及表现类型。

5. 简述性侵害的防范措施。

6. 简述因失恋和人际交往障碍导致心理不健康时的应对措施。

7. 简述电梯故障发生的原因。

8. 简述电梯困人事故发生时的自救办法，并通过查找资料，了解电梯下坠事故发生时的防护动作。

9. 简述盗窃的一般手段、易发生时间、地点，以及应对措施。

10. 简述抢夺、抢劫的发案特点，以及预防应对措施。

11. 简述电信诈骗形式及预防措施。

12. 简述微传销与传统传销的异同点及防范策略。

13. 简述邪教的表现形式、传播特点及抵御对策。

14. 简述踩踏事故的概念及其成因。

15. 简述现场救护的要点。

实 训 项 目

1. 掌握在肢体冲突发生时的防护躲避技术，并加以练习。

2. 掌握性侵害时的防卫技能，并勤加练习。

3. 掌握被抢包时的自卫术，并勤加练习，直至熟练。

4. 掌握遭遇拥挤踩踏事故时的自救办法，并进行模拟演练。

交 通 安 全

道路交通安全教育工作是道路交通安全管理工作的重要组成部分。在我国，无论是驾驶者还是行人，交通安全意识还不够强，超速行驶、"横插硬抢"的现象还很多，这些违规现象极大地增加了交通事故发生的可能性。据有关统计，我国每年有超过万名学生死于道路交通事故。因此，加强大学生的道路交通安全教育意义重大。

第1节　交通安全基础

一、汽车交通安全基础

（一）驾驶车辆上路要具备的条件

（1）按照驾驶证载明的准驾车型驾驶机动车；同时随身携带驾驶证。

（2）所驾车辆要经过车辆管理机关的定期检验合格。

（3）车况良好，刹车、转向、灯光、喇叭、雨刮器、后视镜、车载灭火器、警示三脚架等安全设施和设备要齐全有效。

（4）检查轮胎气压，并清除胎间及胎纹间杂物和小石子。

（5）启动发动机，查看仪表工作是否正常，检查发动机有无异响。

（6）检查有无漏水、漏油、漏电现象。

（二）机动车通行有关规定

1. 不得超速行驶

机动车在道路上行驶不得超过限速标志、标线所标明的速度。在没有限速标志、标线的道路上机动车不得超过下列行驶速度：

（1）没有道路中心线的道路，城市道路为每小时 30 千米，公路为每小时 40 千米。

（2）同方向只有一条机动车道的道路，城市道路为每小时 50 千米，公路为每小时 70 千米。

2. 机动车超车规定

机动车超车时，应当提前开启左转向灯，变换使用远、近光灯或者鸣喇叭。在没有道路中心线或者同方向只有一条机动车道的道路上，前车遇后车发出超车信号时，在条件许可的情况下，应当降低车速、靠右让路。后车应当在确认有充足的安全距离后，从车的左侧超越，在与被超车辆拉开必要的安全距离后，开启右转向灯，驶回原车道。

3. 对方向来车的规定

在没有中心隔离设施或者没有中心线的道路上，机动车遇有对方向来车时应当遵守下列规定：

（1）减速靠右行驶，并与其他车辆、行人保持必要的安全距离。

（2）在有障碍的路段，无障碍的一方先行；但有障碍的一方已驶入障碍路段而无障碍的一方未驶入时，则有障碍的一方先行。

（3）在狭窄的坡路，上坡的一方先行；但下坡的一方已行至中途而上坡的一方未上坡时，下坡的一方先行。

（4）在狭窄的山路，不靠山体的一方先行。

（5）夜间会车应当在距相对方向来车150米以外改用近光灯，在窄路、窄桥与非机动车会车时应当使用近光灯。

4. 禁止掉头的规定

机动车在有禁止掉头或者禁止左转弯标志、标线的地点以及在铁道路口、人行横道、桥梁、急弯、陡坡、隧道或者容易发生危险的路段，不得掉头。

5. 倒车规定

机动车倒车时，应当查明车后情况，确认安全后倒车。不得在铁路道口、交叉路口、单行路、桥梁、急弯、陡坡或者隧道中倒车。

6. 通过交叉路口的规定

机动车通过既没有交通信号灯控制也没有交通警察指挥的交叉路口时，应当遵守下列规定：

（1）准备进入环形路口的让已在环形路口内的机动车先行。

（2）向左转弯时，靠路口中心点左侧转弯。转弯时需开启左转向灯，夜间行驶开启近光灯。

（3）有交通标志、标线控制的，让优先通行的一方先行。

（4）没有交通标志、标线控制的，在进入路口前停车瞭望，让右方道路的来车先行。

（5）转弯的机动车让直行的车辆先行。

（6）相对方向行驶的右转弯的机动车让左转弯的车辆先行。

7. 遇阻塞及排队时的规定

机动车遇有前方交叉路口交通阻塞时，应当依次停在路口以外等候，不得进入路口。机动车在遇前方机动车停车排队等候或者缓慢行驶时，应当依次排队，不得从前方车辆两侧穿插或者超越行驶，不得在人行横道、网状线区域内停车等候。

（三）机动车在道路上临时停车的规定

（1）在设有禁停标志、标线的路段，在机动车与非机动车道、人行道之间设有隔离设施的路段以及人行横道、施工地段，不得停车。

（2）交叉路口、铁路道口、急弯路、宽度不足4米窄路、桥梁、陡坡、隧道以及距离上述地点50米以内的路段，不得停车。

（3）公共汽车站、急救站、加油站、消防栓或者消防队（站）门前以及距离上述地点30米以内的路段，除使用上述设施的以外，不得停车。

（4）车辆停稳前不得开车门和上下人员，开关车门不得妨碍其他车辆和行人通行。

（5）路边停车应当紧靠道路右侧，机动车驾驶人不得离车，上下人员或者装卸物品后，立即驶离。

（四）夜间行车安全"七项注意"

（1）要注意夜间行车中遇有对向来车时，不要突然靠右会车，要注意右侧行人和自行车。

（2）要注意夜间行车时从左侧横穿马路的行人。

（3）要注意严格控制车速。

（4）要注意跟车距离，尽量拉大车距，以防追尾事故发生。

（5）要注意尽量避免夜间超车，特别是在窄桥及视线不良、交通流量大的路段，更应注意不要超车。

（6）要注意夜间行车的驾驶疲劳。

（7）要注意合理使用灯光。

（五）机动车在高速公路上行驶应遵守的规定

（1）应按照高速公路车道标明的行驶速度行驶，不能超过车道标明的最高时速。

（2）在高速公路上行驶的小型载客汽车最高车速不得超过每小时 120 千米，其他机动车不得超过每小时 100 千米。道路限速标志标明的车速与车道行驶车速的规定不一致时，按照道路限速标志标明的车速行驶。

（3）机动车在高速公路上行驶，车速超过每小时 100 千米时，应当与同车道前车保持 100 米以上的距离，车速低于每小时 100 千米时，与同车道前车距离可以适当缩短，但最小距离不得少于 50 米。

（六）乘坐机动车注意事项

（1）乘车人不得将自己身体的任何部分探出车外。

（2）道路交通安全法要求乘车人下车时，从右车门下车；在机动车道上不得从机动车左侧上下车。

（3）机动车行驶时，驾驶人、乘车人应当按规定使用安全带。

（4）不得往车外抛撒物品。

（5）机动车行驶中不得干扰驾驶人员，影响其安全驾驶车辆。

（6）车辆未停稳之前，严禁开关车门，上下乘客。

（7）不得在机动车道上招乘出租汽车或拦乘其他车辆。

（8）开关车门不得妨碍其他车辆或行人通行。

知识链接　　　　　　　　　荷式开门法

"荷式开门法"是荷兰的驾驶员开车门的一种方法，即开车门时总是用距车门较远的那只手开门，从而减少视觉盲区。简单来说，也就是左驾用右手开车门，右驾用左手开车门。这样上半身也会惯性转动，头部和肩膀也就自然转动，而且在转动的过程中，眼睛首先会通过后视镜观察车后的情况，转身后眼睛也就自然而然地往外和往后看了。这个完整的动作能更好地看到车后是否有行人或者行车，进而可以避免很多不必要的事故。相反，用距车门较近的手开门，若没特别注意后方状况，驾驶员会很自然将车门直接推向外，来不及观察后方情况。

二、公 共 汽 车

乘车人不得将自己身体的任何部分探出车外，特别是在高速行驶的机动车道上。相邻车道的机动车彼此之间距离较近，如果将身体探出车外，容易导致受伤。

道路交通安全法要求乘车人下车时，从右车门依次下车。公共汽车乘车人下车时，从下车专用门依次下车；无下车专用门时，遵循先下后上的原则，避免拥挤。

不得向车外抛撒物品。在机动车行驶的过程中，经常会发现向车外抛撒物品的现象。这种现象容易导致干扰后面行驶的机动车驾驶人的视线，产生安全隐患，甚至造成交通事故。因此，乘车人在乘车过程中，应养成良好的乘车习惯，文明乘车，遵守社会公德，不向车外抛撒物品。

不得与驾驶人进行妨碍安全驾驶的交谈。与机动车驾驶人交谈容易导致驾驶人精神不够集中，对于突发性事件难以及时做出处理。

不得不待车辆停稳后就上下车，或不依次上下车。上下机动车是乘车人必须注意的一个重要细节。如果上下车处理不好，很容易引发交通事故，特别是公共汽车，车长人多，车辆未停稳上下车会产生一定的安全隐患。因此，乘车人应当等待车辆停稳后，才能上下车。同时，还须依次上下车，防止发生不必要的矛盾和事故。

乘坐公共汽车需在站台或指定地点依次候车。

乘坐公共汽车时，须主动给"老、弱、病、残、孕"等需要帮助的人让座。

三、飞　　机

（一）不适宜乘坐飞机出行的人群

医学研究认为，患有以下疾病的人不宜乘飞机。

（1）传染性疾病患者。如传染性肝炎、活动期肺结核、伤寒等传染病患者，在国家规定的隔离期内，不能乘坐飞机。水痘患者在损害部位未痊愈时，也不能乘飞机。

（2）精神病患者。如癫痫及各种精神病患者，因航空气氛容易诱发疾病急性发作。

（3）心血管系疾病患者。因空中轻度缺氧，可能使心血管患者旧病复发或加重病情，特别是心功能不全、心肌缺氧、心肌梗死及严重高血压患者。

（4）脑血管患者。如脑栓塞、脑出血、脑肿瘤等患者，由于飞机起降的轰鸣、震动及缺氧等，可使病情加重。

（5）呼吸系统疾病患者。如肺气肿、肺心病等患者，飞行途中可能因气体膨胀而加重病情。

（6）做过胃肠手术的患者。一般在手术十天内不能乘坐飞机，消化道出血患者要在出血停止三周后才能乘飞机。

（7）严重贫血的患者。血红蛋白量水平在 50 克/升以下者，不宜乘飞机。

（8）耳鼻疾病患者。耳鼻有急性渗出性炎症，及近期做过中耳手术的患者，不宜空中旅行。

（9）临近产期的孕妇。由于空中气压的变化，可能致胎儿提早分娩，尤其是妊娠 35 周后的孕妇，更不宜乘飞机。

（二）乘坐飞机出行的有关规定

（1）不得携带易燃易爆等危险品。

（2）乘坐部分民航班机禁止旅客使用手机，确保处于关机状态。飞机上请勿使用手机（部分航空公司允许使用，需调为飞行模式），尤其是起飞和降落阶段。禁止使用的电子设备还有：对讲机、遥控玩具及其他带遥控装置的电子设备、计算机、音频播放设备（CD 播放机、MD 播放机、MP3 播放器）等。

（3）按规定携带行李，超规行李依规办理托运。随身携带行李可放在头顶上方的行李架上，较重物品可放在座位下面。但不要把东西放在安全门前或出入通道上。

（4）按登机牌确定的位置就座，尤其乘坐小型飞机时，这与飞机的载重平衡有关。

（5）不要触动紧急出口等安全设施。

（6）如发生误机，最迟应在航班离站后的次日中午 12 点（含）以前到乘机机场确认。此后如果要求改乘后续航班，各航空公司将在航班有可利用座位的条件下予以办理。

（7）不要将机上救生衣等设备带走。目前国内各航空公司均在客舱出口安装有探测设备，如发现这种行为，航空公司会进行相应处罚。

（8）如需改变行程，或飞机经停某机场，而目的地未到时，千万不要不辞而别，这将严重影响航班运作，即使没有托运行李。如需改变行程，须与工作人员联系。

（9）听从机组人员及乘务人员的要求和讲解。

（三）乘坐飞机出行携带行李的有关规定

（1）乘坐国际或地区航班头等舱、公务舱的旅客，每人可随身携带两件行李，每件行李重量不得超过 8 千克；乘坐经济舱的旅客，每人可携带一件行李，重量不得超过 5 千克。

（2）乘坐国内航班头等舱的旅客，每人可随身携带两件行李，每件行李重量不得超过 5 千克；乘坐公务舱或经济舱的旅客，每人可随身携带一件行李，重量不得超过 5 千克。

（3）随身携带物品的长、宽、高分别不得超过 55 厘米、40 厘米、20 厘米。超过规定的部分应作为托运行李运输。

（4）超过上述重量、件数、体积限制的免费随身携带物品，应作为托运行李托运。下列物品不得作为行李或夹入行李内托运，也不得作为免费随身携带物品带入客舱运输：危险品、枪支、军用或警用械具类、管制刀具、活体动物、带有明显异味的鲜活易腐物品（猎枪和体育运动用枪支除外）。

知 识 链 接

随着无线通信技术的不断进步，已有部分中国民航公司对手机等电子设备的使用进行了解禁，但是仍有部分民航公司的班机禁止旅客使用手机等电子设备。

四、火　车

（一）候车时的注意事项

（1）凭车票、身份证，根据车次在规定区域依次排队，检票候车。

（2）进站后要在指定站台等候车辆，不要站在限制线内。

（3）排队候车，按先后顺序上车，不要拥挤。

（4）上下车均应等火车停稳以后。若不巧被人挤倒或把他人挤倒，都可能引发事故。所以一定要记住，先下后上，不要争抢。

（5）不要把汽油、爆竹等易燃易爆的危险品带入车内。易燃易爆物品容易在挤压、碰撞、震动过程中燃烧和爆炸，严重危及生命安全。

（二）乘火车时的注意事项

（1）乘坐火车时要坐稳扶好。没有座位时，要双脚自然分开，侧向站立，手应握紧扶手，以免车辆紧急刹车时摔倒受伤。

（2）乘坐火车时不要在车门和车厢连接处逗留。那里容易发生夹伤、扭伤、卡伤等事故。

（3）保管好自己的行李物品。乘坐火车时要注意防盗，不要佩戴金银首饰，掏钱购物、买饭时不要将自己的大把钞票露出来，切记不可与不相识的人轮流睡觉看包。在列车靠站时，往往出现"三多"，即上下乘客多、找座位的人多、找行李架空地的人多，此时要特别注意安全。不可随便饮用陌生人的饮料，尤其是已经打开封口的饮料。

（4）有困难找乘务员及乘警，不要轻易相信陌生人。

五、轮　船

要根据船票上显示的船名、班次、日期、起讫地点和席位凭票乘船。

乘船出行要按照具体规定携带行李，行李超重或超规要依规办理行李包裹托运。办理行李包裹托运应凭船票提前一天或开船前两小时到上船码头行李房办理手续。

轮船可以拒载不遵守水运规章的人员，无护送的精神病患者或可危及自身和他人的重病人。

当在联运线上旅行时，要注意按指定日期、时间向中转港、站码头办理签证换乘手续，过期不办。

严禁携带危险品、易燃易爆品、腐蚀品、禁运品、有毒品等上船。船舱内不准吸烟。

夜间航行时不要用手电筒探照窗外。船上电路和蒸汽开关很多，不要随意乱摸乱动。

遇到风浪时船会左右摇摆，这时最好不要在船上随意走动。上下楼梯要扶好栏杆避免摔伤。身体不要探到船栏杆以外，避免出现事故。

切勿乘坐超载船。上下船自觉按秩序排队，依次进行，不得拥挤、争抢，以防造成挤伤、落水等事故。

乘船时不要在船头、甲板等地打闹、追逐，以防落水。

遇到恶劣天气时，如大风、大浪、暴雨、浓雾等，应尽量避免乘船。

六、旅行安全小常识

随着生活水平的提高，外出旅行已然成为了一种生活方式。在外旅行，欣赏青山绿水，体味百态文化，既得到了休闲，又陶冶了情操。但是在外旅行万万不能放松警惕，毕竟在陌生的环境中，很容易发生一些意外。以下为外出旅行时的一般注意事项：

（1）要提前了解目的地的风土人情、治安情况。

（2）准备好必备的证件。外出旅行，一定要带好证件，不然乘坐火车、飞机，甚至住宿等都会很麻烦。所以在外出旅行之前，一定要仔细再仔细地检查几遍自己的证件，以免因为疏忽大意造成不必要的麻烦。

（3）准备一些药品。出门在外，难免会遇到头疼脑热、水土不服的情况。所以应提前准备一些药品，以备不时之需。药品量不需要太多，但种类尽量齐全，比如止泻药、抗过敏药、消炎药、感冒药等都需要准备一些，还可以准备一些自己可能需要的药品。比如晕车的人准备一些晕车药，肠胃不好的人准备一些胃药等。

（4）保持手机通畅。出门在外，手机可能是最方便的联系方式。保持手机通畅，一来可以让别人及时找到自己；二来当遇到意外时，也可以通过手机第一时间和外界取得联系，寻求帮助。

（5）不坐非法运营车辆。在外旅行时，很容易看到证件不齐的黑车拉客。此时人生地不熟，要尽量选择正规的运营车辆。每年因为乘坐黑车发生的意外比比皆是，切记不能为了贪小便宜而吃大亏。

（6）尽量少带现金，贵重物品保管好。现在科学技术十分发达，用刷卡、微信、支付宝等结账已然成为了一种常态。因此在外旅行可选择少带现金。同时外出旅行，贵重物品不离身，妥善保管。

（7）不轻易将自己的信息告知他人。在外旅行，很容易遇到陌生人。但和陌生人交谈时，尽量不要泄露自己的个人信息。所谓知人知面不知心，害人之心不可有、防人之心不可无，在外旅行时不要轻信他人。

（8）选择正规的宾馆住宿。外出旅行，住店是避免不了的事情。在选择住宿的时候，一定要选择正规的宾馆或酒店。一是正规酒店价格明了，一般不容易引起纠纷；二是正规酒店安全卫生，更让人放心。

（9）野外活动，注意人身安全。在野外活动时，尽量穿长裤，避免刮伤、划伤和蚊虫叮咬；尽量避免去危险地带，更不能在野外用火。同时在野外尽量结伴而行，以免迷路走失，发生意外。

（10）长途旅行，尽量结伴而行。遇到任何险情，人身安全第一，不要贪恋钱财。

七、常见旅行危险应对方法

常见旅行危险及应对方法如下。

（1）突发疾病。就近选择正规医疗机构。如发生在偏远地区，可及时拨打报警电话"110"及"120"求救。

（2）宾馆发生火灾。住宿前看清安全通道，根据火灾逃生法安全逃生。

（3）食品安全。旅行中尽量选择干净卫生的地方就餐，切记不能在未取得卫生许可的地方就餐；不得食用野外不熟识的野果、野菜。

（4）根据当地气候合理选择衣服，避免因天气变化导致疾病。

（5）保证旅行安全出行要做到严格遵守当地交通法规，选择有营运执照的车辆出行。

（6）野外旅行要提前告知家人旅行时间、地点和陪同人员，避免野外失联后无法救援。

第2节　防御性驾驶技术

在驾驶过程中，驾驶员能够准确地"预见"由其他驾驶员、行人、不良气候或路况而引发的危险，并能及时采取必要的、合理的、有效的措施防止事故发生，这种可避免危险发生的技术称为防御性驾驶技术。

防御性驾驶技术是将相关的驾驶技能和驾驶习惯进行系统的总结和归纳，形成的一套简单明了、科学系统的安全驾驶体系，能准确地预测不确定的潜在危险因素，使驾驶员更能及时地采取预防措施而避免交通事故。防御性驾驶技术的核心是"预防措施"。当驾驶员掌握了如何有效、及时地观察、预测和行动，并逐渐形成良好的驾驶习惯和安全理念时，就可以防止在复杂多变的驾驶环境中发生交通事故。

一、坡道起步时的防御性驾驶技术（手动挡汽车）

当车停在坡道上时，为防止溜车要拉紧手刹。此时车辆的状态是停在上坡处，发动机怠速，空挡，拉手刹，未踩离合和刹车踏板。

第一步，踩离合，踩刹车，挂一挡，松手刹。

第二步，轻轻缓慢松离合，当车身抖动时，松刹车加油门（或者不依靠油门依靠车辆怠速上坡）。

在半坡起步过程中，要避免长时间在半联动状态下踩油门加速，这样不仅容易损坏离合，还费油。只要车辆被油门带动，就不会溜车，只要松开离合，踩下油门即可。

二、急转弯时的防御性驾驶技术

出现急转弯时，车辆转弯半径较小，视线盲区较大，给安全行车带来不良影响。汽车在弯道上行驶，一旦发生事故，后果比较严重。应采用预见性驾驶，"减速鸣笛发警告，靠右行驶保安全"。严格控制车速，转弯时必须按规定靠右前进，绝对禁止侵占来车线路。当必须占用来车线路时，应减速缓行，多鸣喇叭，随时提防对向来车，以免发生危险。通过连续弯路时，要尽量把视线拉远，必须考虑到下一个弯路的情况。

三、刹车失灵时的防御性驾驶技术

根据路况和车速控制好方向，脱开高速挡，同时迅速轰一脚空油，将高速挡换入低速挡。这样，发动机会产生很大的牵引阻力使车速迅速降低。另外，在换低速挡的同时，应结合使用手刹，但要注意手刹不能拉紧不放，也不能拉得太慢。如果拉得太紧，容易使制动盘"抱死"，很可能因损坏传动机件而丧失制动能力；如果拉得太慢，会使制动盘磨损烧蚀而失去制动作用。

利用车的保险杠、车厢等钢性部位与路边的天然障碍物（岩石、大树或土坡）摩擦、碰撞，达到强行停车脱险的目的，尽可能减少事故损失。

上坡时出现刹车失灵，应适时减入中低挡，保持足够的动力驶上坡顶停车。如需半坡停车，应保持前进低挡位，拉紧手刹，随车人员及时用石块、垫木等物卡住车轮。如有后滑现象，车尾应朝向山坡或安全一面，并打开大灯和紧急信号灯，引起前后车辆的注意。

下坡刹车失灵、不能利用车辆本身的机构控制车速时，驾驶员应果断地利用天然障碍物，如路旁的岩石、大树等，给汽车造成阻力。如果一时找不到合适的地形、物体可以利用，紧急情况下可将车身的一侧向山边靠拢，以摩擦来增加阻力，逐渐降低车速。

车辆在下长坡、陡坡时不管有无情况都应该踩一下刹车。既可以检验刹车性能，也可以在发现刹车失灵时赢得控制车速的时间，也称为预见性刹车。

四、爆胎时的防御性驾驶技术

所谓爆胎就是指轮胎在很短时间内失去大部分空气，从而影响正常行驶。爆胎是车辆高速行驶时意外又特别危险的状况，当遇到爆胎时，我们该怎么做呢？

（1）前轮爆胎：一定要握紧方向盘，调整车头，动作要轻柔，不能猛打方向盘，更不能急踩刹车，等车辆速度逐渐慢下来后再轻打方向盘。停车后应在车后竖立警示三角牌，防止二次事故。

（2）后轮爆胎：车会呈现一种不稳定状态，产生一股轻微的力量，使车子倾向爆胎的那一边，此时应采用收油减挡的方式将汽车缓慢停下。在这里要强调后轮爆胎与前轮爆胎不一样的是，由于后轮不具有导向功能，而且一般车的后轮承载重量相对不高，因此，后轮爆胎并不是非常危险，只需握稳方向盘即可。

五、雨、雾、雪、冰等条件下的防御性驾驶技术

机动车在高速公路上行驶，遇有雾、雨、雪、沙尘、冰雹等低能见度气象条件时，应当遵守下列规定。

1. 能见度小于 200 米、大于 100 米时，开启雾灯、近光灯、示宽灯、前后位灯和危险报警闪光灯，车速不得超过每小时 60 千米，与同车道前车保持 100 米以上距离。

2. 能见度小于 100 米、大于 50 米时，开启雾灯、近光灯、示宽灯、前后位灯和危险报警闪光灯，车速不得超过每小时 40 千米，与同车道前车保持 50 米以上距离。

3. 能见度小于 50 米时，开启雾灯、近光灯、示宽灯、前后位灯和危险报警闪光灯，车速不得超过每小时 20 千米，并从最近的出口尽快驶离高速公路。

（一）雨天防御性驾驶技术

雨天驾驶车辆时，一定要精神高度集中，注意观察，谨慎驾驶，操纵机件（包括转向盘、离合器、制动器、加速踏板）的动作要轻缓，严格控制车速，做好防滑操作的思想准备。

车辆在行驶中遇到将要下雨时，应及时检查刮水器。降雨初期，因路面上的灰尘与水刚刚混合形成泥泞，使得汽车特别容易打滑，事故也多集中于此时发生，所以要特别注意。

雨中行车，应勤按喇叭，引起行人或其他车辆的注意。

在遇到特大暴雨或冰雹，视线不清时，不要冒险行驶，应选择安全位置停车，并开亮示宽灯，引起来车注意。

遇到道路积水时，应减速行驶，礼让行人，不可高速通过，防止污水溅人和车辆滑水失控，

确保行车安全。

如果通过很深的积水，水就会进入制动鼓内，使制动作用变差，所以要避免通过很深的积水。如果感觉到方向盘发漂，就是可能发生"水滑"现象的前兆，此时要注意减速行驶。

如果是久雨或暴雨天气，还要注意路基疏松和可能出现塌方的地方，选择安全路面行驶。在傍山路、堤路或沿河道上，不宜靠边行驶或停车。

（二）雾天防御性驾驶技术

1. 保持足够的行驶距离

雾天因视距短、能见度低，有时候路面因雾水造成路面湿滑，制动性能降低，车辆易侧滑，因此与同一车道行驶的前车必须保持足够的行车间距。

2. 合理利用灯光

即使薄雾天气也应根据视距远近，适当降低车速，加大行车间距为正常的两倍，能见度小于500米、大于200米时，白天也最好开亮防雾灯、防眩目近光灯、示廓灯和前后位灯；时速不得超过80千米；与同一车道行驶的前车必须保持150米以上的行车间距。

能见度小于200米、大于100米时，必须开启防雾灯和防眩目近光灯、示宽灯、前后位灯；时速不得超过60千米；与同一车道行驶的前车必须保持100米以上的行车间距。

能见度小于100米、大于50米时，必须开启防雾灯和防眩目近光灯、示宽灯、前后位灯；时速不得超过40千米；与同一车道行驶的前车必须保持50米以上的行车间距。

当大雪、大雾天气造成能见度低于50米时，如在高速路上行驶，则应以不超过20千米/小时的速度驶入最近服务区停车等待，此时一定不要占用超车道与应急车道，一直进入最近的服务区为止。如在非高速路上行驶，则应就近驶入空旷地带停车。当能见度低于5米，前方堵车或故障原因而不得不停车时，应立即靠边选择安全地点停车，并打开小灯、尾灯和示宽灯。在停车后，一定要尽快下车，在安全地点等候，待能见度恢复正常或交通状况改善后再行车。

3. 严格遵守交通规则

严格按限速行驶，严禁超车和抢行，千万不可开快车。此时，雾天湿度大，水气很容易凝结在挡风玻璃表面造成视线不清，开快车极容易发生事故。雾越大，可视距离越短，车速就必须降低。

4. 适时鸣笛

预先警告行人和车辆。如果听到别的车鸣笛时，也应鸣笛回应。

5. 保持车距

如果发现后车离得太近时，可以轻点几下刹车，让刹车灯亮起来，提醒后车应注意保持适当车距。

（三）冰雪天气防御性驾驶技术

冰雪路上行驶的特点是：车轮附着力小，车子容易溜滑、横滑和倒滑，制动距离延长，只要油门、刹车或方向盘使用不当，就会酿成伤人损车的严重事故。冰雪天气驾驶注意事项如下。

（1）提前做好思想准备，重视冰雪路的危险性，提高警惕，谨慎驾驶；必要时可给车轮装上防滑链条，增加汽车的通过性能和摩擦力；坚持中速或低速行驶，有情况提前采取措施。

（2）在冰雪路面行车要慢、要稳，切忌快速紧急制动和猛打方向盘；转弯时，应提前减速，在条件许可的情况下，适当加大转弯半径防止侧滑；如发生侧滑时，必须迅速松开制动，稳住或稍收油门，并把前轮转向侧滑方向，待侧滑消除后再驶入正常路线，如稳住一会儿后仍侧滑，应迅速慢拉手刹停车。

（3）在积雪道路上行车，因雪光反射，易使驾驶人产生视力疲劳，致使识别能力变弱发生意外，所以在雪路行车过久应适当闭目休息；如久在雪路行驶，要佩戴有色眼镜。

（4）途中要尽量减少停车次数，以防相撞、溜滑和冻结；如必须停车时，先减速，再靠边，最后慢拉手刹安全停车；路窄危险时，要以安全为重，不可勉强会车，以免发生意外。

（5）坡上停车易滑动，起步时车轮易打滑空转，摩擦路面，使冰雪坡路越来越滑，起步更加困难。因此，要避免在半坡上停车、换挡；上坡度比较大的坡时，可用低挡一次性通过。

（6）车辆列队通行和遇交通情况复杂时，应当同前车保持车距，注意前车及周围行人和车辆的动态，避免因路滑刹不住车而顶撞前车及其他车辆和行人。

（7）冰雪道路上，不可采用滑行。起步时少加油，慢抬离合器踏板，以减低驱动轮扭矩，适应较小的附着力，防止车轮滑转；起步困难时，可以在驱动轮下铺垫灰砂、炉渣等物，或在轮下冰面刨槽沟提高附着力；必要时可事先在车轮上安装防滑链，以防打滑；但要左右对称，松紧适中。

（8）在结冰的山路上行驶时，须根据冰层厚度和坡度大小、长短决定是否通过，若坡道陡斜则不宜通过；傍山险路降雪结冰后，应停止通行；在下坡时，应该以发动机牵阻来控制车速，应采用间歇制动。

（9）如遇前轮溜滑，应及时松开刹车，修正方向；如遇后轮溜滑，就向溜滑同侧纠正方向盘；如遇动力溜滑，应及时抬起加速踏板；如遇横向溜滑，汽车进入旋转状态，不要慌乱采取措施，等汽车停稳后重新起步。

第 3 节　交通事故自救知识

一、汽　　车

（一）车辆发生事故后自救注意事项

（1）车辆发生险情或事故时，头脑要保持清醒、迅速判明情况、采取适当措施，切忌惊慌失措。

（2）车辆遇险时，应双手紧紧抓住前排座位或扶杆、把手，低下头，利用前排座椅靠背或双臂保护好头面部。若遇翻车或坠车时，应迅速蹲下，紧紧抓住前排座位的椅脚，身体尽量固定在两排座位之间，随车翻转。

（3）车辆在行驶中发生事故时，切忌盲目跳车，应在车辆停下后再陆续撤离。若在车中感到将被抛出车外时，应在被抛出车外的瞬间，猛蹬双腿，增加向外抛出的力量，以增大离开危险区的距离。落地时，应双手抱头顺势向惯性的方向滚动或跑开一段距离，避免遭受二次损伤。

（4）当交通事故发生后，视事故情况应迅速向消防（电话 119）、交通（电话 122）、急救中心（电话 120）求救，并向就近单位、村镇紧急寻求救助，也可拦截过往车辆求援。

（5）遇伤员被挤压、夹嵌在事故车内时，要尽量避免暴力硬拉等方法，应等待专业救援人员到达现场后使用合理的方法实施救援。伤员救出后，应立即对其进行现场急救，再转送医院。

（6）如行车途中汽车突然起火，驾驶员应立即熄火、切断油和电源，立即设法组织车内人员离开车体。若因车辆碰撞变形，车门无法打开时，可使用车内安全锤击碎前后挡风玻璃或车窗脱身。

（7）当衣物已经着火时，应采取向水源处滚动的姿势，边滚动边脱去身上的衣服，注意保护好露在外面的皮肤和头发。不要张嘴深呼吸或高声呼喊，以免烟火灼伤上呼吸道。

（8）当身上的火势扑灭后，不要着急脱掉粘在烧伤皮肤上的衣服，大面积烧伤可用干净的布单或毛巾包扎，如有可能尽量多喝水。与此同时，没受伤的人员要尽快用灭火器、沙土、衣物或篷布蒙盖，使车辆灭火。

（二）车辆发生事故后救护办法

交通事故的现场救护关键是：抢时间，"白金10分钟、黄金1小时"，最初的10分钟、1小时内的抢救是最关键的，正确的早期救护可以挽救伤员的生命和降低伤残，所以要快速呼叫"120"，这就是常说的，先打"120"，再打"122"。

1. 判断伤者情况

有效地抢救伤员，首先迅速判断伤者有无生命危险。

（1）如果伤员已经昏迷，对外界刺激反应消失，或瞳孔两侧大小不等，呼吸不规则，脉搏不清，均说明情况严重。对神志昏迷的伤员，应注意保持其呼吸道通畅，如果口腔中有呕吐的食物、痰、血块等异物，应及时清除，并使伤员的头后仰，以防堵塞呼吸道，造成窒息死亡。

（2）如果伤员的心跳、呼吸停止，应立即实行胸外心脏按压（每分钟100次）、人工呼吸，二者比例为30：2。

（3）如果伤员出现烦躁不安、脉搏变弱而快、呼吸急促、颜面苍白等情况，则说明伤者有大出血，并已进入休克状态，此时应抓紧时间送医院。

2. 伤口止血办法和包扎办法

（1）对于伤口出血的伤员要及时给予止血。最好的方法是用绷带加压包扎止血，即用干净的布块覆盖伤口，然后用绷带或皮带加压包扎。应用这种止血方法，可以使肢体的远端仍存在血液循环，有利于肢体的保存，比较安全和方便。如有喷射状大出血，加压包扎无效，可运用止血带（或布条）扎紧肢体近端。在使用止血带时，应记录结扎时间，一般上肢不超过一小时，下肢不超过一个半小时；如果使用止血带的时间过久，就会造成肢体坏死。若转运伤员时间较长，要定时放松止血带5分钟，以防止肢体坏死。

（2）由于交通事故一般发生在野外，伤口可能沾染砂粒，所以现场处理要格外小心，对伤口表面的异物要小心取掉或用清水冲洗。若伤者出现烦躁不安、脉搏变弱而快、呼吸急促、颜面苍白等情况，应首先运送到医院或呼叫"120"。外露的骨折端不要复位，以免将污染物带入深部。

3. 搬运、护送中应注意的事项

搬动伤员时，要保持脊柱平直，首先要在原地对颈部进行固定（可以使用颈托或其他代替品），搬运时应由3～4人同时托起，或使用铲式担架，目的是防止脊椎活动，以免损伤脊髓或加重已有的脊髓损伤，导致截瘫或加重截瘫。

在转运过程中，伤员平卧于木板上，禁止伤员弯腰，用担架时要让伤员伏卧。应注意对骨折伤员要给予肢体固定，目的是减轻疼痛、减少骨折端的活动，以免加重血管、神经组织的损坏；对于有肢体严重畸形、扭转现象的，可用手作牵引肢体来矫正畸形，然后固定；对于开放伤口则不应复位；肢体固定用夹板，可就地取材，树枝、木条、硬纸板都可以用来作夹板的代用品。

对伤情严重的伤员，应送就近医院进行抢救，不要舍近求远、一味强调送大医院而延误抢救时间。

二、公共汽车

公共汽车起火的自救办法包括：

1. 打开车门，找到应急开关

一般都是通过电控开关控制车门上方的液压杆打开车门。动力是由气压提供的，控制部分通过电路实施。如果发生自燃等损毁电路的突发事故，车门就无法打开了。每辆车都有应急开关。根据不同的车型，应急开关的位置也不一样。有些在司机座位旁边，有些在车门顶部，形状大多数是扳手状，就像电扇的挡位开关。这个开关主要是切断气路，而打开的方式也各不相同，有旋转的、拉出的。打开开关后用手推车门，车门就能打开。一般在应急开关旁都有具体操作的说明，乘客也可听从司机安排，沉着处置。

2. 正确使用安全锤，跳窗时要防止二次伤害

目前，每辆公共汽车上都会装有安全锤，当车门无法打开，或者由于乘客过多，一时无法及时疏散时，安全锤就成了救命关键。安全锤一般安装在车窗旁边。使用时，要用安全锤的锤尖，猛击玻璃中心部位。当玻璃被砸出一个小洞时，就会从被敲击点向四周开裂，像蜘蛛网一样。乘客这时需抓住车内扶手支撑身体，并用脚掌用力将碎开的玻璃踹出车外，然后跳窗逃生。需要注意的是，在乘客疏散时，先逃出车厢的人员，要发挥互助精神，帮助从车窗逃生的其他人员，特别是老人、小孩以及妇女，防止在跳窗逃生时发生二次伤害。

3. 从紧急逃生窗脱险

车顶的"通风口"其实是逃生出口。一般车顶有两个紧急逃生出口，只是很多时候人们容易把它错认为是通风口。逃生窗上面有按钮，旋转之后可把车窗整个往外推。如果无法够及逃生窗，车内人员应给予帮助，先将一人托举出去，再通过上下接力，将被困人员救出车厢。

4. 正确使用灭火器

公交车上都有灭火器，一般在司机的座位旁边，也有的在后门垃圾桶的位置。如果遇到火灾，会使用灭火器的可以帮助司机一起灭火。需要注意的是，在使用灭火器时，周围人员应尽量远离，因为喷溅物也容易伤人。

5. 做到有序逃生，应让老人小孩先行离开

车上乘客男女老幼都有，有序逃离至关重要。如果起火，千万别挤在门口。如果你靠近门边，可以协助司机使用应急开关打开车门。如果车门打不开，年轻力壮的男乘客可以使用安全锤，帮助大家从车窗逃生。同时女乘客可以安抚下老人和小孩。由于车上人多，司机和乘客要特别注意保持冷静果断，应首先考虑救人和报警。司乘密切配合，打开车门，拧开门泵放气开关，切断电源，视着火部位，有序组织逃生和扑救火灾。着火部位在中间或车门被火焰封住时，可用衣物蒙住头冲出去。衣服着火的，可迅即脱下衣服，用脚将火踩灭，来不及的，可相互间用衣物拍打，或用衣物覆盖灭火，或就地打滚压灭衣上火焰。要在确保自身安全情况下扑救火灾，火势太大、无法控制时应远离现场。当逃生通道打开时，大家千万不要拥挤，也不要急着冲出车外。因为车外有其他车经过时，容易造成二次伤害。这时先行逃离的乘客应协助司机，在门边或者窗边进行疏导和保护。

三、飞 机

（一）飞机失事前的预兆
（1）机身颠簸。
（2）飞机急剧下降。
（3）舱内出现烟雾或黑烟。
（4）飞机轰鸣声消失（发动机关闭）。
（5）在高空飞行时，飞机发出巨响，舱内尘土飞扬（机身破裂、舱内突然减压）。
（二）保持冷静切忌恐慌
一定要保持沉着冷静，95%的飞行事故有幸存者。因此，无论处于何种境况，都不要放弃

希望。

（三）空难逃生法则——起飞前

1. 穿长衣、长裤，以及舒适的系带鞋

（1）身体裸露的部位越少，就越不易在事故中受伤。建议穿着棉、毛等面料制成的衣服，并尽量不要选择宽松的服装。

（2）飞机一旦遭遇事故，碎玻璃、行李或残片很可能会散落一地。此时，穿着系带鞋不仅能确保你的逃生速度，还能在你逃离飞机后进一步保护你的双脚。相比之下，凉鞋或高跟鞋会降低你在飞机残骸中的移动速度，且穿高跟鞋的乘客是不能使用逃生滑梯的。

2. 听乘务员的安全讲解

不同的机型会有不同的安全须知。如果你不想阅读安全指导说明，更应仔细地聆听乘务员的讲解。

3. 制订安全计划

逃生计划会提升你的应变速度，并让逃生过程更顺利。如果飞机即将坠毁，利用几分钟的时间重温你的逃生计划。确认逃生门的位置，以及自己的座位与逃生门之间相隔的座位排数。

4. 全程系好安全带

无论何时、处于何种境地，一定要确保你系紧了安全带。注意，不仅是系好，而且要系紧。同时，应尽量将安全带放低，且离骨盆越低越好，这是因为骨盆具有非常好的抗压能力。

（四）空难逃生法则——飞行途中

如果能确认飞机即将降落的地面条件，你就可以更有效地应对。例如，如果你即将降落在寒冷的地区，就应尽量穿上外套；如果即将降落在水面上，就应该提前穿好救生衣（等到离开飞机后再充气）。

坠机前，应立刻收起小桌板，将座椅椅背调整回直立的位置，并采取正确的支撑姿势。还可以打开遮阳板，以便在迫降后选择逃生方向。

（1）迫降姿势一（图3-1）：如果前面的座椅离你较近，可以将一只手的手心朝下并放在椅背上，将另一只手交叉叠放在这只手上，然后将前额枕在手上（注意不要交叉手指）。你也可以直接将头靠在椅背上，然后交叉双手手指、抱头，并将小臂环抱在头部两侧。

（2）迫降姿势二（图3-2）：如果前面没有可以支撑的座椅，则应向前弯腰、让胸部贴紧大腿，并将头部放置于双膝中间。在小腿前方交叉手腕，并抓住脚踝。

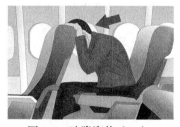
图 3-1　迫降姿势（一）

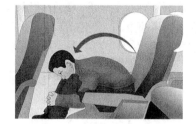
图 3-2　迫降姿势（二）

如果机舱已经发生了损毁，那么在昏迷之前，你将只有约 15 秒的时间通过氧气面罩调整呼吸。面罩务必戴严，否则肺泡内的氧气会被"吸出"体外。即使身边的人已经失去意识，你仍然可以为他们带上氧气面罩。

（五）空难逃生法则——迫降后逃生

在飞机撞地的一瞬间，应立即解开安全带，然后迅速逃离。飞机上的安全带与汽车的不同，不是按钮式的而是插销式的。为避免下意识地采取惯用的方法，可以花一点时间，练习如何解开安全带。

通常情况下，因大火与烟雾而死亡的人数可以占到空难全部死亡人数的90%。飞机着火后，烟雾往往非常厚且携带大量有毒物质，因此，一定要尽可能地压低头部，同时用毛巾或衣物捂住口鼻，并弯腰或爬行至逃生出口。如果有条件，可以先将毛巾或衣物浸湿，以获得更多的保护。

（六）配合空乘，迅速撤离

（1）当可以撤离飞机时，不要迟疑，尽可能快速地离开。如果火势或烟雾蔓延，你能安全逃离飞机的时间将不超过2分钟。

（2）遵守空乘人员的安全指导。他们都经历过严格的培训，且保障乘客安全是其基本职责。空难事故发生后，你应配合他们的指示，以增加大家的幸存概率。此外，跳逃生滑梯时一定要按顺序排队。

（3）留下全部行李。抢救财物只会降低你的逃生速度。

（4）处于失火区域的舱门是不可以打开的，因此不要盲目前往最近的逃生出口。来到逃生出口后，应先观察窗外，确认没有起火或其他危险。否则，就应尝试其他出口，或前往有外界光亮的裂口。

四、火　　车

一般来说，火车失事前没有什么迹象，但是乘客会感觉到急刹车，就是这短短的几秒钟，可以决定生死。一旦出现急刹车，就该远离门窗，最好趴下，并抓住牢固的物体，以防被抛出车厢；应该低下头，下巴紧贴胸前，以防颈部受伤。有些人发现异状后，第一个念头就是离开火车，但是在火车出轨向前冲时，千万不要尝试跳车，因为跳车的时机、姿态、着陆点出一点差池，就等于自杀。

另外，如果火车发生倾斜、摇动或侧翻，就应该平躺在地上，面朝下，手抱后脖颈。这一举动主要是防范金属扭曲变形、箱包飞动、玻璃破损飞溅可能造成的伤害。如果事发时，你正好在走道上，应该迅速躺在地上，面部朝地，脚朝火车头的方向，双手抱在脑后，脚顶住任何坚实的东西，膝盖弯曲。

到了疏散的时候，一定要听从指挥，切不可盲目走动、你挤我推。记得利用车厢前后门逃生，还可以利用车厢的窗户逃生。现在许多列车都是密封的，车窗玻璃比较厚，假如车厢两端的出口堵塞了，就在其中一段的红色箱子中拿出救生锤去砸玻璃。记住要敲击钢化玻璃最薄弱的地方，它们分布在车窗四个角的任意一个近窗框位置。

五、轮　　船

轮船发生意外时，盲目地跟着已失去控制的人乱跑乱撞是不行的，一味等待他人救援也会贻误逃生时间，必须采取积极的办法逃生。人的体力不同，在水中生存的时间也不同。一般来说：

人泡在15～20℃水中，可生存12小时。

水温10～15℃，多数人可生存6小时。

水温5～10℃，有一半人可生存1小时以上。

水温2～5℃，大部分人生存时间不会超过1小时。

水温在2℃以下时，一般人只能耐受几分钟。

这里还不包括恐惧心理的影响，而只是说生理上的耐受力。

（一）轮船遇险时的对策

1. 轮船起火时

如果火势蔓延，封住走道，来不及逃生者可关闭房门，不让浓烟、火焰侵入。

当客船前部某一楼层着火，还未燃烧到船舱时，船员应采取紧急靠岸或自行搁浅措施，让船体处于相对稳定状态。被火围困人员应迅速往主甲板、露天甲板疏散，然后，借助救生器材向水中和来救援的船只及岸边靠拢逃生。

当客船上某一客舱着火时，舱内人员在逃出后应随手将舱门关上，以防火势蔓延，并提醒相邻客舱内的旅客赶快疏散。若火焰已窜出房间封住内走道时，相邻房间的旅客应关闭靠内走廊房门，从通向左右船舱的舱门逃生。

当船上大火将直通露天的梯道封锁致使着火层以上楼层的人员无法向下疏散时，被困人员可以疏散到顶层，然后向下释放绳缆，沿绳缆向下逃生。

总而言之，乘客应听从指挥向上风方向有序撤离。撤离时，可用湿毛巾捂住口鼻，尽量弯腰、快跑，迅速远离火区。情况紧急时，也可跳入水中。

2. 两船相撞时

当两船即将相撞时，人们应迅速离开碰撞处，避免被挤压受伤。同时就近迅速拉住固定物，防止摔伤。情况紧急时，应听从船上工作人员的指挥，弃船逃生。

3. 需要弃船时

乘客听到沉船警报信号（一分钟连续鸣笛：七短声，一长声）时，应立即穿好救生衣，按各船舱中的紧急疏散图示方向离船。

乘客可利用内梯道、外梯道和舷梯逃生，在机舱的人员可利用尾舱通往上甲板的出入孔逃生。船上工作人员会要船上乘客向客船前部、尾部和露天板疏散，必要时可利用救生绳、救生梯向水中或来救援的船只上逃生，也可穿上救生衣跳进水中逃生。

船舶在水面上突然发生严重遇难事故，虽然全力抢救但仍无法使船舶免于沉没和毁灭，那么在这种情况下只能弃船。弃船命令由船长发布，各客舱的旅客应听从船上人员的指挥。在撤离舱室前，首先应尽可能地多穿衣服，能穿不透水的衣服则更好，戴上手套、围巾，穿好鞋袜（不论什么季节，多穿衣服都是必要的，这样落水后可使身体表面与衣服之间有一层较暖的水，而衣服又能阻止这层暖水与周围较冷海水的对流与交换）。穿戴妥当之后再穿救生衣。如果时间允许，离开舱室前还应带些淡水、食物，带一件大衣或一条毛毯，不要带行李。

以上工作就绪后，应迅速到指定的救生艇甲板集合，此时必须绝对服从指挥，发扬互爱的精神，有秩序地登艇，避免争先恐后而发生混乱和意外事故。弃船后，应尽快远离出事船只，因为下沉的船舶会造成漩涡，把人卷入。

在弃船时，如无法直接登上救生艇或救生筏离开大船，就不得不跳水游泳离开。跳水离船的注意事项如下。

（1）跳水前应尽量选择较低的位置。

（2）查看水面，要避开水面上的漂浮物。

（3）不能直接跳入艇内或筏顶及筏的入口处，以免身体受伤或损坏艇、筏。

（4）应从船的上风舷跳下，如船左右倾斜时应从船首或船尾跳下。

（5）要设法发出声响（如吹救生衣上配备的哨笛）和显示视觉信号（如摇动色彩鲜艳的衣物），以便岸上救援人员或其他船只发现。

第4节 交通安全处置分析

一、双方机动车事故处理流程

事故发生点为高速公路时，驾驶人应当立即停车，开启危险报警闪光灯，夜间还需开启示宽灯和尾灯；驾驶人或者有关人员应当在本车道内来车方向150米外设置警告标志牌；驾驶人、乘车人应当立即转移到应急车道或者路肩处。

事故发生点为市区普通道路时，在确保人身安全和不影响交通的情况下，打开双闪，放置三角警示牌，下车查看事故情况。

根据车损情况、个人情况、双方沟通结果决定是否私自处理，同意私自处理后，双方商定好赔偿事宜及签订书面协议后离开。

二、对方逃逸事故处理流程

处理流程如下。

（1）记住对方车牌号码，报警告逃逸。

（2）交警查对方车牌资料。

（3）若对方为套牌、假牌、报废车等情况，则依据交警出具证明并注明缘由，报保险公司处理。

（4）若能找到对方，则报保险，交由交警和保险公司正常处理。

（5）对方当事人逃逸承担全部责任。交通肇事后逃逸是一种性质十分恶劣、情节非常严重的违法行为。造成交通事故后逃逸，尚不构成犯罪的，处200元以上、2000元以下罚款，可以并处15日以下拘留。发生重大或以上事故逃逸的，由公安机关交通管理部门吊销机动车驾驶证，且终生不得重新取得机动车驾驶证。

三、简 易 程 序

无人身事故，且双方对事故责任取得一致意见并且事故轻微，则走简易程序。

（1）拍摄车损情况（接触部位、车头车尾及事故两车全景照），双方签署快处快赔单，主要确认责任方（无快处快赔单可简单写下事故形态，双方签字确认后交给无责方）。描述事故经过，上传照片至"交管12123"应用内的"事故快处"或约好时间到快处快赔处理点交由保险查勘、定损（若之前未签署快处快赔单，则此时签署）。

（2）双方驾车驶离到不阻碍交通的地点，不能驶离则打开双闪，放置警示牌。

知 识 链 接

1.按照《中华人民共和国道路交通安全法实施条例》第六十条规定：机动车在道路上发生故障或者发生交通事故，妨碍交通又难以移动的，应当按照规定开启危险报警闪光灯并在车后50米至100米处设置警告标志，夜间还应当同时开启示廓灯和后位灯。

有下列情形之一的，当事人应当保护现场并立即报警：①机动车无号牌、无检验合格标志、无交强险标志的；②机动车载运爆炸物品、易燃易爆化学物品以及毒害性、放射性、腐蚀性、传染病病原体等危险物品的；③机动车碰撞建筑物、公共设施或者其他设施的；④驾驶人无有效机动车驾驶证的；⑤驾驶人有饮酒、服用国家管制的精神药品或者麻醉药品嫌疑的；⑥驾驶人从事校车业务或者旅客运输，有严重超过额定乘员载客，或者严重超过规定时速行驶嫌疑的；⑦当事人不能自行移动车辆的；⑧驾驶人有故意行为的；⑨驾驶人逃逸或者离开事故现场的；⑩当事人故意破坏、伪造现场、毁灭证据的；⑪驾驶人涉嫌利用机动车从事违法犯罪行为的；⑫事故现场不具备拍摄条件的；⑬依照有关规定应当保护现场并报警的其他情形。其中，具有①~③情形之一、车辆可以自行移动的，当事人可以在报警后，在确保安全的原则下对现场拍照或者标划停车位置，将车辆移至不妨碍交通的地点等候处理。

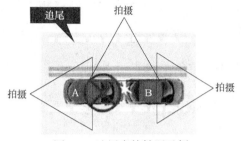

图 3-3　追尾事故拍照示例

2. 常见的事故拍照小技巧

（1）追尾事故　遇到追尾事故，需要拍摄三张照片（图 3-3）：第一张需要双方驾驶员在车头，拿照相机或者手机，在车头位置把两车的全貌，包括路上标线的情况，全部反映出来；第二张就需要在车后往相反方向拍一张；第三张是如果遇到两车相撞的，就需要将接触部位、撞击部位等局部位置拍一张局部照。

（2）因变道引发的事故　因变道引发的事故跟追尾的情况一样，也是车头一张，车尾一张，然后在两车碰撞部位拍一张细节图（图 3-4）。不过需要特别注意的是：车头车尾的照片一定要把标线拍得非常清楚。

（3）十字路口事故　这种事故方位肯定要多拍几张，四个方向多拍一点，必须反映出两车在路口的位置情况，对于两车相撞部位的局部仍然需要拍摄，因此至少要拍五张照片（图 3-5）。

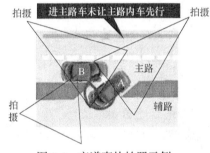

图 3-4　变道事故拍照示例

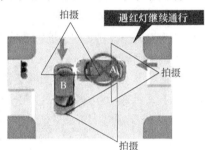

图 3-5　十字路口事故拍照示例

四、非简易程序

无人身事故，但双方对事故责任无法取得一致意见或事故较重，则走以下流程。

（1）打开双闪，放警示牌。

（2）报警，交警到后由交警现场开出事故认定书，双方签字。

（3）根据事故认定书和个人情况，再次协商双方私了事宜。重大事故不建议私了。

（4）无法达成私了则报保险公司，等保险公司专员来查勘、定损。

五、我方机动车和对方行人（非机动车）事故

若对方无肉眼可见伤势或伤势明显轻微（无刑事责任），对方神志清醒并无大碍，经双方沟通结果决定是否私自处理，经协商调解，双方商定好赔偿事宜并签订书面协议后离开。

对方不同意协商解决、伤情不可知、致残、伤势严重或死亡则按下列流程处理。

（1）事故发生后，设立警示标志并疏散人群，防止造成二次伤害。

（2）先打"120"急救，再打"122"报交警和保险公司报险。

（3）对伤者方面，积极沟通并第一时间通知其家人。有条件的情况下进行有效的救护措施。

（4）按照 2004 年起施行的《中华人民共和国道路交通安全法实施条例》第九十条规定：投

保机动车第三者责任强制保险的机动车发生交通事故，因抢救受伤人员需要保险公司支付抢救费用的，由公安机关交通管理部门通知保险公司。抢救受伤人员需要道路交通事故救助基金垫付费用的，由公安机关交通管理部门通知道路交通事故社会救助基金管理机构。

（5）在未结案前，伤者因车祸后续产生费用，则提醒他保留好发票、用药清单，使用社保用药，病历要有医生的诊断证明。另外，如果需要休养，需要医生在病历上注明。

（6）关于赔偿费用，依据事故责任认定书和保险款项进行赔付。根据 2011 年起施行的《中华人民共和国道路交通安全法》第七十四条规定：对交通事故损害赔偿的争议，当事人可以请求公安机关交通管理部门调解，也可直接向人民法院提起民事诉讼。经公安机关交通管理部门调解，当事人未达成协议或者调解书生效后不履行的，当事人可以向人民法院提起民事诉讼。第七十五条规定：医疗机构对交通事故中的受伤人员应当及时抢救，不得因抢救费用未及时支付而拖延救治。肇事车辆参加机动车第三者责任强制保险的，由保险公司在责任限额范围内支付抢救费用；抢救费用超过责任限额的，未参加机动车第三者责任强制保险或者肇事后逃逸的，由道路交通事故社会救助基金先行垫付部分或者全部抢救费用，道路交通事故社会救助基金管理机构有权向交通事故责任人追偿。

小　结

1．掌握汽车交通安全的基础知识，熟记基础的道路交通安全法规，以及清楚乘车、驾车需要注意的事项。

2．掌握乘坐公共交通工具时需要注意的事项，如公共汽车、火车、轮船、飞机等。

3．牢记旅行安全小常识及常见的旅行危险应对方法。

4．掌握坡道起步的防御性驾驶技术。

5．掌握车辆急转弯的防御性驾驶技术。

6．掌握车辆遇到刹车失灵、爆胎等特殊情况的处理方法及防御措施。

7．掌握车辆在特殊天气中的防御性驾驶技术及要求。

8．掌握车辆发生事故后自救注意事项及救护办法。

9．牢记公共汽车起火自救方法及空难逃生法则。

10．掌握轮船发生意外时自救注意事项及逃生措施。

11．掌握多样事故处理流程。

12．熟悉常见事故拍照技巧。

自 测 题

一、填空题

1．没有道路中心线的道路，城市道路为每小时____千米，公路为每小时____千米；同方向只有一条机动车道的道路，城市道路为每小时____千米，公路为每小时____千米。

2．交叉路口、铁路道口、急弯路、宽度不足 4 米窄路、桥梁、陡坡、隧道以及距离上述地点____米以内的路段，不得停车。

3．机动车在高速公路上行驶，遇有雾、雨、雪、沙尘、冰雹等低能见度气象条件时，应当遵守下列规定：能见度小于 200 米时，开启雾灯、近光灯、示宽灯、前后位灯和危险报警闪光灯，车速不得超过每小时____千米，与同车道前车保持____米以上距离；能见度小于 100 米时，开启雾灯、近光灯、示宽灯、前后位灯和危险报警闪光灯，车速不得超过每小时____

千米，与同车道前车保持____米以上距离；能见度小于 50 米时，开启雾灯、近光灯、示宽灯、前后位灯和危险报警闪光灯，车速不得超过每小时____千米，并从最近的出口尽快驶离高速公路。

4. 一般来说：人泡在 15～20℃水中，可生存____小时；水温 10～15℃，多数人可生存____小时；水温 5～10℃，有一半人可生存____小时以上；这里不包括恐惧心理的影响，而只是说生理上的耐受力。

二、简答题

1. 驾驶车辆上路要具备哪些条件？

2. 夜间行车安全"七项注意"内容是什么？

3. 机动车在高速公路上行驶应遵守哪些速度规定？

4. 乘坐机动车的注意事项是什么？

5. 简要概述不适宜乘坐飞机出行的人群。

6. 简述乘坐飞机出行的行李小知识。

7. 简述常见的旅行危险应对方法。

8. 坡道起步两步走是哪两步？

9. 防御性驾驶技术中刹车失灵后的应对措施有哪些？

10. 机动车在高速公路上行驶，遇有雾、雨、雪、沙尘、冰雹等低能见度气象条件时，应当遵守哪些规定？

11. 飞机失事前有哪些预兆？

12. 简述双方为机动车的事故处理流程。

13. 事故后对方逃逸的处理方式是什么？

第4章

消 防 安 全

在消防工作中，学校既是重点部位，又是薄弱环节。学校属于人员密集场所，火灾隐患屡禁不止，火灾案例触目惊心，究其深层次原因，大部分火灾是由于消防安全知识缺失导致。只有主动学习消防安全知识，掌握消防安全技能，树立消防安全意识，才能真正维护好校园平安。

本章节对燃烧、火灾和防火的基础知识，重点部位的防火，常见消防器材，扑救初期火灾和火场救助逃生等进行系统阐述，尽量做到深入浅出，循序渐进，贴近生活，适合大学生学习。

第1节　燃烧的基础知识

火灾都是由失去控制的燃烧所致，因此了解燃烧和火灾的基础知识是防火、控火、灭火的前提。

一、燃烧的基础知识

燃烧，是指可燃物与氧气或氧化剂作用发生的释放热量的化学反应，通常伴有火焰、发光和发烟的现象。燃烧可分为有焰燃烧和无焰燃烧。通常看到的明火都是有焰燃烧；有些固体表面燃烧时有发光发热的现象，但是没有火焰产生，这种燃烧方式则是无焰燃烧。

（一）燃烧的条件

燃烧不是随便发生的，而有一定的条件。只有具备了必要条件，燃烧才能发生和继续。

1. 燃烧的必要条件

燃烧必须具备可燃物、助燃物和点火源的必要条件（也称为三要素）。

（1）可燃物：不论固体、液体、气体，凡是能够与空气中的氧气或其他氧化剂进行燃烧反应的物质，都称为可燃物质，如木材、汽油、酒精、镁等，都是可燃物质。

（2）助燃物（氧化剂）：凡是与可燃物混合能一起支持燃烧的物质，统称为助燃物，也称为氧化剂，如空气、氯、氧、高锰酸钾等都是助燃物质。

（3）点火源（引火源）：一切能够引起可燃物和助燃物发生燃烧反应的点燃能源，都称为点火源（也称为引火源），如常见的明火、电火花等各种热能、电能、化学能等都是点火源。

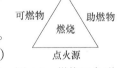

图 4-1　燃烧三角形

一般情况下，燃烧三角形（图 4-1）足以说明发生和维持燃烧进行的原理。但是根据燃烧的连锁反应理论，很多燃烧的发生和维持都有游离基（自由基）作"中间体"。因此，燃烧三角形中应该包括一个说明游离基参加燃烧反应的附加物，从而形成一个燃烧四面体（图 4-2）。

2. 燃烧的充分条件

在某些情况下，虽然具备了燃烧的三个必要条件，但由于可燃物质的浓度不够、氧气不足或点火源的热量不大、温度不够，燃烧也不能发生。因此，要发生燃烧，还必须具备下列充分条件。

（1）一定的可燃浓度：可燃气体或可燃物质蒸气只有达到一定的浓度时才能发生燃烧反应，若不具备足够的浓度，就不会发生燃烧。如氢气的浓度低于4%时，便不能被点燃。

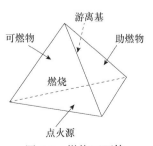

图 4-2　燃烧四面体

（2）一定的氧气或氧化剂含量：维持可燃物质燃烧，必须供给足够数量的空气或氧气，否则燃烧不会发生，或不会持续进行。例如，带火星的木条在空气中无法燃烧，但在纯氧的环境中就可以复燃。

（3）一定的着火热量：不管何种形式的点火能量，必须达到一定的强度才能引起燃烧反应，否则燃烧就不会发生。例如，我们可以用一根燃烧的火柴点燃纸张、香烟，但不能点燃煤块。火柴的温度和热量已经达到了使纸张和香烟燃烧的温度和热量，却没有达到使煤块燃烧的温度和热量。

（4）燃烧条件的相互作用：要发生燃烧，还必须使以上三个条件相互作用。例如，在一个房间内有桌椅及门窗等可燃物，有充足的空气，还有火源、电源，燃烧的三个基本条件俱在，但并没有发生燃烧现象，这是因为这些条件没有相互发生作用。

（二）燃烧条件在消防中的应用

1. 防火方法

防火最根本的原理是防止燃烧条件的形成。根据燃烧三角形，提出以下防火方法：

（1）控制可燃物

1）用难燃或不燃材料代替易燃材料。

2）对易产生可燃气体的地方，可采取通风措施。

3）在森林中采用防火隔离林、隔离带等。

（2）隔绝空气

1）隔绝空气储存某些物质等。

2）对有异常危险的，要充入惰性介质保护。

3）涉及易燃易爆物质的生产过程，应在密闭设备中进行。

（3）消除点火源

1）在易产生可燃性气体场所中，应采用防爆电器。

2）禁止一切火种。

2. 灭火方法

灭火的根本原理是破坏已形成的燃烧条件。根据燃烧三角形，提出以下灭火方法：

（1）隔离法

1）将尚未燃烧的可燃物移走。

2）断绝可燃物来源。

（2）窒息法

1）用不燃或难燃物捂住燃烧物质表面。

2）用水蒸气或惰性气体灌注着火的容器。

3）密闭起火建筑物的空洞等。

（3）冷却法：用水、二氧化碳等降低燃烧区的温度，当其低于可燃物的燃点时，燃烧停止。

（4）抑制法（根据燃烧四面体提出的灭火方法）：使灭火剂参与到燃烧反应中去，它可以销毁燃烧过程中产生的游离基，形成稳定分子或低活性游离基，从而使燃烧反应终止。

（三）燃烧的类型

燃烧按其发生瞬间的特点不同，分为四种类型：闪燃、着火、自燃、爆炸燃烧。

1. 闪燃

闪燃是指易燃或可燃液体挥发出来的蒸气分子与空气混合后,遇火源发生一闪即灭的燃烧现象。发生闪燃现象的最低温度点称为闪点。在消防管理分类上,把闪点小于28℃的液体划为甲类液体,也称为易燃液体;闪点大于28℃、小于60℃的称为乙类液体;闪点大于60℃的称为丙类液体;乙、丙两类液体又统称为可燃液体。从消防角度看,闪点越低的液体,其火灾危险性越大。常见易燃、可燃液体的闪点见表4-1。

表4-1 常见易燃、可燃液体的闪点

液体名称	闪点/℃	液体名称	闪点/℃
汽油	−50	甲苯	4
石油醚	−50	甲醇	9
二硫化碳	−30	乙醇	13
乙醚	−45	醋酸丁酯	13
乙醛	−38	石脑油	25
原油	−35	丁醇	29
丙酮	−18	氯苯	29
辛烷	−16	煤油	38～74
苯	−11	重油	80～130
醋酸乙酯	1	乙二醇	100

2. 着火

着火指可燃物质在空气中受到外界火源或高温的直接作用,开始起火持续燃烧的现象。这个物质开始起火持续燃烧的最低温度点称为燃着火点。物质能被点燃的最低温度称为燃点,也称为火点。在防火和灭火工作中,只要能把温度控制在燃点温度以下,燃烧就不能进行。部分可燃物质的燃点见表4-2。

表4-2 部分可燃物质的燃点

物质名称	燃点/℃	物质名称	燃点/℃
涤纶纤维	390	蜡烛	190
胶布	325	漆布	165
醋酸纤维	320	麻绒	150
松木	250	纸张	130～230
烟叶	222	橡胶	120
豆油	220	赛璐珞	100
棉花	210	灯油	86
硫	207	樟脑	70
布匹	200	松节油	53
麦草	200	黄磷	34

3. 自燃

自燃指可燃物质与其他物质在正常环境中,在未受外来热源影响时,由于物质内部所产生的物理、化学及生物化学过程产生热量,当达到一定的温度时就会发生的燃烧现象。

常见的自燃现象有:堆积草堆的自燃、煤的自燃、化学物质及化学混合物的自燃等。在规定的试验条件下,可燃物质产生自燃的最低温度叫做自燃点。自燃点是判断、评价可燃物质火灾危险性的重要指标之一,自燃点越低,物质的火灾危险性越大。部分可燃物质的自燃点见表4-3。

表4-3 部分可燃物质的自燃点

物质名称	自燃点/℃	物质名称	自燃点/℃
苯	578	桐油	410
丙酮	575	棉花	407
氢	570	木材	400~500
甲烷	537	甘油	393
腈纶纤维	505	柴油	350~380
丙烷	446	乙炔	335
锦纶纤维	442	汽油	255~530
涤纶纤维	440	煤油	240~290
乙醇	414	黄磷	34

4. 爆炸燃烧

爆炸燃烧是指在极短的时间内，由于可燃物和易爆物质发生化学反应而引发的瞬间燃烧，同时生成大量热和气体，并以很大压力向四周扩散的现象。

可燃气体（或蒸气、粉尘）与空气的混合物必须在一定的浓度范围内，遇火源才能发生爆炸燃烧。这个遇火源发生爆炸燃烧的可燃气体浓度范围，称为爆炸浓度极限。爆炸浓度极限可用来评定可燃气体和可燃液体火灾危险性的大小，作为可燃气体分级和确定其火灾危险性类别的标准。远离爆炸上下限区域越大，火灾危险性越大。部分可燃气体、液体蒸气的爆炸浓度极限见表4-4。

表4-4 部分可燃气体、液体蒸气的爆炸浓度极限

物质名称	爆炸范围体积分数		物质名称	爆炸范围体积分数	
	下限	上限		下限	上限
氨	15%	28%	一氧化碳	12.5%	74.2%
甲烷	5.3%	15%	乙醚	1.9%	48%
氢气	4%	75%	丙酮	2%	13%
丙烷	2.1%	9.5%	汽油	1.3%	6%
乙烯	3%	34%	乙醇	3.3%	19%

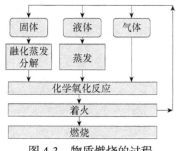

图4-3 物质燃烧的过程

（四）燃烧的过程和形式

液体、固体物质发生燃烧，需要经过分解和蒸发生成气体，然后由这些气体与氧化剂作用发生燃烧；气体物质不需要经过蒸发，可以直接燃烧（图4-3）。按燃烧物形态的不同，可以将燃烧物分为固体燃烧、液体燃烧、气体燃烧。

1. 固体物质的燃烧过程和形式

根据固体物质的组成和结构不同，固体物质的燃烧形式分为表面燃烧、阴燃、分解燃烧、蒸发燃烧。

（1）表面燃烧：可燃物受热不发生热分解和相变，在被加热的表面上吸附氧，从表面开始呈炽热状态的无焰燃烧现象，称为表面燃烧。表面燃烧的过程属于非均相燃烧，特点是表面发红而无火焰。如木炭、焦炭以及铁、铜、铝等的燃烧都属于表面燃烧。表面燃烧速度取决于氧气扩散

到固体表面的速度，并受表面上化学反应速度的影响。

（2）阴燃：某些固体可燃物在空气（氧）不足、加热温度较低或可燃物含水分较多等条件下发生的无火焰、只冒烟的缓慢燃烧现象，称为阴燃。这种燃烧看不见火苗，可持续数天，不易发现。常见易发生阴燃的物质有：成捆堆放的纸张、棉、麻以及大堆垛的煤、草、湿木材等。阴燃和有焰分解燃烧在一定条件下能互相转化。如在密闭或通风不良的场所发生火灾，由于燃烧消耗了氧，氧浓度降低，燃烧速度减慢，分解出的气体量减小，即可由有焰燃烧转为阴燃。阴燃在一定条件下，如果改变通风条件，增加供氧量或可燃物中的水分蒸发到一定程度，也可转变为有焰燃烧。火场上的复燃现象和固体阴燃引起的火灾等，都是阴燃在一定条件下转化为有焰分解燃烧的例子。

（3）分解燃烧：固体由于受热分解而产生可燃气体后发生的有焰燃烧现象，称为分解燃烧。如木材、纸张、棉、麻、毛、丝，以及合成橡胶等的燃烧就属于这类形式。

（4）蒸发燃烧：可熔化的可燃固体受热升华或熔化后蒸发，产生可燃蒸气而发生的有焰燃烧现象，称为蒸发燃烧。发生蒸发燃烧的固体，在燃烧前受热只发生相变，而成分不发生变化。一旦火焰稳定下来，火焰传热给蒸发表面，促使固体不断蒸发或升华燃烧，直至燃尽为止。如硫、钾、磷、沥青、石蜡、松香和热塑性高分子材料等的燃烧就属于这类形式。

2. 液体物质的燃烧过程和形式

易燃、可燃液体在燃烧过程中可直接蒸发分解，生成与液体成分相同的气体，遇氧化剂作用发生燃烧。液体燃烧与固体不同，是逐层加热、逐层燃烧的，化学组成不同，其燃烧过程也不一样。如汽油、乙醇等易燃液体，其化学组成比较简单，沸点较低，在一般情况下就能挥发。一些化学组成较复杂的液体燃烧时，首先逐一蒸发为各种气体组分，而后再燃烧。液体物质的燃烧形式可分为蒸发燃烧、动力燃烧、沸溢燃烧和喷溅燃烧。

（1）蒸发燃烧：易燃、可燃液体在燃烧过程中，并不是液体本身在燃烧，而是液体受热蒸发出来的液体蒸气被分解、氧化达到燃点而燃烧，即蒸发燃烧。蒸发燃烧的燃烧速度，主要取决于液体的蒸发速度，而蒸发速度又取决于液体接受的热量。接受热量越多，蒸发量越大，则燃烧速度越快。液体的蒸发燃烧与可燃气体的燃烧方式相似，也分扩散燃烧和预混燃烧。

（2）动力燃烧：动力燃烧（爆炸）是指燃烧性液体的蒸发、低闪点液雾预先与空气或氧气混合，遇火源产生带有冲击力的燃烧。如雾化汽油、煤油等挥发性较强的烃类在汽缸中的燃烧就属于这种形式。

（3）沸溢燃烧：含水的重质油品（如重油、原油）发生火灾时，由于液体从火焰接受热量产生热波，热波向液体深层移动速度大于线性燃烧速度，而热波的温度（150～310℃）远高于水的沸点（100℃）。因此，热波在向液层深度移动过程中，使油层温度上升，油品黏度降低，油品中的乳化水滴向下沉积的同时受向上运动的热油作用而蒸发成蒸气泡。这种表面包含有油品的气泡，比原来的水体积扩大千倍以上，气泡被油薄膜包围形成大量油泡群，液面上下像开锅一样沸腾，到储罐容纳不下时，油品就会像"跑锅"一样溢出罐外，这种现象称为沸溢燃烧。

（4）喷溅燃烧：重质油品储罐的下部有水垫层时，若发生火灾，由于热波往上传递，如将储罐底部的沉积水的温度加热到汽化温度，则沉积水将变成水蒸气，体积扩大。当形成的蒸气压力达到足以把其上面的油层抬起时，最终将冲破油层并将燃烧着的油滴和包油的油气抛向上空，向四周喷溅燃烧。

3．气体物质的燃烧过程和形式

可燃气体的燃烧不需要向固体、液体物质那样经过熔化、蒸发等相变过程，而在常温常压下就可以任意比例与氧化剂相互扩散混合，完成燃烧反应的准备阶段。气体在燃烧时所需要热量仅用于氧化或分解，或将气体加热到燃点，因此容易燃烧且燃烧速度快。可燃气体的燃烧，必须经过与氧化剂的接触、混合的物理过程和着火或爆炸的剧烈氧化还原反应阶段。

可燃气体的化学组成不同，其燃烧过程和燃烧速度也不同。通常气体物质的燃烧过程可分为扩散燃烧和混合燃烧两种形式。

（1）扩散燃烧：可燃气体或蒸气分子与气体氧化剂（氧气）互相扩散，边混合边燃烧，称为扩散燃烧（也称为稳定燃烧）。在扩散燃烧过程中，其燃烧速度主要取决于可燃气体的喷出速度。气体（蒸气）扩散多少，就烧掉多少。这类燃烧比较稳定，如用燃气做饭、管道及容器泄漏口发生的燃烧、天然气井口发生的井喷燃烧等均属于这种形式。扩散燃烧的特点为扩散火焰不运动，可燃气体与气体氧化剂的混合在可燃气体喷口进行。对于稳定的扩散燃烧，只要控制好，便不至于造成火灾，一旦发生火灾也易扑救。

（2）混合燃烧：可燃气体与助燃气体在容器内或空间中充分扩散混合，其浓度在爆炸范围内，此时遇火源即会发生燃烧，这种燃烧在混合气所分布的空间中快速进行，称为混合燃烧（也叫预混燃烧）。许多火灾、爆炸事故是由混合燃烧引起的，如制气系统检修前不进行置换就烧焊等。

（五）燃烧的产物及其危害

由燃烧或热解作用而产生的全部物质，称为燃烧产物，通常指燃烧生成的气体、热能、烟气等。由燃烧所产生的悬浮在空气中的固体和液体微粒称为烟或烟粒子，含有烟粒子的气体称为烟气或烟雾。燃烧产物按燃烧的完全程度分为完全燃烧产物和不完全燃烧产物。

燃烧产物与灭火工作有着密切的关系。它对灭火工作既有有利的方面，也有不利的方面。

1．有利方面

（1）燃烧产物有阻燃作用　燃烧产物中惰性气体的增加，可使空气中的氧浓度相对减小，燃烧速度也会减慢。如果同时能关闭通风的门窗、孔洞，就会使燃烧速度进一步减慢，直至停止燃烧。

（2）为灭火提供火情依据　消防人员可以根据燃烧产物大致判断燃烧物质的种类、火灾发展阶段、火势蔓延方向等，从而实施正确的扑救方法。例如，白磷的燃烧生成浓白色的烟，并且生成带有大蒜味的三氧化二磷。

2．燃烧产物的危害

火场上最直接的燃烧产物是烟气。一般火灾总是伴随着浓烟滚滚，产生着大量对人体有毒、有害的烟气。可以说发生火灾时对人体最大的威胁是烟。所以认识燃烧产物的危险特性对现实有非常重要的作用。

燃烧产物中有不少为毒性气体，如二氧化硫、氮气、一氧化碳、二氧化碳、碳氢化合物以及氮氧化合物等，对人体有麻醉、窒息、刺激的作用。不仅妨碍人们的正常呼吸和逃生，也给消防人员的灭火工作带来困难。

燃烧产物产生大量高温的热能。人在这种高温、湿热环境中极易被烫伤；且极易造成轰燃或因对流或热辐射引起新的火点，成为火势发展和蔓延的因素。

燃烧产生大量烟雾，影响人的视线。人在浓烟中往往会辨不清方向，给灭火、人员疏散工作带来困难。

第 2 节 火灾的基础知识

火灾是指在时间或空间上失去控制的燃烧所造成的灾害。在各种灾害中，火灾是最经常、最普遍地威胁公众安全和社会发展的主要灾害之一。

火灾案例：嘉利大厦火灾是在 1996 年 11 月 20 日发生的五级大火，造成 41 死 80 伤，是香港在第二次世界大战后最严重的大厦火灾，亦是香港有记录至今死亡人数第六多的火灾。该事件揭露了旧式商住楼宇的防火标准过时与市民防火意识不足的问题。

一、火灾的特点

火灾的发生过程表现为普遍性、随机性、必然性和相似性。火灾随时随地都有可能发生，无法提前预测，但根据火灾的相似性总结经验，可以做到预防火灾。

火灾发生后具有燃烧猛烈、蔓延快、破坏力强、扑救困难、易造成伤亡事故等特点。

火灾一般分为初期增长、充分发展、衰减和熄灭四个阶段。

二、火灾的分类

（一）根据可燃物的类型分类

火灾根据可燃物的类型和燃烧特性，分为 A、B、C、D、E、F 六大类。

A 类火灾：指固体物质火灾。这些固体物质通常具有有机物质的性质，一般在燃烧时能产生灼热的余烬。如木材、干草、煤炭、棉、毛、麻、纸张等火灾。

B 类火灾：指液体或可熔化的固体物质火灾。如煤油、柴油、原油、甲醇、乙醇、沥青、石蜡、塑料等火灾。

C 类火灾：指气体火灾。如煤气、天然气、甲烷、乙烷、丙烷、氢气等火灾。

D 类火灾：指金属火灾。如钾、钠、镁、钛、锆、锂、铝镁合金等火灾。

E 类火灾：指带电火灾，物体带电燃烧的火灾。

F 类火灾：指烹饪器具内的烹饪物（如动植物油脂）火灾。

（二）按公安部标准分类

按照 2007 年 2 月 26 日公安部下发的《关于调整火灾等级标准的通知》，火灾分为特别重大火灾、重大火灾、较大火灾和一般火灾四个等级。

特别重大火灾：指造成 30 人以上死亡，或者 100 人以上重伤，或者 1 亿元以上直接财产损失的火灾。

重大火灾：指造成 10 人以上、30 人以下死亡，或者 50 人以上、100 人以下重伤，或者 5000 万元以上、1 亿元以下直接财产损失的火灾。

较大火灾：指造成 3 人以上、10 人以下死亡，或者 10 人以上、50 人以下重伤，或者 1000 万元以上、5000 万元以下直接财产损失的火灾。

一般火灾：指造成 3 人以下死亡，或者 10 人以下重伤，或者 1000 万元以下直接财产损失的火灾。

注："以上"包括本数，"以下"不包括本数。

✏️ **你说成语 我话消防**　　　　撮 盐 入 火

典故：明·施耐庵《水浒全传》第十三回："为是他性急，撮盐入火，为国家面上只要争气，当先厮杀，以此人都叫他做'急先锋'"。

成语释义：盐一放在火里就爆裂。比喻性子急躁。

消防实用法则：盐与火，油锅起火与水，电器着火与水……都是灭火大忌，切记切记！

三、火灾的危害

（一）造成惨重的财产损失

1993 年 8 月 5 日，深圳市安贸危险物品储运公司清水河化学危险品仓库发生特大爆炸事故。爆炸引起大火，1 小时后着火区又发生第二次强烈爆炸，造成更大范围的破坏和火灾。在扑救过程中，广州、东莞、珠海等地消防队 100 多辆救火车前往增援。经过近千名公安、消防、边防武警和解放军防化兵、医务人员 16 个小时的奋战，8 月 6 日 5 时许，大火终于被扑灭。这起事故造成 15 人死亡、200 多人受伤，其中重伤 25 人，直接经济损失超过 2.5 亿元。

（二）造成更为严重的间接财产损失

现代社会各行各业密切联系，牵一发而动全身。一旦发生重、特大火灾，造成的间接财产损失之大，往往是直接财产损失的数十倍。

1990 年 7 月 3 日，四川省梨子园铁路隧道因油罐车外溢的油气遇到电火花导致爆炸起火。多家单位参加灭火抢险战斗。这起火灾造成的直接财产损失仅 500 万元，但致使铁路运输中断 23 天。26 日全线恢复通车，造成成千上万旅客滞留和许多单位停工待料，间接财产损失难以估算。

（三）造成人员伤亡

2017 年 1～10 月火灾统计数据显示，全国共接报火灾 21.9 万起，死亡 1065 人，伤 679 人，直接财产损失 26.2 亿元。

2010 年 12 月 5 日四川道孚县发生草原火灾，在处理余火时突起大风，导致火灾加剧，致使 15 名战士、5 名群众、2 名林业职工等共 22 人遇难。

1994 年 12 月 28 日，新疆克拉玛依市友谊馆发生火灾。在演出过程中，18 时 20 分左右，舞台纱幕被光柱灯烤燃，火势迅速蔓延至剧厅，各种易燃材料燃烧后产生大量有害气体。由于友谊馆内很多安全门封闭，疏散不及时，最终酿成 325 人死亡、132 人受伤的惨剧。死者中 288 人是学生，另外 37 人是老师、家长和工作人员。

（四）破坏生态

1987 年 5 月 6 日到 6 月 2 日几乎长达一个月的大兴安岭森林特大火灾（图 4-4），起火的直接原因是林场工人在野外吸烟，间接原因是气候条件有利燃烧、可燃物多。人民解放军、森林警察、公安消防人员、广大职工近 10 万军民经过近一个月的殊死搏斗，才将大火扑灭。这场大火致使 200 多人丧生、几百人受伤，火灾破坏了 1000 多万亩林业资源（图 4-5），殃及 1 个县城和 4 个林业镇，破坏的生态平衡需 80 年才能恢复，直接损失 4.5 亿元，间接损失 80 多亿元。

（五）造成不良的社会影响

火灾不仅给国家财产和公民人身、财产带来了巨大损失，还会影响正常的社会秩序、生产秩序、工作秩序、教学科研秩序以及公民的生活秩序。有的会损害国家的声誉；有的还会引起不法分子趁火打劫、造谣生事，造成不良的社会影响等。

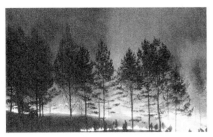
图 4-4　1987 年大兴安岭森林大火

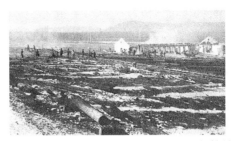
图 4-5　1987 年大兴安岭森林大火之后的情景

2014 年 1 月 11 日凌晨 1 时 37 分左右，香格里拉县独克宗古城发生火灾（图 4-6），共烧毁房屋 343 栋，总受灾户数 246 户，古城最繁华地带变成废墟，部分文物、唐卡及其他佛教文化艺术品被烧毁。千年古城，毁于一炬；历史遗迹，再难复制。

据了解，独克宗古城是中国目前保存最好、最大的藏民居群。古城依山势而建，路面起伏不平，是茶马古道上的重镇，也是马帮进藏后的第一站。

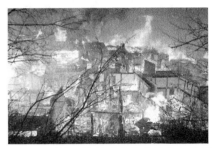
图 4-6　香格里拉县独克宗古城火灾现场

1994 年 11 月 15 日凌晨 1 时许，吉林省吉林市银都夜总会因纵火引起火灾，烧死 2 人，烧毁毗连的市博物馆和图书馆 6 800 平方米，烧毁古文物 32 239 件，世界早期邮票 11 000 枚，黑龙江省送展的 7000 万年以前的大型恐龙化石（长 11 米、高 6.5 米）一具，直接财产损失 671 万元，文物价值难以计算。这起火灾安全事故既造成了难以计算的经济损失，也造成了不良的社会影响。

由此可见，火灾危害性相当严重。我们必须认真贯彻执行"预防为主，防消结合"的消防工作方针，在做好防火工作的同时，在思想上、组织上和物质上积极做好各项灭火准备。一旦发生火灾，能够迅速有效地扑灭火灾，最大限度地减少火灾损失和人员伤亡。

四、校园火灾发生的原因

古语有云："知己知彼，百战不殆。"为了避免学校发生严重的消防安全事故，我们必须弄清学校发生火灾的原因，对症下药，加强学校的消防安全，避免出现严重的消防安全事故。校园火灾发生的主要原因如下：

1. 违规用电导致火灾

在办公室、宿舍内等场所使用大功率电器，会使供电线路过载而发热，加速线路老化而起火。

1998 年 1 月 22 日凌晨 2 时，在济南某医院实习的某医学院学生因用电炉不慎而引起火灾，造成 5 人死亡。

2. 违规使用电器导致火灾

违规使用热得快、充电器、电热毯、电热杯、手机等。

2014 年 12 月 26 日 18：40 分，济南市公安消防支队指挥中心接到报警，山东某大学四号女生宿舍 309 房间发生火灾。火灾原因为学生违规使用热得快烧水时，忘记断电，导致干烧，引发火灾。

2007 年 8 月 11 日，合肥一所高校女生宿舍楼一个寝室突发大火，致寝室内所有衣服、棉被、书籍、床上木板及室内木制品全被烧毁。因扑灭及时，未造成人员伤亡。原因是手机在无人时充电，充电器发热引发火灾。

3．不安全用电行为导致火灾

私拉线路、电线挂衣物、易燃物靠近灯泡、电炉做饭、手机长时间充电等不安全行为引起电气火灾。

2003 年 2 月 11 日，某民族大学 8 号楼的学生宿舍发生火灾，经调查为宿舍内私拉电线所致。

4．违规使用明火导致火灾

如点蜡烛、蚊香、烧废物、吸烟和玩火等不当行为引起火灾。

2001 年 5 月 16 日，广州市的一所寄宿学校发生火灾，造成 8 名正在准备高考的学生死亡，25 人受伤。这起校园火灾惨剧是未熄的烟头引燃一间休息室的沙发引起的。

1997 年 5 月 23 日凌晨 3 时许，云南省富宁县洞波乡某学校学生在蚊帐内点蜡烛看书，不慎碰倒蜡烛引燃蚊帐和衣物引起火灾。火灾烧死学生 21 人、伤 2 人。

5．违反实验室操作规程导致火灾

学生在实验中用火、用电、用危险物品时，若违反规程、使用不当，也能引起火灾。

2006 年 3 月 15 日凌晨左右，某大学化学西楼一实验室内突发爆炸，放置于室内的试管、容器等相继发生连锁爆炸，所幸未造成人员伤亡。

2015 年 4 月 29 日上午，安徽省淮北矿务局某中学的实验室突然发生爆炸，事故造成 3 名教师受伤。

6．学校带电设备出现故障和设施线路老化导致

2017 年 5 月 23 日 12 点左右，北京某大学院内发生起火事故。火情发生后，学校里的义务消防队紧急出动将火扑灭。后查明起火原因为电路故障所致，未造成人员伤亡。

7．购买使用劣质插线板、充电宝、充电器等导致火灾

2003 年 9 月 12 日，某工商大学新宿舍楼三层女生宿舍发生火灾，经查，学生从小商小贩处购得的劣质电池充电器为"罪魁祸首"。

五、学校消防安全教育的意义

（一）加强消防安全教育是法律赋予的重要职责

《中华人民共和国消防法》第六条中规定，教育、人力资源行政主管部门和学校、有关职业培训机构应当将消防知识纳入教育、教学、培训的内容。

（二）开展好消防安全教育是对学生、家庭、社会负责

消防宣传教育是人命关天的大事。5·12 四川汶川大地震中，北川、映秀地区的许多学校成了严重受灾单位，6 万多名遇难者中，学生占了相当的比例。然而，在距离北川不远，同属于重灾区的安县某中学，2200 名学生、上百名老师却无一伤亡，创造了这次特大灾难中的奇迹。在这次地震中，同学们先是在老师指挥下，迅速躲到课桌下。等第一次冲击波过去后，又在老师的指挥下从不同的教学楼、不同的楼层、不同的教室全部冲到操场，以班为单位组织站好，用时仅 1 分 36 秒。虽然地震不是火灾，但对于受灾者在心理反应、逃生意识和自救以及营救他人等思路上都有着相似之处，都是要经过日常不断接受相关教育、培训积累而来。在桑枣中学的墙上写着"责任高于一切，成就源于付出"，这与消防部队在训练中常提的口号"战时少流血，训练多流汗"异曲同工，充分说明消防安全教育培训的重要性和必要性。

（三）学校消防安全教育是社会责任的体现

学生在校期间树立消防安全意识，掌握了基本的消防常识，就具备了自救和救人、防灾和控灾的能力。他们将来走向社会就能够自觉地做好工作岗位上的消防工作，自觉地发现和整改火灾

隐患，自觉地运用知识去教育帮助他人，社会安全得到大大保障，这也正是教育的目的所在。

✎ **你说成语 我话消防**　　　　　　**殃 及 池 鱼**

典故：北齐·杜弼《檄梁文》："但恐楚国亡猿，祸延林木，城门失火，殃及池鱼。"

成语释义：本意为（城门失火）殃及池鱼，比喻跟自己有关系的关联体如果有损失的话，就会伤害到自己。

消防实用法则：灭火切忌事不关己、高高挂起，火烧连营的事情没少发生过。

第3节　火灾的预防

"防范火灾，人人有责""隐患险于明火，防范胜于救灾，责任重于泰山"，这些消防宣传口号让人警醒的同时，也提醒大家要重视火灾预防。

一、电气火灾预防

电气火灾是指由于电气线路、用电设备、器具以及供配电设备出现故障时释放的热能，在具备燃烧条件下引燃本体或其他可燃物而造成的火灾。

在2016年起火原因调查中，电气火灾占比30.40%，位居首位。减少乃至消除电气火灾刻不容缓。电气防火安全措施主要有以下几种：

（1）电气线路设计和设备的选型要科学、合理。

（2）电气线路施工和设备安装要规范，符合规定要求。

（3）要定期开展电气安全检查，及时更换老化的线路，对有故障的设备进行维修。

（4）不准私自接入功率过大和过多的电气设备线路，防止接触电阻过大。

（5）严禁乱接乱拉导线。

（6）定期检查线路熔断器，选用合适的保险丝，不得随意调粗保险丝，更不准用铝线和铜线等代替保险丝。

（7）检查线路上所有连接点是否牢固可靠，要求附近不得存放易燃可燃物品。

（8）照明灯具防护罩完好，不用大功率灯具照明，远离易燃物。

（9）在用电过程中，若突然停电，应将插头拔下，以免复电时长时间通电，电器过热引发火灾。

（10）有条件的单位和家庭应安装一套电气火灾报警监控系统。电气火灾报警监控系统的作用是为用户省电降耗、保护设备、预测隐患、防火减灾。

（11）万一引起火灾事故，应马上将电源切断，防止电气火灾的扩展、蔓延。

（12）电气火灾前，都有一种前兆，要特别引起重视。电线过热首先会烧焦绝缘外皮，散发出一种烧胶皮、烧塑料的难闻气味。所以，当闻到此气味时，应首先想到可能是电气方面原因引起的，如查不到其他原因，应立即拉闸停电，直到查明原因，妥善处理后，才能合闸送电。

二、严禁违规使用明火，预防火灾发生

校园内违规使用明火是导致火灾发生的主要原因之一。学校应严禁违规使用明火，禁止焚烧垃圾，禁止吸烟和玩火。据公安部消防局的通报，2018年1～10月，全国共接报火灾21.9万起。其中，因吸烟引发的火灾有1.5万起，占总数的6.9%。而吸烟所致的火灾大部分集中在宾馆、饭店、办公室、仓库、车间、卧室等多个场所。不当吸烟行为导致的火灾具有隐蔽性、危害性大等

特点。大家非常有必要了解一下吸烟导致火灾方面的知识。

（一）点燃后的香烟具有较高的温度

据测试，点燃后的香烟温度在 700℃左右，一支香烟持续燃烧的时间为 15 分钟左右，时间较长。常见可燃物的自燃点都很低，如纸张、棉、麻及其织物等，其燃点大都在 200～300℃，而香烟点燃后的温度比起这些固体可燃物的燃点温度高出 2～3 倍。因此，未熄灭的烟头足以引起固体可燃物和易燃液体、气体着火。

（二）燃着烟头引发的火灾需无火焰阴燃过程

在一般情况下，燃着的烟头引起的火灾事故要经过一段时间的无火焰阴燃过程。当温度达到物质的燃点时即可燃烧，最后蔓延成灾。在大风天或高氧环境中，其燃烧速度相当快，而且这种情况多数发生在无人注意或发现的地方，往往发现较晚，发现时就已经蔓延成灾。

（三）吸烟和火灾并没有必然的关系

只是吸烟者思想麻痹时，才有可能引起火灾。因此吸烟者养成不随手乱丢烟头的好习惯很有必要。同时，吸烟者还要克服卧床吸烟的坏习惯，尤其是不要靠在床上或沙发上吸烟，这样很容易使人昏然入睡。一旦睡着，烟头自然会掉在衣服、被褥或其他可燃物上，一旦引起火灾，生命财产难以保障。

（四）如放有汽油等可燃液体时更应注意禁烟安全

这些预防措施毕竟是消极被动的，积极有效的措施还是为了国家财产安全和自己身体健康考虑主动戒烟，这样才能从根本上消除吸烟引起的火灾。

✎ **你说成语 我话消防**　　　**死 灰 复 燃**

典故：《史记·韩长孺列传》："狱吏田甲辱安国。安国曰：'死灰独不复燃乎？'"
成语释义：冷灰重新烧了起来。现常比喻已经消灭了的恶势力又重新活动起来。
消防实用法则：死灰不死别走开！每一片沉默的死灰都有一颗复燃的心，叫做"阴燃"！

三、电子设备防火要点

2016 年 5 月 24 日上午 9 点 39 分，江西传媒影视学院宿舍楼 4 楼发生火灾，大火烧毁了起火房间内几乎所有的物品。起火原因是笔记本电脑充电过程中，电池过热起火引燃房间可燃物。

2018 年 2 月 18 日 11 点 51 分，某航空公司航班从哈尔滨起飞前往日本名古屋，起飞半小时后，行李架上一名旅客的行李突然冒烟。后经查明是该旅客的充电宝放在包内，仍然在给电子产品充电，导致充电宝自燃。由于火势不大，经机组人员紧急处置将火扑灭。为排查安全隐患，随后飞机迫降沈阳 5 小时，直到 19 时 35 分，才起飞前往名古屋。

目前各种智能手机、数码相机、摄像机和平板电脑日益普及，各种电子设备耗电量大，充电时间和次数也越来越多。但由于使用方法不当，移动电源也会成为火灾源头。针对电子产品引起的火灾，消防救援人员指出相关注意事项：一是充电完成后，立即停止充电；二是避免长时间充电；三是尽量不用万能充电器代替原装充电器；四是手机充电时不接听电话；五是给电子设备进行充电时，切勿将充电部位覆盖，必须远离可燃物；六是不用劣质的电子产品；七是不在无人监管情况下充电。

四、学校重点部位火灾预防

（一）宿舍火灾预防

学生宿舍（公寓）是学校的防火重点部位之一，学校加强监管的同时要加强消防安全教育，杜绝学生宿舍（公寓）火灾事故的发生。注意事项包括：

（1）定期进行安全检查，严格遵守用电制度，严禁私自乱接电线或擅自变动电源设备，离开宿舍时要切断所有电源。

（2）严禁在楼内焚烧杂物，不要吸烟、玩火、点蚊香和蜡烛等。

（3）严禁携带易燃易爆和危险化学品进入宿舍。

（4）严禁使用热得快、电热毯、电炉、酒精炉、煤油炉等。

（5）严禁明火照明，灯泡照明不得用可燃物作灯罩，床头灯宜用冷光源灯管。

（6）不得人为损坏灭火器材和消防设施。

（7）不得将充电宝搁置在衣物柜和被褥内。

（8）不得占用和堵塞疏散通道。

（9）一旦发生火险火情，立即拨打报警电话，同时采取有效措施迅速切断火源；使用灭火器具进行灭火自救，防止火势蔓延扩大；组织学生有序撤离，防止发生拥挤踩踏事故。

（二）实验室火灾预防措施

（1）定期进行安全检查，防止电线老化或超载工作引发火灾。

（2）按规定配备消防器具。

（3）工作人员能熟练使用消防器具。

（4）实验药品和器材按规定有序存放。

（5）每次实验前，指导老师必须事先对实验项目和操作规程进行详细说明，并全程跟踪实验过程。

（6）实验结束后，指导老师应及时清理残留药品，防止药品发生自燃等。

（7）一旦发生火险，要保持镇静，现场立即采取果断措施，迅速切断火源，并用自备的灭火工具进行灭火，防止火势蔓延扩大。

（8）维护现场秩序，组织学生有序撤离，防止在疏散过程中发生拥挤踩踏事故。

（三）图书馆火灾预防

（1）定期检修线路设施，防止电线老化，严禁使用大功率电器，防止超负荷用电造成短路引起火灾。

（2）严格控制进馆人数，始终保持疏散通道的畅通。

（3）不得携带易燃易爆和危险化学品进入图书馆。

（4）不得在图书馆吸烟、乱扔烟头或使用明火。

（5）按规定配备灭火器具和消防设施。

（6）工作人员能熟练使用灭火器具。

（7）一旦发生火险火情，现场工作人员要立即采取果断措施，迅速切断火源，使用自备灭火器具进行灭火自救，防止火势蔓延扩大。

（8）稳定现场师生情绪，组织学生有序撤离，防止发生拥挤踩踏事故。

（四）校内外实习实训基地的火灾预防

大学生在顶岗实习阶段主要围绕"完善制度，七个到位"开展好消防安全教育：消防安全制度完善；制度落实到位；消防器材配置到位；宣传教育到位；安全培训到位；化学品安全管理到位；技术防范措施到位；火源监管到位。

（五）办公室火灾预防

（1）使用多用插板时，切忌插用电器过多，以免插板用电超载发热失火。

（2）不得违规使用大功率电器，避免电流过载导致不测。

（3）电器不使用时及时拔离电源。

（4）电脑长时间不用时，设置自动"休眠"降低电脑功耗，避免产生火灾隐患；外出时应随手关闭电脑，且关闭插板的每个独立开关。

（5）下班时养成随手切断室内电源的习惯。

（6）下班后，要将电气设备电源插头拔掉或将电源开关关掉，这样既安全又省电。

（7）手机、相机、平板电脑等电子设备充电完成应立即切断电源，严禁在无人时和下班后充电。

（8）禁止在办公室内焚烧纸张和杂物，禁止抽烟和玩火等。

（六）学校公共场所火灾预防

（1）清醒认识公共场所的火灾危险性，提高消防安全意识。

（2）严格遵守公共场所的防火规定，禁止一切不利于防火的行为。

（3）进入公共场所时，熟悉防火疏散通道和安全出口。

（4）善于及时发现初起火灾，做出准确判断，及时扑救，形成蔓延的要立即疏散逃生。

（5）要具有见义智为的精神，及时帮助遭受伤害的人员迅速撤离、脱险。

五、家庭火灾预防

据统计，2017年1至10月，全国共接报火灾21.9万起，亡1065人，伤679人，已核直接财产损失26.2亿元。从场所看，住宅火灾占总数的43.5%，伤亡人数最多。从数据来看，家庭火灾严重危害人民家庭幸福安康，学习家庭火灾防范知识应该作为家庭安全必修课。家庭火灾发生原因如下。

（一）燃烧蜡烛、蚊香等

蜡烛在燃烧过程中容易变软、走形，燃点高，蜡烛助燃，非常容易引燃周围的木制品。蚊香燃点高，遇易燃物容易着火。

2016年8月19日凌晨，海南受台风影响，普降暴雨，海口电网部分线路受到影响致多地停电，一男子因点蜡烛疏忽大意导致火灾发生，房主2岁的儿子不幸遇难。

现在照明工具种类很多，安全可靠，效果好，可以尽量不使用蜡烛；如果使用蜡烛，注意做好固定，做到人走烛灭。睡前务必吹灭蜡烛，蚊香要放置磁盘、铁盘内，周围不放易燃物，确保安全。

（二）玩火

有人喜欢玩火取乐，但在玩火的同时，往往忽视了其危害，极易引起火灾。

2017年6月25日上午10时38分，贵州省遵义市新蒲新区某楼房23楼发生火灾。当地消防部门接到报警后，立即出动4辆水罐消防车和15名消防人员赶赴现场，30分钟后大火被成功扑灭。后经消防部门调查，该起火灾原因是家中有人在卧室玩火。

提高安全防火意识，杜绝玩火行为，才能远离火灾。

（三）吸烟

如果在床上吸烟，烟头掉落极易引燃床单，引发火灾事故。

2013年11月11日，北京市房山区某小区的84岁老人李某所租住的一楼房间突发火灾。火灾导致老人死亡并殃及住在三楼的邻居张某家，张某的妻女被烟熏致死，张某也住院治疗。火灾原因是死者李某因卧床吸烟不慎引燃床上被褥，并蔓延成火灾。

吸烟可引发火灾。不要在床上或有易燃物的地方吸烟，烟头完全熄灭后再扔掉。

（四）堆放杂物

不少家庭为了节省空间，将杂物随意堆放在楼梯、走道、阳台等狭窄的空间内。如果有明火或者电线短路引发火灾时，这些杂物将成为助燃物，加速火灾蔓延。

2016 年 8 月 26 日上午 9 时 30 分，兰州市七里河区兰工坪瑞兴园北区某楼 13 层一居民家中突然起火。有住户反映，失火的住宅阳台上堆满了纸板等杂物，幸好发现及时，不然后果不堪设想。

家中杂物应当进行分类，可燃、易燃物品应包装后堆放在地下室或者离建筑较远、空旷的地方，确保此类物品不会接触到明火。居室杂物要定期清理。

（五）使用取暖工具

电暖气、"小太阳"等在人们入睡以后或无人看管时，能够引燃可燃物。

2016 年 1 月 2 日下午，九江县港口街镇一名 2 岁小孩的爷爷将睡着的孩子独自留在房间的摇篮里，去了邻居家。摇篮旁的取暖器过热点燃了被子，引发火灾，等家人发现的时候，小孩已不幸命丧火场。

取暖工具要远离衣物、床褥等易燃物品，不要随意延长接线。

（六）厨房烹煮

厨房烹煮在无人照看的情况下非常容易起火，而且会迅速殃及周围的易燃物。

2016 年 4 月 4 日下午，海口市秀英村一平房发生火灾，起因是住户在煮饭的时候外出，煤气炉烧着周边可燃物品而引发火灾。

炒菜做饭时不离开厨房；炉灶周围不要放置可燃物；如果热油发生燃烧，直接用锅盖罩住灭火，同时关闭天然气、液化气阀门，用灭火器扑灭余火。

（七）电气故障

超负荷的电路、短路都能产生火花，足以引燃木头、地毯甚至包裹电线的绝缘层。线路发烫、出现异味都是超负荷的迹象。

2017 年 11 月 18 日 18 时许，北京市大兴区西红门镇新建村新康东路 8 号某自建房发生火灾，造成 19 人死亡、8 人受伤。起火原因是埋在地下 3 号冷库间墙面聚氨酯保温材料内的电气线路故障。

配电箱、线路、插排等符合设计规范和质量标准；请专业人员定期检查家中线路有无老化、损坏、漏电等隐患；检查家中所有的电器功率之和是否过高。

（八）家电负荷过大

随着生活水平的提高，家用电器越来越多，电视、空调、电脑、手机、电饭煲、电熨斗、电暖气等应有尽有。但很多人对家用电器的负荷大小不清楚，长时间、多种类的家用电器共同使用排插，用完后不及时拔下插头，时间过长造成线路负荷过大而燃烧，严重威胁着生命财产安全。这是很多家庭存在的问题，也是很多家庭忽视的问题。

2013 年 12 月 15 日上午，通州区西集镇附近发生火灾。据女户主透露，在起火的房屋内堆放了大量杂物，并且在杂物周围还有一个小型取暖设备。消防人员调查认定是取暖设备过热引燃了杂物，酿成火灾。

各种家用电器首先应该根据不同负荷大小分类使用。其次，使用大功率电器时应当和小功率电器分开插线。最后，电器使用完毕应当及时拔掉电源，旧家电及时维修更换。

典故：东汉·班固《汉书·贾谊传》："夫抱火厝之积薪之下，而寝其上，火未及燃，因谓之安，方今之势，何以异此。"

成语释义：把火放到柴堆下面。比喻潜藏着很大的危险。

消防实用法则：发现火灾隐患要及时处理，或拨打电话"119"，举报火灾隐患。埋伏着的火灾隐患犹如定时炸弹，比火灾本身更可怕。

第4节　消防器材

一、常用灭火器材和工具

（一）简易灭火工具

人们在日常生活、生产中使用的一些工具、用具和器具，例如铁锹、铁桶、塑料桶、扫帚、脸盆、被褥、草袋、麻袋、斧子、梯子等，都可作为扑救火灾的简便器材。这些器材取之方便、用之简单，只要使用方法得当就能有效灭火。但是有些器材平时应有所准备，火灾时才能迅速用得上，如斧子、梯子、沙箱、铁锹等，最好将它们置于专门的消防器材存放点（棚、室），以备不时之需。

对一般的地面固体物品初起火苗，人们可用扫帚、树枝扑打灭火，或用铁锹挖土覆盖、掩埋灭火，或用盆、水桶取水泼洒灭火，或用某种覆盖物（被褥、草袋、麻袋等）用水浇湿后用捂盖方法灭火。对流散于地面的油类火，可用铁锹挖土或用沙箱里的沙子进行压灭。液化石油气罐的角阀或胶管漏气着火，撒上一把干粉即可扑灭。总之，对付初起小火，应视着火物的性质、形状和地点，取用相应的工具或器材，用恰当的方法就可将其扑灭。

典故：西汉·司马迁《史记·魏世家》："且夫以地事秦，譬犹抱薪救火，薪不尽，火不灭。"

成语释义：抱着柴草去救火。比喻想消灭灾害，反而使灾害扩大。

消防实用法则：切忌慌乱之中用易燃物去扑火，否则火势不减反增。

（二）常见消防器材

消防器材是指用于灭火、防火以及火灾事故的器材。在各个公共场所、住宅都配备消防器材。

灭火器，具体包含干粉灭火器、二氧化碳灭火器、家用灭火器、车用灭火器、森林灭火器、不锈钢灭火器、水系灭火器、悬挂灭火器、枪式灭火器、灭火器箱、灭火器挂架等。

消火栓，包括室内消火栓系统和室外消火栓系统。室内消火栓系统包括室内消火栓、水带、水枪；室外消火栓包括地上和地下两大类消火栓。

破拆工具类，包括消防斧、切割工具等。

消防系统类，如火灾自动报警系统、自动喷水灭火系统、防排烟系统、防火分隔系统、消防广播系统、气体灭火系统、应急疏散系统等。

二、灭火剂及其适用范围

能够用来有效地破坏燃烧条件、中止燃烧的物质叫做灭火剂，简言之，可以用来灭火的物质称为灭火剂。

现代使用的灭火剂种类繁多。常用的灭火剂有水、泡沫、二氧化碳、干粉、卤代烷等。

灭火剂是通过灭火设备和器材来施放或喷射的。采用某种灭火剂扑救火灾时，灭火成效往往不是某一种灭火作用的结果，而是几种灭火作用的结果。但是，必定有一种灭火作用是主导的。

为了有效扑救火灾，必须根据燃烧物质的性质和火灾发展情况，正确选择灭火剂，保障提供数量足够的灭火剂。

三、常用灭火器介绍

灭火器是一种轻便的灭火器具，用来扑救初起火灾。灭火器内储有灭火剂，灭火剂依靠驱动力由灭火器喷出，驱动力来源因灭火器不同而不同。灭火器能扑救什么物质火灾，取决于器内所装的灭火剂。

灭火器种类繁多，规格不一。灭火器按所使用的灭火剂划分或命名的有：水基型灭火器、酸碱灭火器、化学泡沫灭火器、空气泡沫灭火器、二氧化碳灭火器、干粉灭火器、卤代烷灭火器等；按移动方式划分或命名的主要有：手提式灭火器（图 4-7）、推车式灭火器等。

我国灭火器的型号是按照《消防产品型号编制方法》的规定编制的。它由类、组、特征代号及主要参数几部分组成。类、组、特征代号用大写汉语拼音字母表示。一般编在型号首位，是灭火器本身的代号，通常用 M 表示。灭火剂代号编在型号第二位：P 指泡沫灭火剂、酸碱灭火剂；F 指干粉灭火剂；T 指二氧化碳灭火剂；SQ 指清水灭火剂。形式号编在型号中的第三位，是各类灭火器结构特征的代号。目前我国灭火器的结构特征有手提式（包括手轮式）、推车式、鸭嘴式、舟车式、背负式五种，其中型号分别用 S、T、Z、Z、B 表示。

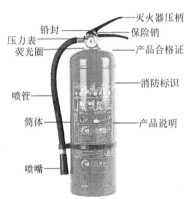

图 4-7　手提式灭火器

灭火器压柄
铅封
保险销
压力表
荧光圈
产品合格证
消防标识
喷管
筒体
产品说明
喷嘴

灭火器上的 A、B、C、D 分别代表火灾的类型：A 类火灾指固体物质火灾，如木料、布料、纸张、橡胶、塑料等燃烧形成的火灾；B 类火灾指液体火灾和可熔化的固体物质火灾，如可燃易燃液体和沥青、石蜡等燃烧形成的火灾；C 类火灾指气体火灾，如煤气、天然气、甲烷、氢气等燃烧形成的火灾；D 类火灾指金属火灾，如钾、钠、镁等金属燃烧形成的火灾。

（一）二氧化碳灭火器

二氧化碳灭火剂是一种具有一百多年历史的灭火剂，价格低廉，获取、制备容易，二氧化碳具有较高的密度，约为空气的 1.5 倍。

灭火原理：在加压时将液态二氧化碳压缩在小钢瓶中，灭火时再将其喷出，有降温和隔绝空气的作用，主要依靠窒息作用和部分冷却作用灭火。

适用范围：二氧化碳灭火器适用于 A、B、C 类火灾，不适用于金属火灾。该灭火器有流动性好、喷射率高、不腐蚀容器和不易变质等优良性能，可用来扑灭图书、档案、贵重设备、精密仪器和 600 伏以下电气设备及油类的初起火灾。该灭火器适用于扑救 B 类火灾（如煤油、柴油、原油、甲醇、乙醇、沥青、石蜡等火灾）、C 类火灾（如煤气、天然气、甲烷、乙烷、丙烷、氢气等火灾）、物体带电燃烧的火灾。

使用方法：先拔出保险销，再压合压柄，将喷嘴对准火焰根部喷射（图 4-8）。

注意事项：使用时要尽量防止皮肤因直接接触筒体和喷管而造成冻伤。扑救电气火灾时，如果

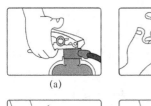

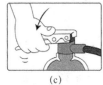
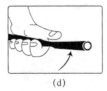

图 4-8　手提式灭火器的使用方法

（a）提起灭火器；（b）拔下保险销；（c）用力压下手柄；（d）对准火源根部扫射

电压超过 600 伏，切记要先切断电源后再灭火。扑救棉麻、纺织品火灾时，应注意防止复燃。由于二氧化碳灭火器灭火后不留痕迹，因此也适宜扑救家用电器火灾。

（二）干粉灭火器

干粉灭火器是一种常见的灭火器，按照充装干粉灭火剂的种类可以分为普通干粉灭火器和超细干粉灭火器。干粉灭火器内充装的主要是磷酸铵盐干粉灭火剂。磷酸铵盐干粉灭火剂是一种在消防中得到广泛应用的灭火剂，且主要用于灭火器中。除扑救金属火灾的专用干粉化学灭火剂外，干粉灭火剂一般分为 BC 干粉灭火剂（碳酸氢钠等）和 ABC 干粉灭火剂（磷酸铵盐等）两大类，可有效扑救初起火灾。

灭火原理：一是靠干粉中的无机盐的挥发性分解物，与燃烧过程中燃料所产生的自由基或活性基团发生化学抑制和负催化作用，使燃烧的链反应中断而灭火；二是靠干粉的粉末落在可燃物表面外，发生化学反应，并在高温作用下形成一层玻璃状覆盖层，从而隔绝氧，进而窒息灭火。另外，还有部分稀释氧和冷却作用。

适用范围：干粉灭火器可扑灭一般火灾，还可扑灭油、气等燃烧引起的失火。主要用于扑救石油、有机溶剂等易燃液体、可燃气体和电气设备的初期火灾。

使用方法：干粉灭火器最常用的开启方法为压把法。将灭火器提到距火源适当位置后，先上下颠倒几次，使筒内的干粉松动，然后让喷嘴对准燃烧最猛烈处，拔去保险销，压下压把，灭火剂便会喷出灭火。开启干粉灭火棒时，左手握住其中部，将喷嘴对准火焰根部，右手拔掉保险卡，旋转开启旋钮，打开贮气瓶，滞时 1～4 秒，干粉便会喷出灭火。

使用注意：使用干粉灭火器扑救固体可燃物火灾时，应对准燃烧最猛烈处喷射，并上下、左右扫射。如条件许可，使用者可提着灭火器沿着燃烧物的四周边走边喷，使干粉灭火剂均匀地喷在燃烧物的表面，直至将火焰全部扑灭。

推车式干粉灭火器的使用方法与手提式干粉灭火器的使用方法相同。

存放要点：

1. 干粉储存容器

干粉灭火系统储存装置宜由干粉储存容器、容器阀、安全泄压装置，驱动气体储瓶、瓶头阀，集流管、减压阀、压力报警及控制装置等组成。并应符合下列规定：

（1）干粉储存容器应符合国家现行标准《压力容器安全技术监察规程》的规定；驱动气体储瓶及其充装系数应符合国家现行标准《气瓶安全监察规定》的规定。

（2）干粉储存容器设计压力可取 1.6 MPa 或 2.5 MPa 压力级，其干粉灭火剂的装量系数不应大于 0.85，其增压时间不应大于 30 秒。

（3）安全泄压装置的动作压力及额定排放量应按现行国家标准 GB 16668—2010《干粉灭火系统及部件通用技术条件》执行。

（4）干粉储存容器应满足驱动气体系数、干粉储存量、输出容器阀出口干粉输送速率和压力的要求。

2. 驱动气体

驱动气体应选用惰性气体，宜选用氮气；二氧化碳含水率不应大于 0.015%（m/m），其他气体不得大于 0.006%（m/m）；驱动压力不得大于干粉储存容器的最高工作压力，否则易引发安全事故。

3. 储存装置的布置原则

干粉灭火系统储存装置的布置应方便检查和维护，并宜避免阳光直射。其环境温度应为−20～50℃。

4. 专用储存装置间的设置规定

干粉灭火系统储存装置宜设在专用的储存装置间内。专用储存装置间的设置应符合下列规定：

（1）应靠近防护区，出口应直接通向室外或疏散通道。

（2）耐火等级不应低于二级。

（3）宜保持干燥和良好通风，并应设应急照明灯具。

5. 使用安全围栏

当采取防湿、防冻、防火等措施后，局部应用灭火系统的储存装置可设置在固定的安全围栏内。

干粉灭火器发挥着重要的灭火功能，一旦发生火灾，可以帮助人们有效控制火势蔓延，快速灭火。干粉灭火器主要是采用干粉灭火剂，其包含惰性填料、疏水成分、活性灭火成分等物质，灭火效果较好。干粉灭火器在日常使用过程中非常普遍、方便，具有较高的安全性和稳定性，因此应针对干粉灭火器存在的质量问题，采取科学有效的管理和维护措施，完善干粉灭火器管理制度，不断提高干粉灭火器的安全性和可靠性。

（三）水基型灭火器

水基型灭火器是一种适用于扑救固体或非水溶性液体的初起火灾、带电设备火灾的灭火器。该类型灭火器广泛应用于油田、油库、轮船、工厂、商店等场所，是预防火灾发生、保障人民生命财产的必备消防装备。

灭火原理：属物理灭火机制。药剂可在可燃物表面形成并扩展一层薄水膜，使可燃物与空气隔离，实现灭火。经雾化喷嘴，喷射出细水雾，漫布火场并蒸发热量，迅速降低火场温度，同时降低燃烧区空气中氧的浓度，防止复燃。抗复燃性好，是水基型灭火器的一大优点。

扑救火灾类型：除可燃金属火灾外全部可以扑救，并可绝缘 36 kV 电，是扑救电器火灾的最佳选择。

其他用途：除了灭火之外，水雾型灭火器还可以用于火场自救。在起火时，将水雾灭火器中的药剂喷在身上，并涂抹于头上，可以使自己在普通火灾中完全免除火焰伤害，在高温火场中可最大限度地减轻烧伤。

水基型灭火器的优点：

（1）泡沫灭火剂、水系灭火剂系列产品，无毒害、无腐蚀性、无刺激性气味、无污染，具有100%生物降解物性，且不含消耗大气臭氧层物质，是高效环保型灭火剂。

（2）易清洗。

（3）对人体具有一定的抗烧伤能力且无毒副作用。

（4）水基型系列灭火器，具有喷射距离远，灭火效率高，抗复燃能力强的优点。

2008 年，我国开始推广新的水基型水雾灭火器，是目前最理想的消防产品。

四、灭火器的配置

灭火器配置数量要满足灭火要求；方便取用，无障碍；不得影响安全疏散；设置稳固，位置醒目，铭牌朝外；在室外的灭火器应有保护措施；环境要求干燥通风、温度适宜、无腐蚀性气体、安全防盗。

值得注意的是，在同一个灭火场所，如果现场的灭火器是不同类型的，应该采用灭火剂可以相容的灭火器。如果火灾的类型不同，则应该选择通用性的灭火器。

✎ **你说成语 我话消防**　　　　　远水不救近火

典故：《韩非子·说林上》："失火而取水于海，海水虽多，火必不灭矣，远水不救近火也。"

成语释义：远处的水救不了近处的火。形容费时的方法解决不了当前的问题。

消防实用原则：保护好消防栓！避免发生火灾时，身边的消防栓无水可取，从其他地方取水救火耽误了最佳时机。

五、火灾消防报警控制器

学校为了保证在校师生的人身安全，预防校园火灾的出现，很多学校都会在实验室、图书馆、教学楼、办公楼、学生宿舍以及食堂安装防火报警器，这样可以在出现火情的时候及时预警，不但可以让在校师生及时撤离，也可以给救火留下关键的时间。

（一）火灾报警控制器

火灾报警控制器主要用来接收火警、故障、反馈等信息，是火灾自动报警系统的心脏，可向探测器供电，具有下述功能。

（1）用来接收火灾信号并启动火灾报警装置。该设备也可用来指示着火部位和记录有关信息。

（2）能通过火警发送装置启动火灾报警信号或通过自动消防灭火控制装置启动自动灭火设备和消防联动控制设备。

（3）自动监视系统的正确运行和对特定故障给出声、光报警。

（二）火灾报警控制器功能介绍

1. 火灾探测器

火灾探测器（图4-9）具体包括感温火灾探测器、感烟火灾探测器、复合式感烟感温火灾探测器、紫外火焰火灾探测器、可燃气体火灾探测器、红外对射火灾探测器。它是消防

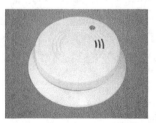

火灾自动报警系统中对现场进行探查、发现火灾的设备。火灾探测器是系统的"感觉器官"，它的作用是监视环境中有没有火灾的发生。一旦有了火情，就将火灾的特征物理量，如温度、烟雾、气体和辐射光强等转换成电信号，并立即动作向火灾报警控制器发送报警信号。

图4-9　火灾探测器

2. 报警按钮

报警按钮包括手动火灾报警按钮（图4-10）、消火栓按钮（图4-11）。

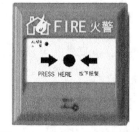

图4-10　手动火灾报警按钮

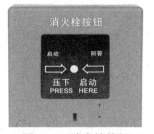

图4-11　消火栓按钮

手动火灾报警按钮是火灾报警系统中的一个设备类型。当发生火灾时，发现火情人员可手动按下报警按钮，报告火灾信号。正常情况下，当手动火灾报警按钮报警时，火灾发生的概率比火灾探测器要大得多，几乎没有误报的可能。因为手动火灾报警按钮的报警触发条件是必须人工按下按钮启动。按下手动报警按钮的时候讨 3～5 秒手动报警按钮上的火警确认灯会点亮，这个状态灯表示火灾报警控制器已经收到火警信号，并且确认了现场位置。

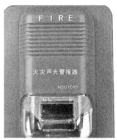

图 4-12　报警器

消火栓按钮一般放置于消火栓箱内，其表面装有一个按片，当发生火灾时可直接按下按片，此时消火栓按钮的红色启动指示灯亮，通过连接的一些外部电路便可以实现启动消防泵的功能。

3．报警器

报警器（图 4-12）包括火灾声报警器、火灾光报警器、火灾声光报警器，

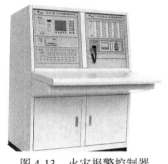

图 4-13　火灾报警控制器

是一种为防止或预防某事件发生所造成的后果，以声音、光、气压等形式来提醒或警示人们应当采取某种行动的电子产品。

4．火灾报警控制器

火灾报警控制器（图 4-13）是火灾自动报警系统的心脏，可向探测器供电，具有下述功能：

（1）用来接收火灾信号并启动火灾报警装置。该设备也可用来指示着火部位和记录有关信息。

（2）能通过火警发送装置启动火灾报警信号或通过自动消防灭火控制装置启动自动灭火设备和消防联动控制设备。

（3）自动监视系统的正确运行和对特定故障给出声、光报警。

第 5 节　消防安全标志

一、消防安全标志

消防安全标志由安全色、边框、以图像为主要特征的图形符号或文字构成的标志，用以表达与消防有关的安全信息。

根据最新国家标准 GB 13495.1—2015《消防安全标志第 1 部分：标志》，消防安全标志在几何形状、安全色及对比色、图形符号色等方面有明确要求，具体见表 4-5。

表 4-5　消防安全标志的几何形状、安全色及对比色、图形符号色的含义

几何形状	安全色	安全色的对比色	图形符号色	含义
正方形	红色	白色	白色	标示消防设施（如火灾报警装置和灭火设备）
正方形	绿色	白色	白色	提示安全状况（如紧急疏散逃生）
带斜杠的圆形	红色	白色	黑色	表示禁止
等边三角形	黄色	黑色	黑色	表示警告

二、消防安全标志的分类

消防安全标志根据其功能可分为以下几类：火灾报警装置标志（图 4-14）、紧急疏散逃生标

志（图 4-15）、灭火设备标志（图 4-16）、禁止和警告标志（图 4-17）、方向辅助标志（图 4-18）等。

消防按钮
FIRE CALL POINT

标示火灾报警按钮和消防设备启动按钮的位置

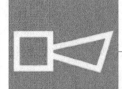
发声警报器
FIRE ALARM

标示发声警报器的位置

火警电话
FIRE ALARM TELEPHONE

标示火警电话的位置和号码

图 4-14　火灾报警装置标志图

推开
PUSH

提示门的推开方向

滑动开门
SLIDE

提示滑动门的位置及方向

拉开
PULL

提示门的拉开方向

击碎板面
BREAK TO OBTAIN ACCESS

提示需击碎板面才能取到钥匙、工具，操作应急设备或开启紧急逃生出口

安全出口
EXIT

提示通往安全场所的疏散出口

逃生梯
ESCAPE LADDER

提示固定安装的逃生梯的位置

图 4-15　紧急疏散逃生标志图

灭火设备
FIRE-FIGHTING EQUIPMENT

标示灭火设备集中摆放的位置

手提式灭火器
PORTABLE FIRE EXTIN-GUSHER

标示手提式灭火器的位置

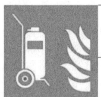
推车式灭火器
WHEELED FIRE EXTINGUSHER

标示推车式灭火器的位置

消防软管卷盘
FIRE HOSE REEL

标示消防软管卷盘、消防栓箱、消防水带的位置

地下消火栓
UNDERGROUND FIRE HYDRANT

标示地下消火栓的位置

地上消火栓
OVERGROUND FIRE HYDRANT

标示地上消火栓的位置

消防水泵接合器
SIAMESE CONNECTION

标示消防水泵接合器的位置

图 4-16　灭火设备标志图

禁止吸烟
NO SMOKING

表示禁止吸烟

禁止烟火
NO BURNING

表示禁止吸烟
或各种形式的
明火

禁止放易燃物
NO FLAMMABLE
MATERIALS

表示禁止存放易
燃物

禁止燃放鞭炮
NO FIREWORKS

表示禁止燃放鞭炮
或焰火

禁止用水灭火
DO NOT EXTINGU-
SH WITH WATER

表示禁止用水作灭
火剂或用水灭火

禁止阻塞
DO NOT
OBSTRUCT

表示禁止阻塞的
指定区域（如疏
散通道）

禁止锁闭
DO NOT
LOCK

表示禁止锁
闭的指定部
位（如疏散
通道和安全
出口的门）

当心易燃物
WARNING FL-
AMMABLE
MATERIALS

警示来自易燃
物质的危险

当心氧化物
WARNING OXIDI-
ZING SUBSTAN-
CE

警示来自氧化
物的危险

当心爆炸物
WARNING EXPL-
OSIVE MATERI-
ALS

警示来自爆炸
物的危险，在
爆炸物附近或
处置爆炸物时
应当心

图 4-17　禁止和警告标志图

疏散方向
DIRECTION OF
ESCAPE

指示安全出口
的方向

火灾报警装置或灭火设备的方位
DIRECTION OF FIRE ALARM DEVICE
OR FIREFIGHTING EQUIPMENT

指示火灾报警装置或灭火设备的方位

图 4-18　方向辅助标志图

✎ **你说成语 我话消防**　　　　　　　**杯 水 车 薪**

典故：《孟子·告子上》载"仁之胜不仁也，犹水胜火。今之为仁，犹以一杯械一车薪之火也；不熄，则谓之水不胜火。此又与不仁之甚者也，亦终必亡而已矣。"

成语释义：用一杯水去救一车着了火的柴草，比喻力量太小，解决不了问题。

消防实用原则：火灾发生时，及时拨打"119"！要知道，消防队的力量不止杯水！

第6节　火灾报警

"报警早，损失少""边报警，边扑救"，这是人们在同火灾做斗争中总结出来的宝贵的经验。正确的火灾报警方法如下所述。

一、向消防指挥中心报警

火警电话：119；医疗急救电话：120。

报警时要讲清着火单位所在区县、街道门牌号。

要讲清楚着火物品、楼层和火势大小，以便消防部门调出相应的消防车辆。

说清楚报警人的姓名和使用的电话号码。

要注意听清消防队的询问，正确简洁地予以回答，待对方明确说明可以挂断电话时，方可挂断电话。

报警后要派人到路口等候消防车，指示消防车快速到达起火地点。

二、向周围的人报警

向周围的人报警，对于周围受到起火威胁的人更重要。发生火灾后，往往是虽已经向消防队报警了，但周围的人还不知道，耽误逃生最佳时机，结果造成不必要的伤亡，教训十分惨痛。向周围人的报警时应注意：

（1）按下最近的几个火灾报警按钮。

（2）启动自动报警装置或系统报警。

（3）喊叫、打内线电话、敲门等，也是有效的办法。

（4）注意先喊着火楼层本层和上层的人员，优先告诉他们，而不是领导。

（5）喊人的时候要注意语气和方式方法，避免引起混乱和拥挤踩踏。

（6）在商场、宾馆等公共场所，可用消防控制室配备的应急广播通知大家。

第7节　初期火灾的扑救

初期火灾一般指发生火灾几分钟之内的初起火灾。在火灾的初起阶段，明显特征是初起烟雾大，可燃物质燃烧面积小、火焰不高、热辐射不强、火势发展比较缓慢，这个阶段是灭火的最好时机。如发现及时，方法得当，用较少的人力和简单的灭火器材就能很快地把火扑灭。

一、扑救初期火灾的原则

无论是义务消防人员，还是专职消防人员，或是一般居民群众，扑救初期火灾的基本对策与原则是一致的。扑救火灾必须遵循的原则为：先控制，后灭火；先救人，同灭火；先重点，后一般；防烟气，防高热；听指挥，讲协同。

（一）"先控制，后灭火"原则

"先控制，后灭火"是相对于不可能立即扑灭的火灾而言的。对于能一举扑灭的小火，要抓住战机迅速消灭。当火势较大，灭火力量相对较弱，不能立即扑灭时，要把主要力量放在控制火势发展或防止爆炸、液燃物泄漏等危险情况的发生上，防止火势扩大，为消灭火灾创造条件。

"先控制，后灭火"在灭火过程中是紧密相连、不能截然分开的。特别是对于扑救初期火灾来说，控制火势发展与消灭火灾，二者没有根本的界限，几乎是同时进行的。应该根据火势情况与本身力量灵活运用这一原则。

（二）"先救人，同灭火"原则

"先救人，同灭火"原则，是指火场上如果有人受到火势威胁，各单位消防人员、保安员及在场群众的首要任务就是把被火围困的人员抢救出来。根据火场情况，有时先救人后灭火，有时为救人先灭火，有时救人与灭火同时进行。

（三）"先重点，后一般"原则

"先重点，后一般"原则是指在扑救初期火灾时，要全面了解并认真分析火场情况，区别重点与一般，对事关全局或生命安全的物资和人员要优先抢救，之后再抢救一般物资。人和物相比，保护人是重点；贵重物资和一般物资相比，保护和抢救贵重物资是重点；有爆炸、毒害、倒塌危险的方面与其他方面相比，应以危险的方面为主；易燃可燃物集中区域与一般固体物资区域相比，前者是保护重点；控制火势蔓延的方向应以控制受火势威胁最大的方向为重点；要害部位与其他部位相比，要害部位是火场保护重点；火场上的下风方向与上风、侧风方向相比，下风方向是重点。

（四）"防烟气，防高热"原则

火灾自救首先要采取措施，防止烟气窒息和烧伤。据统计资料表明，火灾中大约 80% 的死亡人数是由于吸入毒性气体致死的。消防有"烟气猛于火"的说法，也就是在提醒我们火灾中要注意躲避烟气侵袭，防止烟气中毒。燃烧产生高热能，对人体损伤极大，防烟气同时，做好防高热措施。

（五）"听指挥，讲协同"原则

消防救援协同作战，明确现场灭火力量的职责分工，保证灭火救援作战现场组织指挥程序和方法的有效落实，从而大大提高协同作战中的资源利用率，缩短灭火时间和效果，最大限度地增强消防灭火救援的效能。

二、扑救初期火灾的基本方法

初期火灾一般火势不大，处于可控阶段，可以使用简易的灭火工具，如黄沙、泥土、水泥粉、炉渣、石灰粉、铁板、锅盖、湿棉被、湿麻袋等，以及盛装水的简易容器，如水桶、水盆、水缸等进行灭火。除了上述提到的这些东西以外，在初起火灾发生时，凡是能够用于扑灭火灾的所有工具如宿舍里扫把、拖把、衣服、拖鞋、手套等都可用来扑救初起火灾。

除了上述简易处理初期火灾工具外，发生火灾时，必须要学会及时使用本单位（失火区域）灭火器材和设备进行扑救。单位有手动灭火系统、自动灭火系统、水喷淋灭火系统的应立即启动（局部火灾启动区域灭火系统，避免大面积水渍损失）；有消火栓、水带、水枪的地方，应尽快接上水带和水枪接口，打开消火栓进行灭火；有灭火器的地方应尽快使用灭火器进行灭火。从国内一些火灾案例分析可以看出，有相当一部分火灾都是因为初期扑救不利，逐步蔓延成灾进而造成重大的经济损失和惨重的人员伤亡。由此可见，扑灭初期火灾、阻止火势发展对减少火灾损失和人员伤亡至关重要。

下面根据燃烧原理介绍一些扑灭初期火灾的方法。

（一）隔离灭火法

没有可燃物，燃烧就会中止。如将火源附近的可燃、易燃、易爆和助燃物品搬走；关闭可燃气体、液体管路的阀门，以减少和阻止可燃物质进入燃烧区；设法阻拦流散的液体；拆除与火源毗连的易燃建筑物等。

（二）冷却灭火法

冷却灭火法，就是将灭火剂直接喷洒在可燃物上，使可燃物的温度降低到自燃点以下，从而燃烧停止。用水和二氧化碳作为灭火剂扑救火灾，其主要作用原理就是冷却灭火。

本单位（地区）如有消防给水系统、消防车或泵，应使用这些设施灭火；本单位配备二氧化碳灭火器，则使用这些灭火器灭火；如缺乏消防器材设施，则应使用简易工具，如水桶、洗脸盆等传水灭火。如水源离火场较远，到场灭火人员又较多，则可将人员分成两组，采取接力供水方法灭火。

（三）窒息灭火法

窒息灭火法是阻止空气流入燃烧区或用不燃物质冲淡空气，使燃烧物得不到足够的氧气而熄灭的灭火方法。比如用喷洒雾状水、干粉、泡沫等灭火剂覆盖燃烧物；用沙土、湿麻袋、湿棉被、消防毯等不燃或难燃物质覆盖燃烧物；密闭起火房间和设备；用水蒸气或氮气、二氧化碳等惰性气体灌注发生火灾的容器、设备；把不燃的气体或不燃液体（如二氧化碳、氮气、四氯化碳等）喷洒到燃烧物区域内或燃烧物上等方法。

电气火灾灭火注意事项为：正确使用电气设备，预防电气火灾的发生。如发生电气火灾，火势威胁到电气线路、电器设备、电气影响灭火人员安全时，首先要切断电源；如使用水泡沫等灭火剂灭火，必须在切断电源以后进行；如果无法切断电源，扑救人需注意要与带电部分有足够的安全距离，并使用不导电的灭火器，如二氧化碳灭火器和干粉灭火器进行灭火扑救；若使用充油电气设备，应备有事故贮油池，以防着火。

三、家庭初期火灾的扑救

无论自家或邻居起火，都应立即报警并积极进行扑救。

在有人被围困的情况下，要首先救人。

发现封闭的房间内起火，不要随便打开门窗，防止新鲜空气进入，扩大燃烧。

室内起火后，如果火势一时难以控制扑灭，要先将室内的液化气罐和汽油等易燃易爆等危险品抢出。

家用电器设备（电视、电脑、手机）发生火灾时，要立即切断电源，然后用灭火器进行扑救，或用湿棉被、湿拖把等将火窒息。

厨房着火，最常见的是油锅起火，要立即用锅盖、蔬菜等窒息灭火或用灭火器灭火。

家用液化气罐或天然气着火时，灭火的关键是关闭阀门，切断气源。

家里被褥、家具等起火时，立即用卫生间或厨房里的自来水灭火，而电器和油着火时不可直接用水灭火，容易引起爆炸或触电。

✎ 你说成语 我话消防　　　　解 衣 包 火

典故：《资治通鉴·晋安帝义熙十三年》："关中华戎杂错，风俗劲悍；裕欲以荆扬之化，施之函秦，此无异解衣包火，张罗捕虎。"

成语释义：比喻不解决问题，只招致危险。

消防实用法则：灭火也需要对症下药，搞清楚起火物质、过火面积、人员被困情况……然后采取相应的灭火手段，否则无异于解衣包火，无用且带来更大的麻烦。

第8节　火场救助和逃生自救

每个人都在祈求平安，但天有不测风云，人有旦夕祸福。一旦火灾降临，在浓烟毒气和烈焰包围下，不少人葬身火海，也有人死里逃生，幸免于难。"只有绝望的人，没有绝望的处境"，面对滚滚浓烟和熊熊烈焰，只要冷静机智地运用火场自救与逃生知识，就有极大可能拯救自己。因此，掌握多一些火场自救的要诀，困境中也许就能获得第二次生命。

案例4-1

2015年1月14日台州玉环县解放塘农场某小区1号楼，当天凌晨4点左右，楼下停有上百辆电动车的棚子突然起火，浓烟蔓延至楼道，造成8人遇难，其中最小遇难者才4岁。

火是凌晨4点左右烧起来的,此时441房间里的杨某和10岁女儿红红、聋哑的老公都在熟睡。慌乱时刻,女儿开口:"妈妈别慌,不能跑,听我的,老师要用湿毛巾捂住口鼻,把门关紧,把窗户打开,消防叔叔会来救我们的。"夫妻俩赶紧关上门,按女儿说的做,杨某打开窗户大喊救命,危急时刻消防战士及时赶到,让夫妻俩捂住口鼻蹲着走在前面,战士则夹着红红走在后面,没过几分钟,一家三口成功得救。

台州玉环县人民政府新闻办官方微博发了一条消息"让我们为冷静的'拖把哥'点赞!",这条微博得到了网友大量的转发和点赞。火灾发生后,住在301室的于师傅立马叫醒了妻女,来不及拿什么东西就逃出了房间。跑到走廊上后,于师傅一边大叫"着火啦,快走啊",一边挨家挨户地敲门叫醒邻居,但还没跑到楼梯口,就被火光和浓烟逼了回来。于师傅想起走廊尽头的窗户下面是一层高的厂房,房顶距离窗户大概有2.5米,跳下去生还的机会还是比较大的。情急之下,于师傅抓起家门口的拖把,交给谭某,自己抓着另一头,从窗户上吊了下去。落到房顶上后,于师傅赶紧招呼其他人也往下爬。就这样,谭某在上面拉,于师傅在下面接,几户人家依次抓着拖把顺利逃生。他们陆续帮助18名住户安全逃生。但比较遗憾的是,一名住在4楼的江西籍女子,因为害怕,在没有任何辅助的情况下跳窗逃生,摔伤了腰。

事后台州市消防支队防火处强调:遇到火灾首先要冷静,千万不能盲目逃生。这几个案例里的当事人靠着自己学过的消防安全知识和逃生方法,在危急关头"死里逃生"。

问题:你认为火灾的危害大吗?逃生技能的学习重要吗?

一、火场逃生注意事项

(一)树立逃生的意识和心理准备

对于火灾,小心无大错,防范胜于救灾。为此,我们有理由假设久居的宿舍楼、工作的单位、所住的宾馆或所进的百货商店有可能会发生火灾。因此,我们一定要熟悉自己所处的环境,事先制订逃生计划,并进行必要的逃生训练。对久居的宿舍楼,可以制订较为详细的逃生计划,熟悉消防疏散平面图,定期组织逃生演习。走进商场、住进宾馆时,都要留心看一看那里的安全疏散路线图,看一看防火门位置、避难间、安全出口位置及报警器、灭火器的位置,留意有可能作为逃生器材物品,如商场的布匹、毛巾及宾馆的床单、被罩、窗帘等。这种留心是很必要的,只有养成这个好习惯,才能有备无患。如在天鹅饭店大火中,起火层有位客人,他在前一日住进11层时,进房门前先在门口看了看周围环境,当夜里得知起火后,他很快找到了出口,死里逃生。

(二)分秒必争,莫失逃生良机

火灾对个人来说是一种意外灾难事件,很多人既没有经历过,也没有见过。火灾发生初期,人们往往并没有意识到危险,左右观望,心存侥幸,不设法逃生,错过了最有利的逃生时机。很多群死群伤的特大火灾都出现这样的情况,开始时的麻痹大意、侥幸心理已经耽误了最有利的疏散时机,当发现自己生命受到威胁时,又往往走向另一个极端,惊慌失措、秩序混乱、争先恐后地逃往相同的出口,堵塞自己的生路,使逃生的时机一误再误。由此可见,一旦发现起火,应按照疏散预案中的计划,立即毫不犹豫地组织安全疏散。这样做,一般建筑物内的人完全可以在1分钟之内撤离火灾现场。

(三)安全疏散通道畅通

安全疏散通道是指意外事件发生时,人们迅速、有序、安全地撤离危险区域到达安全地带所需要的路径。经验表明,意外事件发生时,建筑物安全通道不畅,容易使人产生恐慌心理,也是造成大量人员伤亡悲剧的重要因素。疏散中保证事故应急照明、指示标志完好也是安全疏散中必不可少的措施,它能保证供电中断时继续提供照明,引导人们安全疏散。

(四)建立疏散的骨干队伍

人员密集场所,如学校、影剧院、公共娱乐场所、商场等单位,要有计划、有目的地建立一支组织严密、训练有素的疏散队伍。疏散队伍须熟知地形、疏散路线、安全区域和整个疏散预案，掌握音响、照明、救生器材的使用方法。火灾时能快速到位，按照预案的分工和任务做好疏散工作。否则一旦发生火灾，临时抱佛脚，各行其是，把握不了局面，很容易造成惊慌混乱，出现不必要的伤亡和损失。

（五）配备逃生救助用具和器材

在一些人员聚集场所应配备必要的疏散用具和器材。这种器材主要有安全绳、救生软梯、缓降器、逃生袋、救生桥、救生气垫和救生网等。

（六）进行有组织的安全疏散

人员集中的场所在火灾情况下疏散时必须要有组织地进行，才能避免混乱，减少人员伤亡。有组织的疏散和无组织的疏散，其结果大不一样。例如芝加哥某夜总会，正当人们起身离开时，出口处传来一股呛鼻子的气味，有几位客人联想到"注意恐怖袭击"的提醒，几乎同时喊"毒气！毒气！"走廊里的人们顿时乱成一团，1500多人几乎同时拥向出口，互不相让。越想逃出去，越是无法挪动脚步，就这样门口的人山越堆越高，最终造成21人死亡、多人受伤。死者大都被踩死、挤死或窒息而死。然而事后得知这是一场虚惊，是年轻人打架时向对方施放的一种似辣椒味道的气体，并不是什么恐怖袭击。而在1956年5月5日，日本仙台某百货店营业中发生火灾，2000多名顾客在训练有素的营业员统一指挥带领下全部疏散至楼外，无一伤亡，创造了火灾情况下人员安全疏散之奇迹。

（七）应急疏导方法

人员集中场所的疏导方法主要有三种：口头引导、广播引导和强行疏导。

1. 口头引导

口头引导对疏散起着重要作用。由于引导员熟悉疏散路线，了解火情，可增强受灾者的信心。又由于引导员与受灾者同舟共济，使受灾者对他们产生了尊敬感、亲切感和信赖感。

2. 广播引导

广播引导与口头引导同属于语言引导，不同之处在于广播引导是由控制中心发出的，有自动播音引导或人工广播引导两种方式。

3. 强行疏导

在由于惊慌和混乱而造成疏散通路堵塞时，应组织有关人员，采取必要手段，进行强制疏导。对已疏散至安全地点的人员，必须加强管理，禁止他们私自返回火场。对于正在疏散的人员要控制单向疏散，必要时，应在建筑物内外的关键部位配备警戒人员。

二、常见逃生器材及使用方法

（一）安全绳

安全绳是用于从高层建筑物上层向地面自救和救人的常用器材。安全绳有麻绳、尼龙绳以及维尼纶等合成纤维绳。作为救生用绳应考虑安全绳的拉力、操作环境、重量等条件。

（二）救生软梯

救生软梯是用于营救和撤离被困人员的移动式软梯。它限于专业消防队员或身体强壮人员救人或自救使用。使用时先把软梯吊环上的两只安全钩挂在牢固的物体上，把救生梯沿墙放下后即可使用。救生软梯平时收藏于包装袋内，置于通风干燥处。

（三）缓降器

缓降器是逃生者将绳索一端套在身上后，依靠使用者自身重量使摩擦机构摩擦或调速器自动调节控制下滑速度而安全降落到地面的救生器具。缓降器有多种，往复式缓降器、高空自救型缓降器等的结构大致相同，只是缓降装置的内部结构不同。

（四）救生桥

救生桥是在紧急情况下设置在着火屋顶到邻近屋顶的临时过桥。当在着火建筑内无法安全疏散时，可利用过桥转移到另一建筑物再安全逃生。救生桥有伸缩式和升降式两种。救生桥平时收缩折叠，用时临时架设。

（五）救生袋

救生袋是用阻燃强力纤维布料制成的简状布袋，分为斜降式（本体与地面成 45° 角）和直降式两种。使用直降式救生袋时，从楼上窗台处或阳台处使安装架伸出建筑物外，并固定安装好，使救生袋垂直吊下，逃生者即可进入入口框架，靠紧缩部分减速下降。这种直降式救生袋使用广泛。除紧缩式外，还有蛇行式和螺旋式救生袋。平时救生袋折叠存放于箱内，置于通风干燥处。

三、重点场所火灾逃生方法

（一）人员密集场所

详见图 4-19。

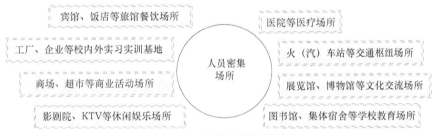

图 4-19　人员密集场所图

（二）人员密集场所事故特点

详见图 4-20。

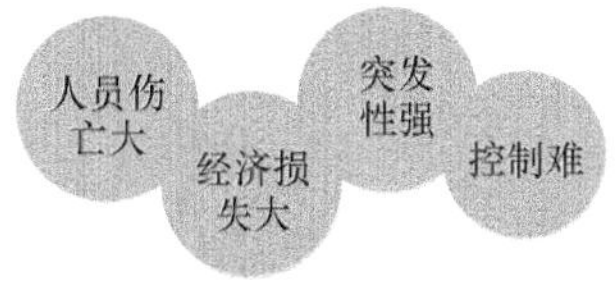

（三）遇到火灾时的逃生方法

如远离起火区域，应按下公共场所配备的火灾报警装置报警（一般配置在消防栓内或消防箱附近），并拨打火灾报警电话"119"报警。

图 4-20　人员密集场所事故特点

如果在火灾区域，逃生第一。要快速找到安全出口，选择正确的逃生通道，设法逃离现场。注意不要乘坐电梯逃生。

当浓烟弥漫时，应冷静观察烟气流动方向，顺着同一方向，沿着墙壁，边移动边寻找出口。逃生时，尽量低姿前进，不要深呼吸，尽可能用湿衣服或湿毛巾捂住口和鼻子。

在等待救援时，要尽量防止火势和烟雾蔓延到自己的所在地。另外，要待在容易被发现的位置。

（四）防止踩踏挤伤的方法

到公共场所，先了解地形，记住紧急出口和疏散通道。

发现有大批人群朝自己走来，尽量避开，躲在一旁，或蹲在附近的墙角下，等人群离开。

一旦进入人群，就不要在人流中停下。不要逆人流行进，否则易被推倒。不要贸然提鞋、弯腰捡东西、系鞋带等。

保持镇定并稳住重心，防止摔倒。尽量向侧方移动，移出人流。如果可以，抓住身边牢固物体。

人群异常拥挤时，左手握拳，右手握住左手手腕，双肘撑开平放胸前，以形成一定空间保证呼吸。看到别人摔倒，不再前行，大声呼救，告诉后面的人不要靠近。

一旦摔倒，双膝尽量前屈，护住胸腔和腹腔的重要脏器，侧躺在地。两手十指交叉相扣，护住后脑和颈部；两肘向前，护住双侧太阳穴。此外，还要设法靠近墙角。

（五）人员密集场所发生爆炸的应对方法

1. 迅速趴下

就近寻找简易遮挡物护住身体重要部位和器官。

2. 寻找出口

判明情况，寻找最近安全出口。

3. 谨慎行动

注意避免进入餐厅等存有易燃易爆物品的危险地点，在情况不明时，不要使用打火机照明，防止燃气泄漏引发二次爆炸和大火。

4. 躲避踩踏

不要拥挤推搡，防止出现踩踏挤伤，一旦摔倒应设法让身体靠近墙根或其他支持物体，防止被惊慌的人群踩踏。注意避开临时搭建的货架，避免因坍塌造成新的伤害。

5. 有序撤离

听工作人员指挥，有序迅速撤离现场。

6. 自救互救

到达安全地带后，先检查自己和同伴是否受伤，及时进行互救；协助医护人员救治、搬运伤员。

7. 协助调查

客观详细地向警察描述看到的情况。要注意观察现场可疑人、可疑物，协助警方调查。

四、高层建筑火灾逃生方法

随着城市的发展，城市建筑越来越高，消防硬件设备的更新程度远远赶不上楼层高度的增加速度。所以在高层建筑失火后，现有的消防设备很难对起火点进行准确灭火，高层建筑火灾的防控已经成为一个世界性、社会性的难题。

据消防部门介绍，火灾发生初期、消防人员到来之前是逃生的最佳时间。高楼火灾特点是蔓延快、不易扑救、营救被困人员困难，因此提高公民的消防安全意识和自救能力就十分关键。每个人对自己工作、生活和消费的高层建筑的疏散通道、安全出口要做到了然于胸。

高层建筑遇火情，楼梯可以救急。逃生时应尽量利用建筑物内的防烟楼梯间、封闭楼梯间，有外窗的通廊、避难层和室内设置的缓降器、救生袋、安全绳等设施。高层建筑火灾逃生方法如下。

（一）无烟迅速逃生

开门前先触摸门锁，若温度不高，楼梯内无烟气，则携带防烟面具或湿毛巾，迅速沿楼梯向下逃生，通过楼梯间时勿忘顺手关闭防火门。向下逃生过程中如遇烟气向上蔓延，应尽可能疏散至就近楼层房间并关闭楼梯间防火门，退守待援。

（二）浓烟退守待援

若门锁温度很高或开门有浓烟向上蔓延，应退守室内或外窗的通廊、避难层待援。用床单、毛巾、衣服等堵住门缝，泼水降温防烟（高层住宅入户门一般为防火门，可耐火1小时以上）。拨打"119"通报位置，在阳台等显著位置发出求救信号，卸下家中窗帘便于识别位置。

（三）冷静面对烟情

如果所处建筑有两部楼梯，应迅速通过另一部无烟楼梯向下逃生；如果所处建筑有单元楼梯通向楼顶平台或设有室外连廊，在确保出口畅通和没有浓烟的前提下，可通过这些部位从相邻单元的疏散楼梯逃生。逃生过程中应佩戴防烟面具或用湿毛巾捂住口鼻。

高层建筑外墙发生立体燃烧时，楼梯间内无浓烟，应佩戴防烟面具或用湿毛巾捂住口鼻，低姿、快速穿越烟雾区向下逃生。若通道已被浓烟封闭，应退守待援。

谨记：烟气是火灾第一"杀手"，防止烟气侵入房间，避免吸入烟气是逃生自救的"不二法宝"。

知识链接

火场逃生要诀

第一要诀：熟悉环境，暗记出口。
第二要诀：通道出口，畅通无阻。
第三要诀：扑灭小火，惠及他人。
第四要诀：保持镇静，明辨方向，迅速撤离。
第五要诀：不入险地，不贪财物。
第六要诀：简易防护，蒙鼻匍匐。
第七要诀：善用通道，莫入电梯。
第八要诀：缓降逃生，滑绳自救。
第九要诀：避难场所，固守待援。
第十要诀：缓晃轻抛，寻求援助。
第十一要诀：火已及身，切勿惊跑。
第十二要诀：跳楼有术，虽损求生。

小 结

1. 掌握燃烧的定义和条件。

2. 了解燃烧的分类。

3. 理解燃烧的过程、产物及其危害。

4. 掌握火灾的定义、特点及分类。

5. 了解火灾的危害。

6. 掌握校园火灾事故发生的常见诱因。

7. 掌握预防火灾的有效措施。

8. 认识常见消防器材，并掌握其使用方法。

9. 认识常见消防标志。

10. 掌握火灾报警的注意事项。

11. 掌握灭火的各类有效措施。

12. 掌握火场自救、互救及逃生技能。

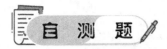

简答题

1. 什么是燃烧？什么是火灾？

2. 燃烧的条件有哪些？

3. 校园火灾发生的原因有哪些？

4. 电子设备的防火要点有哪些？

5. 火灾报警有哪些注意事项？

6. 你掌握了哪些灭火方法？

7. 你掌握了哪些火灾逃生方法？

第5章 公共卫生安全

伴随着社会经济的迅猛发展和人们物质生活水平的不断提高，公共卫生安全问题日益突出，已成为全球共同关注的话题。随着社会的进展，高校也逐步开门开放办学，师生的学习和生活逐渐与社会接轨，因此公共卫生安全也面临新的挑战，其内涵也随之不断发展。本章着眼于大学生群体，重点探讨饮食安全、各类传染性疾病及学生良好生活习惯养成问题，旨在引导学生树立健康的学习、生活观，养成良好的学习和生活习惯，确保其以健康的身心投入生活和学习。

第1节 饮食安全

一、饮食安全相关概念

（一）饮食安全概念的发展

1. 饮食安全的出现与定义

饮食安全是一个不断发展的概念，国内外对饮食安全的理解也是一个逐渐发展的过程。国外对饮食安全问题的认识经历了一个由侧重食品数量安全到侧重食品质量安全的转变过程。同时认识到饮食安全包含了客观的食品因素和主观的人为习惯因素，也就是食品安全和饮食习惯安全。

食品安全有两个方面的基本含义，分别来源于两个英语单词：一是一个国家或地区的食物保障（food security），即是否具有足够的食物供应；另一个是食品中有毒、有害物质对人体健康影响的公共卫生问题，即膳食安全（food safety）。

食品安全大体趋势可表示为从侧重食品数量安全转变为侧重膳食质量安全。膳食安全可定义为食品无毒、无害，符合应当有的营养要素要求，对人体健康不造成任何急性、亚急性或者慢性危害。根据世界卫生组织的定义，饮食安全是"食物中有毒、有害物质对人体健康影响的公共卫生问题"。饮食安全也是一门专门探讨在食品加工、存储、销售等过程中确保食品卫生及食用安全，降低疾病隐患、防范食物中毒的一个跨领域的学科。

2. 饮食安全的现状

目前全球饮食安全危害的主要类型包括微生物、化学物质和物理危害，过敏原危害，新技术产品的危害以及饮食习惯的危害。各种食品的非蓄意污染能够根据食品加工类型应用危害分析的临界控制点（HACCP）体系得到有效控制。

（二）食品安全、食品卫生与食品质量的关系

关于食品安全、食品卫生、食品质量以及三者之间的辩证关系，有关国际组织在不同文献中有不同的表述。

1996年以前，包括世界卫生组织在内的国际社会几乎把食品安全与食品卫生认定为同义词。直到1996年世界卫生组织在其《加强国家级食品安全计划指南》中把"食品安全"与"食品卫生"作为两个概念加以区别。其中，"食品卫生"所指的范围比"食品安全"窄，"食品卫生"指为了确保食品安全性和适用性在食物链的所有阶段必须采取的一切条件和措施；而"食品安全"被定义为对食品按其原定用途进行制作或食用时不会使消费者健康受到损害的一种担保。食品质量则是指食品满足消费者明确的或者隐含的需要的特性。食品安全是指食品（食物）的种植、养殖、加工、包装、贮藏、运输、销售、消费等活动符合国家强制标准和要求，不存在可能损害或

威胁人体健康，或可导致消费者病亡或者危及消费者及其后代健康的有毒有害物质。而食品卫生通常主要指食品的生产加工过程的安全，并不包含种植、养殖环节的安全。

食品安全是个政治概念。无论是发达国家，还是发展中国家，食品安全都是企业和政府对社会最基本的责任和必须做出的承诺。食品安全与生存权紧密相连，具有唯一性和强制性。而食品质量等往往与发展权有关，具有层次性和选择性，通常属于商业选择或者政府倡导的范畴。近年来，国际社会逐步以食品安全的概念替代食品卫生、食品质量的概念，更加凸显了食品安全的政治责任。

自20世纪80年代以来，一些国家以及有关国际组织逐步以食品安全的综合立法替代卫生、质量、营养等要素立法。1990年英国颁布了《食品安全法》，2000年欧盟发表了具有指导意义的《食品安全白皮书》，2003年日本制定了《食品安全基本法》，部分发展中国家也逐步制定了《食品安全法》。综合型的《食品安全法》逐步替代了要素型的《食品卫生法》《食品质量法》《食品营养法》等，反映了时代发展的客观要求。

（三）饮食安全与食品安心

食品安心，是指食品消费者或加工企业使用食品的心态，反映了食品使用者对食品安全的信心与认同，国内又叫食品放心。

安全的食品未必安心。食品是否安心，不仅要求食品内在质量高度安全，同时也受新闻媒体宣传等多重因素的影响，即安全的食品本是安心的食品，但经媒体宣传后可能变得不安心，使得使用者失去了对某食品安全的信心，失去了对某食品的信任感和安全感。但是，社会发展的要求和趋势应该倡导安全的食品一定是安心的食品，杜绝一些不良、不实、片面或恶意的报道。

安心的食品未必安全。使用者安心使用的某些食品可能部分安全指标并不符合食品安全的要求，但是使用者习以为常已经不关心其内在的安全问题了。

但是，随着社会的发展与进步，通过加强对媒体舆论的正确引导，有理由相信食品安全可以成为食品安心。安全的产品是使用者安心使用的前提，安心与安全是相辅相成、相互依赖的，没有安全就没有安心，安全的产品能让人安心使用，安心使用的产品一定也是安全过关的。当然，如果面临食物匮乏，没有食品的量的安全，也就无从谈论食品的安心问题。

（四）饮食安全与饮食习惯

饮食习惯，是指人们对食品、饮品及炊具或餐具的某种偏好。其中包括对饮食材料与烹调方法以及烹调风味及佐料的偏好。饮食习惯是饮食文化中的重要元素，受到地域、物产、文化历史等多方面的影响。不恰当的饮食习惯也会带来饮食安全隐患，如长期素食有可能引起营养不良，长期高葡萄糖饮食会导致糖尿病，长期高脂饮食将引起心脑血管疾病及胰腺疾病风险大增等。

（五）饮食安全问题的成因

影响饮食安全的因素涉及甚广，非常复杂，但大致可以从表征因素、过程控制因素、制度因素、饮食习惯因素四方面进行归类。

1．表征因素

著名美国农业经济学家Kinsey教授2003年指出，影响饮食安全的主要因素有六个。

（1）水、土壤和空气等农业环境资源的污染。

（2）种植业和养殖业生产过程中使用化肥、农药、生长激素致使有害化学物质在农产品中残留。

（3）农产品加工和贮藏过程中违规或超量使用食品添加剂（主要为防腐剂）。

（4）微生物污染引起的食源性疾病。

（5）新原料、新工艺带来的食品安全风险，如转基因食品的安全性。

（6）科技进步对食品安全控制带来新的挑战。

目前影响中国食品安全的主要原因是微生物污染所造成的食源性疾病，如沙门氏菌等引起的食物中毒；其次是农药、兽药、生长调节剂等农用化学品的不恰当使用，导致农作物和畜产品中农、兽药残留超标，如瘦肉精事件、三鹿奶粉事件等。

2. 过程控制因素

饮食安全问题涉及食品从生产、加工到销售的整个供给链过程。在以上表征危害因素的基础上，化学性污染、微生物污染等因素细化到食品生产、加工、流通、销售、食用等供应链各环节的不安全因素，是导致食品安全问题的主要原因。种植、养殖、生产、加工、运输、销售、烹饪、食用等任何一个环节出问题均有可能导致食品在食用后影响人体的健康。在食品的生产到上桌的全过程监管未能连成紧密的链条是食品安全问题产生的根本原因。

3. 制度因素

中国食品安全体系在法律标准、组织体系、技术保障体系等方面尚不完备。中国食品安全管理存在的制度缺陷主要包括：缺乏专业的管理部门；生产者和消费者之间存在严重的信息不对称；食品安全制度缺乏创新激励；食品消费者只具有有限理性，食品生产者机会主义特征明显；制度落实执行不力等。

4. 饮食习惯因素

随着经济和社会的发展，人们的生活节奏和饮食习惯发生了翻天覆地的变化，过去家庭围桌式的饮食习惯逐渐在减少，无论儿童还是成人，现在喜欢到外面吃饭，快餐文化越来越受到推崇。同时，很多人养成了不良饮食习惯。不良饮食习惯是指在饮食上存在不科学、不规律、不合理的饮食习惯。很多人没有时间自行准备饮食，只能利用方便的快餐来饱腹。然而快餐虽然方便，却无法考虑到营养的均衡及环境卫生问题。长此以往，可能会造成人们肥胖、营养失调或是面部出现粉刺等问题，更可能埋下甲肝、乙肝、高血压、糖尿病、胃肠道等疾病的隐患。由于强调快速、简便，一般餐厅制作快餐时多采用油炸等方式，使得外食族容易摄入大量的脂肪与油脂，却很少摄取到果蔬营养，这也是便秘、痔疮或是精神不佳的原因之一。在日常生活中，营养素的摄取除了受膳食调配不当、烹调制作不合理的影响外，还和种种不良的饮食习惯有莫大关系。

（六）确保饮食安全的措施

1. 政府要为确保饮食安全负责

（1）充分保障食品量的安全。努力扩大食品生产与供给，这是政府的首要责任。我国政府高度重视食品生产与供给，采取了一系列措施，包括加强高产量优良品种开发、加强土地利用与水资源保护，以及出台了各种支农、惠农政策，努力保障粮食生产量。

（2）完善并加强食品的质的安全管理。制订确保食品安全的法律法规体系，要根据科学技术的发展建立完善食品安全标准体系。政府的相关监管部门，应根据法律法规与标准要求，对食品生产的全过程进行监管，确保食品生产加工从原料种植、养殖、加工、运输、销售、消费全过程符合国家的法律法规与技术标准的要求。

2. 保证食品安全是食品生产者的首要责任

食品生产者不仅要采取措施确保生产食品的营养全面、健康，更应该根据国家法律法规与技术标准的要求，建立完善的、确保食品安全的食品生产管理体系，确保食品在原料种植、养殖、加工、运输、销售、消费全过程不对食品安全产生危害，使食品符合国家或地区的食品安全的各项指标。

3. 加强食品安全防护工作

食品安全防护是伴随着食品安全恐惧产生的，着重于保护食品生产和供应过程，防止食品及其包装遭受到化学、生物制剂或其他有毒有害物质的蓄意污染。这些蓄意污染能够对消费者造成伤害，包括一些天然的或非天然存在的物质或者是一些食品生产者易忽视或常规不检测的物质。这种蓄意的行为通常是不合常理的而且是很难预测的。食品安全防护要求食品生产者不仅要建立食品安全生产管理体系，还要将食品安全防护的要求应用到食品生产中，要采取措施防止产品遭受到化学、生物制剂或其他有毒有害物质的蓄意污染，确保食品安全。

4. 树立健康饮食意识，养成健康饮食习惯

树立健康饮食意识，养成健康饮食习惯是确保我们饮食安全的根本。为此，我们要了解食品安全常识，如购买食品时，注意食品包装有无生产厂家、生产日期，是否过保质期，食品原料、营养成分是否标明，有无企业食品生产许可（QS）标识，不能购买三无产品；打开食品包装，检查食品是否具有它应有的感官性状；不能食用腐败变质、油脂酸败、霉变、生虫、污秽不洁、混有异物或者其他感官性状异常的食品，若蛋白质类食品发黏，渍脂类食品有嚎味，碳水化合物有发酵的气味或饮料有异常沉淀物等均不能食用；不到无证摊贩处购买盒饭或食物，减少食物中毒的隐患；注意个人卫生，饭前便后洗手，自己的餐具洗净消毒，不用不洁容器盛装食品，不乱扔垃圾，防止蚊蝇孳生；少吃油炸、油煎食品；等等。

二、食物中毒

（一）概述

食物中毒是指吃了有毒食物、被化学毒物或致病微生物污染的食物，或把有毒有害物质当作食物吃入，而引起的疾病的统称。

常见的食物中毒，按照致病物的不同可分为以下 4 类：

1. 细菌性食物中毒

致病性微生物污染食物后，在适宜的温度、湿度和营养条件下大量繁殖。人吃了这种含有大量细菌及其毒素的食物，就会发生食物中毒。

2. 化学性食物中毒

化学性食物中毒指食物经有毒的化学物质污染后被人食用而引起的中毒，如农药中毒。

3. 动、植物性食物中毒

一些动物、植物本身含有某种天然有毒成分，或由于贮存条件不当，形成某种有毒物质，被人食用后造成中毒，如发芽土豆、鲜黄花菜、河豚中毒等。

4. 真菌性食物中毒

某些食物存放时发生霉变，人食入这类含有大量霉菌毒素的食物而中毒，如霉变甘蔗、地瓜中毒等。

（二）食物中毒的原因

引起食物中毒最常见的原因有以下几种：

（1）对腐烂变质严重的鱼肉荤腥食品和蔬菜水果，未做消毒处理，往往认为煮一煮还可食用；对一些发霉变质的大米、花生、玉米、酱油等不忍心扔掉，结果使细菌、黄曲霉素有机会侵入人体，产生疾患和诱发癌症。

（2）忽视了包装，因为一些熟食和食物成品用旧书报纸、聚氯乙烯塑料袋等包装，结果污染

了食物，而危害人体健康。

（3）生熟食品混放，使生食品上的细菌、残留的农药、毒物污染了熟的食品。

（4）洗涤不净，菜农、果农普遍使用化肥、剧毒农药，如洗涤不净，水果不削皮等则会引起农药中毒。

（5）喜食烟、熏、炸、烤的食品，如烤羊肉串，煎、炸过焦的鱼、肉、鸡等食品，其中含有3，4-苯并芘等有毒物质，在体内蓄积到一定程度后，就会诱发癌症。

（6）食品添加剂在许多饮料、食品中使用，若质量不过关，使用超过一定限度，就会造成中毒。

（7）忽视钱币、饭菜票等的污染。流通的钱币、食堂使用的饭菜票以及图书报刊，都染有大量的病菌，通过接触可污染食品。

（8）忽视了病从口入，没有饭前便后洗手的习惯等。

（三）食物中毒的特点

1. 食物中毒的共同特点

（1）来势凶猛，时间集中。食物中毒通常是突然（暴发性）发病，少则几人、几十人，多则数百人、上千人，而且集中在一天或一餐次。一般在进食后2～24小时内发病。

（2）与食物有关。中毒者往往是吃了同一种或几种食物而发病。一般发生在同一餐厅、同一伙食单位或同一个家庭。而未吃"有毒食物"的人不发病。

（3）症状相似。潜伏期短而集中，同起食物中毒患者的临床表现基本相似，大都有恶心、呕吐、腹痛、腹泻、头晕、无力等症状。但根据吃进有毒食物的多少以及中毒者的体质强弱，症状的轻重不同。

（4）无传染性。中毒者和健康人之间不传染。

（5）季节性明显。根据中毒食物种类的不同，其发病季节也不同。同一类食物中毒，在同一地区，季节性很明显，如细菌性食物中毒，南方以5～10月份多发，北方则以6～8月份发病最多。

2. 细菌性食物中毒的特点

（1）多发生在炎热季节。

（2）潜伏期为2～5小时或更长。

（3）一般有全身中毒的表现，如发热、血象的变化等。

（4）抗生素治疗有效，预后较好。

3. 化学性食物中毒的特点

（1）发病与进食含有的化学性食物有关。

（2）潜伏期短，最短的10余分钟。

（3）病情重，可出现特征性的临床表现。

（4）全年均可发生，无季节性。

（5）剩余食品或呕吐物、胃内容物可检出毒物。

4. 真菌毒素食物中毒的特点

（1）特定的食物品种，如野蘑菇、霉变麦子。

（2）引起中毒的食物表面有霉或无霉变。

（3）毒素耐热，一般加热不能破坏毒素。

（4）毒素没有传染性，也不产生抗体。

5．有毒动、植物食物中毒的特点

（1）有明确的有毒动、植物食物进食史。

（2）临床表现、预后与所摄食的有毒物质有关。

（3）动、植物性食物中毒多散发，并多见于家庭。

（四）学校食物中毒的主要原因

（1）食品加工处理不当。

（2）食品交叉污染或不正确冷藏。

（3）食品（包括原料）或加工过程遭受细菌的污染。

（4）误用、误食有毒化学物质亚硝酸盐和矿物油等。

（5）从业人员的卫生素质低，学校餐饮单位由个人承包缺失监控等。

（五）几种常见的食物中毒

1．细菌性食物中毒

案例 5-1

2001 年 11 月 27 日，湖南省汉寿县某村村民在家中摆设酒宴，121 人进餐。27 日晚 10 点，出现第一例患者，症状为腹泻、呕吐、畏寒。到 28 日上午，有 80 多人出现类似的症状。截至 30 日上午 10 点，出现病例 93 人，均为参加酒宴者，发病者未参加宴会的家人没有发病。现场调查发现：厨师为当地农民，饭菜在自家厨房制作，卫生条件较差，当天最高温度达到 32℃，无冷藏设施，生熟案板和刀具不分。实验室检查发现：患者大便 7 份做细菌培养，3 份检出沙门氏菌，当天食用的剩菜、蛋卷、肉末中检出 1 份沙门氏菌。经卫生防疫部门确认这是一起由沙门氏菌感染引起的食物中毒事件。

问题： 1．引起沙门氏菌中毒的主要食品有哪些？

2．如何预防沙门氏菌食物中毒？

（1）沙门氏菌食物中毒

季节性：本菌食物中毒的发病率较高，一般为 40%～60%，全年均有发生，以 6～9 月发生最多。

引起中毒的食品：主要是动物性食品，如各种肉类（特别是病死畜肉类）、蛋类、家禽、水产类以及乳类等。由于沙门氏菌不分解蛋白质，不产生靛基质，因此被污染的食物常常没有可察觉到的腐败现象。

临床表现：潜伏期一般为 4～8 小时，最短 4 小时，最长 72 小时，超过 72 小时者不多见。以急性胃肠炎为主。先期症状为发热，体温一般在 38～40℃。头疼、恶心、倦怠、全身酸痛、面色苍白；其后出现腹泻、腹痛和呕吐，严重者可有脱水症状。腹泻主要为黄绿色水样便，恶臭，间有黏液或血，一日数次至十余次。腹痛多在上腹部，伴有压痛。重症者可出现烦躁不安、昏迷、谵妄、抽搐等中枢神经系统症状，也可出现少尿、无尿、呼吸困难、发绀、血压下降等循环系统衰竭症状，甚至休克。如救治不及时，可导致死亡。

预防措施：不进食被沙门氏菌污染的食品，如动物内脏及易被粪便污染的肉类。不要将食品在沙门氏菌最适生长的温度下长期储存，以免细菌在适宜条件下在被污染食品中大量繁殖。加热杀死病原菌是防止感染的关键措施。沙门氏菌对热的抵抗力不强，加热 60 分钟可被杀死。为彻底杀灭肉类中可能存在的各种沙门菌并灭活其毒素，应使肉块深部温度至少达到 80℃并持续 12 分钟；已制成的熟食品不要存放时间过久，以免被再次污染；熟食品存放时间较短，一般不要超过 4 个小时，并且食前须彻底加热处理。

（2）葡萄球菌食物中毒

季节性：葡萄球菌食物中毒全年均有发生，一般以夏秋季多见。

引起中毒的食品：一般以剩饭、凉糕、奶油糕点、牛奶及其制品、鱼虾与熟肉等为常见，其他食品亦有发生。

临床表现：葡萄球菌食物中毒的特点是发病急、潜伏期短，一般为 1～5 小时，平均 3 小时左右；症状主要为恶心、剧烈而频繁的呕吐（喷射状呕吐）、唾液分泌增加，其呕吐次数 1～10次不等，有时吐出胆汁或混有血液，呕吐前多有颅后重压感，并伴有上腹部剧烈疼痛；约有 80% 患者发生腹泻，多为水样或黏液便，少数有血便，一般每日 3～5 次；体温正常或稍有微热。此外，尚有少数患者可出现血压下降、脱水症状，甚至虚脱；儿童对肠毒素比成人敏感，因此发病率高，病情重；葡萄球菌食物中毒一般病程较短，在 1～2 天内恢复正常，一般预后良好；其发病率约为 30%，少数人可几天食欲不振。

预防措施：患有疮疖、化脓性创伤或皮肤病，以及上呼吸道炎症、口腔疾病等患者，应禁止从事直接食品加工和食品供应工作；不要将糕点、冰淇淋、乳类及乳制品、剩饭、熟肉和蛋制品长期放置，剩米饭须采取双热法，即餐后对未售出的米饭加热后储存，下次开餐前再次加热后食用；不要将食品在葡萄球菌最适生长温度（30～37℃）下长期放置，当放置 5～10 小时后即可产生引起中毒的肠毒素，食品放在 10℃ 以下储存则葡萄球菌不易繁殖，且很少产生肠毒素。烹调食品时，加热要彻底，温度和时间要达到杀灭细菌的条件，已制成的熟食品不宜存放时间过久，以免被再次污染；若熟食品存放时间较长，在食前要彻底加热。

（3）副溶血性弧菌食物中毒

季节性：大多发生在 5～11 月，高峰为 7～9 月。寒冷季节极少发生。

引起中毒的食品：本菌为嗜盐性海洋细菌，特别是在夏季广泛分布在沿岸海水和海泥中，生活在此处的鱼贝类污染率很高；引起中毒的食品主要是海产品，其他如肉类、禽蛋类及其制品等，亦常因被交叉污染或在适宜条件下放置一定时间后食用而导致中毒。

临床表现：潜伏期一般为 10～24 小时，最短 2～4 小时，长者可达 48 小时；潜伏期长短与摄入食物的含菌量密切相关，含菌量多则潜伏期短；发病急骤，主要临床症状为上腹部阵发性绞痛，继而腹泻，每天 5～10 次。粪便为水样或糊状，少数有黏液或黏血样便，约 15% 的患者出现洗肉水样血水便，但很少有里急后重症（拉肚子时总有一种拉不完、拉了又想拉的感觉）；多数患者腹泻后出现恶心、呕吐，体温一般 37.7～39.5℃，回盲部有明显压痛；病程一般 1～3 日，多数患者数日至一周左右恢复正常；本症临床以对症和抗生素进行治疗，预后一般良好，极少数严重患者因休克昏迷未及时抢救而死亡。

预防措施：本菌对热和酸均很敏感，理论上不难控制，但由于海产品多有凉拌生食或稍加热即食的习惯，加之销售中不能严格执行生熟分开制度，易造成交叉污染，以致本菌引起的食物中毒实际上难以控制；在预防副溶血性弧菌食物中毒时，除严格执行一般食品卫生要求外还应重点注意海产品加工前应用淡水冲洗干净，接触过海产品的厨具、容器、手及水池等，用后均应洗刷干净，避免污染其他食品；若吃凉拌菜时要充分洗净，在沸水中烫浸后先加醋拌渍，放置 10～30 分钟后再加其他调味品拌食；预防本菌食物中毒，控制该菌在食品中的繁殖很重要，做好的食物应尽早食用，冷却加热制作的食品，应在通气好的情况下于 20℃以下保存；保存食物时，要求温度在 10℃ 以下或 55℃ 以上，以防止本菌繁殖；剩饭菜食用前须彻底加热。

（4）变形杆菌食物中毒

季节性：食物中毒多发生于夏秋季节，以7～9月最多见。

引起中毒的食品：主要是动物食品，集体食堂的熟肉和内脏制品冷盘尤为常见；此外，豆制品、凉拌菜和剩饭等亦间有发生。

临床表现：潜伏期一般为6～24小时，10～12小时为多见，最短为2～5小时；主要症状为恶心、呕吐、腹痛、腹泻、发热、头疼、头晕等；临床症状以上腹部（脐周）阵发性刀绞样痛和急性腹泻为主，腹泻物常伴有黏液和恶臭，腹泻一般可达10余次，体温一般为38～39℃；一般而言，本病的发病率较高，病程较短，为1～3日，多数患者在24小时内恢复，一般预后良好。

预防措施：应严格按照食品卫生要求，食物加工要做到生熟分开，防止食品被污染；熟食最好不要放置过夜，剩余食物食用前必须充分加热。

（5）蜡样芽孢杆菌食物中毒

季节性：本菌与其他细菌性食物中毒一样，多发于夏季，7～9月多见。

引起中毒的食品：引起食物中毒的食品种类繁多，有乳及乳制品、肉类制品、甜点、凉拌菜、米饭、米粉等，国内以剩饭，特别是炒米饭为主。

临床表现：潜伏期，以呕吐症状为主的中毒为0.5～5小时，以腹泻症状为主的中毒为8～16小时；主要症状为急性胃肠炎症状；呕吐型以恶心、呕吐为主，腹泻型以腹痛、腹泻为主，一般为水泻，体温升高较少，间有口渴、头昏、乏力、寒战、胃部不适或疼痛等；亦有两型混合发生，症状交错出现；本病病程短，腹泻型为16～36小时，呕吐型为8～10小时，二者一般极少超过24小时，预后良好，一般无死亡。

预防措施：食品应冷藏于10℃以下，食用前应充分加热；尽量避免将食品保存于10～50℃的环境中，如无条件则放置时间不得超过2小时；剩饭可于浅盘中摊开，快速冷却，2小时内放入冷藏设备；如无冷藏设备，则应放置于通风阴凉和清洁场所，并加以覆盖。

2．化学性食物中毒

（1）亚硝酸盐食物中毒：常见的亚硝酸盐有亚硝酸钠和亚硝酸钾，为白色或微黄色结晶或颗粒状粉末，无臭，味微咸涩，易潮解，易溶于水。亚硝酸盐主要用于染料工业和某些有机合成、金属表面热处理，亦用作食品显色剂和防腐剂，医疗上用于血管扩张药和急性氰化物中毒的解救药。一般摄入亚硝酸盐中毒量为0.2～0.5克，致死量为3克（表5-1）。

表 5-1　部分食品中亚硝酸盐的限量标准（以 NaNO$_2$ 计）

品名	限量标准/（mg/kg）
食盐（精盐）、牛乳粉	≤2
鲜肉类、鲜鱼类、粮食	≤3
蔬菜	≤4
婴儿配方乳粉、鲜蛋类	≤5
香肠（腊肠）香肚、酱腌菜、广式腊肉、火腿	≤20
肉制品、火腿肠、灌肠类	≤30
其他肉类罐头、其他腌制罐头	≤50
西式蒸煮、烟熏火腿及罐头、西式火腿罐头	≤70
矿泉水（以 NO$_2^-$计）	≤0.005
瓶装饮用纯净水（以 NO$_2^-$计）	≤0.002

临床表现：潜伏期，食入纯亚硝酸盐中毒一般为 10～15 分钟，食入大量含亚硝酸盐的蔬菜中毒者一般为 1～3 小时；有头痛、头晕、无力、胸闷、气短、心悸、恶心、呕吐、腹痛、腹泻，以及口唇、指甲及全身皮肤、黏膜发绀等表现。严重者意识丧失、烦躁不安、昏迷、呼吸衰竭、死亡；血中高铁血红蛋白含量增高，血、尿中亚硝酸盐阳性。

预防措施：不食用大量刚腌的菜，腌菜时盐多放，至少腌制 15 天以上再食用，但现泡的菜最好马上就吃，不能存放太久，腌菜时选择新鲜蔬菜；蔬菜应妥善保存，不吃腐烂的蔬菜，不在短时间内吃大量叶菜类蔬菜，或用开水焯一下弃汤后食用；剩菜不可在高温下存放过长时间后再食用；用井水的地区，枯井水不要用于煮粥；防止把亚硝酸盐误当食盐或碱用。

（2）有机磷农药中毒：有机磷农药是当前使用最广、品种最多的农药之一，居各种化学物中毒之首。常用的品种有对硫磷、内吸磷、甲基对硫磷等。此类化学物多数为油状液体，具有类似大蒜样特殊臭味，遇碱性物质能迅速分解破坏，较易通过皮肤、呼吸道和消化道吸收进入人体。

临床表现：进食了被有机磷农药污染的食品后，在短时间内可引起全血胆碱酯酶活性下降，出现的毒蕈碱样、烟碱样和中枢神经系统为主的全身性症状。例如，恶心、呕吐、多汗、流涎、食欲减退、视物模糊、瞳孔缩小症状；烟碱样如肌束震颤、肌肉痉挛、肌力减退，以及头痛、头晕、乏力、失眠或嗜睡、多梦、烦躁不安、神志恍惚、言语不清等中枢神经系统症状。

预防措施：加强保管，有机磷农药专人保管，单独存放；器具专用；喷洒农药必须遵守安全间隔期；喷过农药的农田要树立标志提醒群众；配药拌种要远离畜圈、饮水源、瓜果地，以防止污染；喷洒药作业必须注意个人防护，喷药后要用肥皂洗手、洗脸；蔬菜和瓜果在食用前必须洗净。

（3）毒鼠强中毒：毒鼠强，化学名四亚甲基二砜四胺，又名没鼠命、四二四。该产品为白色粉末，无味，不溶于水。其化学性质稳定，不能经皮肤吸收，但可经口腔和咽部黏膜迅速吸收。毒鼠强对所有的温血动物都有剧毒，无选择性毒性，且可滞留体内，易造成二次药害。此外有内吸作用，可长期滞留在植物体内。本品为中枢神经系统刺激剂，国内外已严禁用作杀鼠剂。

临床表现：急性中毒潜伏期短，误食后数分钟即可发病；主要症状为进食后即感上腹不适，轻者头晕、恶心、呕吐、四肢无力、全身不适，重者在数分钟内出现阵发性强制性抽搐、双目上吊、口吐白沫、颈项强直、四肢抽动、意识障碍、小便失禁（癫痫样大发作）；发作持续数分钟后自然缓解，意识可完全恢复，但可反复发作。

预防措施：严禁生产、销售和使用毒鼠强，坚决取缔无照销售灭鼠药商贩。

（4）甲醇中毒：甲醇又称木醇、木酒精，为无色、透明、易燃、高度挥发的液体，略有乙醇的气味。甲醇作为原料广泛用于工业、农业、医药等方面，还可以作为防冻剂、脱水剂等。

临床表现：甲醇中毒是以中枢神经系统损伤、眼部损伤及代谢性酸中毒为主要特征的全身性疾病；潜伏期，一般于口服后 8～36 小时发病，亦有短至几十分钟，长则 4 天后发病，同时摄入乙醇可使潜伏期延长；神经系统损伤表现有头痛、头晕、乏力、步态不稳、嗜睡、意识浑浊等，重者可有意识朦胧、谵妄、癫痫样抽搐、昏迷等，少数患者可出现精神症状，如幻听、幻视、狂躁等；眼损伤早期表现为视物模糊、畏光、眼前闪光感、黑影、视力减退、眼球疼痛，重者出现复视、双目失明，检查可见瞳孔扩大或缩小、视野缩小、视网膜充血、水肿、出血，严重者于 1～2 个月后可见视神经萎缩，另外，可有消化系统、心脏和肾脏损伤，表现为恶心、呕吐、上腹痛，可并发急性胰腺炎、心律失常、转氨酶升高和肾功能减退等。

预防措施：强化白酒生产和市场监管，严禁用工业酒精及甲醇勾兑白酒销售；不饮用非正规酒厂生产的白酒。（国家食品卫生标准：以粮食为原料的蒸馏酒或酒精勾兑的白酒中甲醇含量应≤0.04 g/100 ml；以薯干及代用品为原料的蒸馏酒中甲醇含量应≤0.12 g/100 ml。）

（5）"瘦肉精"中毒：含"瘦肉精"猪肉中毒即"瘦肉精"中毒。"瘦肉精"的正式药名为克伦特罗或称盐酸克伦特罗，又称氨哮素、克喘素，化学名称为双氯醇胺，是用来治疗哮喘的药物。

临床表现：潜伏期为 30 分钟至 2 小时；主要表现为头晕、头痛、烦躁不安、恶心、心悸、心动过速、面部和四肢肌肉震颤等，严重时可有呕吐、惊厥、血压升高及心悸；典型症状为手画直线时因肌肉颤抖而画不直。

预防措施：预防"瘦肉精"中毒最好的办法就是禁止在畜牧生产上应用克伦特罗作为饲料的添加剂。

（6）砷化物中毒：砒霜中的三价砷为细胞原浆毒，亚砷酸离子与细胞中含巯基的呼吸酶相结合，使其失去活性，从而导致细胞氧化代谢障碍。引起中毒的原因主要是误食，即把砒霜当成碱面、食盐或淀粉使用，或误食伴有含砷农药的种粮。水果、蔬菜中含砷农药残留量过高，食品原料及食品添加剂中含砷较高也可引起中毒。

临床表现：初始表现为口干、流涎，口中有金属味，咽喉部及上腹部烧灼感，随后出现恶心、呕吐、腹泻米泔样便、虚脱、意识消失；肝肾损伤者可出现黄疸、尿少、蛋白尿；重症患者出现头痛、狂躁、抽搐、昏迷等；抢救不及时可因呼吸中枢麻痹于发病 1～2 天内死亡。

预防措施：严格管理农药和拌过农药的种粮，防止误食；按照有关规定使用农药，以防水果、蔬菜中含砷农药残留量过高；使用符合国家标准的食品添加剂。

3. 动物性食物中毒

（1）河豚中毒：河豚是一种味道鲜美但含有剧毒的鱼类，新鲜、洗净的河豚基本无毒，但若鱼死后较久，内脏毒素溶入体液中就能逐渐涌入肌肉内，即使反复洗，也还是有毒的。其皮、肌肉、内脏、血液、卵都含有毒素，尤其肝、肠、性腺及皮肤为主要的有毒器官。毒素主要为河豚毒素（TTX）等。TTX 为小分子非蛋白质神经毒素，有剧毒，毒性为氰化物的 1250 倍，推断 50 千克体重的人最小致死量（经口）约为 2 毫克。特别是每年 2～5 月河豚的生殖产卵期含毒素最多。河豚毒对热稳定，以为烹调能去其毒素或误食而致中毒事件时有发生。

临床表现：河豚毒素中毒的潜伏期一般为 10 分钟至 3 小时，最初表现为口渴、唇舌和指头等神经末梢分布处发麻，以后发展到四肢麻痹，共济失调和全身软瘫，心率由加速而变慢，血压下降；重症因呼吸困难窒息致死。

预防措施：预防河豚中毒的发生，沿海捕鱼业在生产过程中，应将河豚及其他鱼类分别装仓运输，水产销售部门发现有河豚时，要集中送有关部门统一加工，严禁将河豚混入其他鱼类中上市销售；增强家庭成员识别河豚的能力，不购并不在家中吃河豚。

（2）含高组胺鱼类中毒：组胺是鱼体中的游离组氨酸，在组氨酸脱羧酶作用下，发生脱羧反应而形成的一种胺类。它是一种生物碱，在鱼体新鲜时，一般不会产生组胺，但在放置过程中如受到微生物污染，如被大肠埃希菌等富含组氨酸脱羧酶细菌的污染，在适宜的条件下，鱼体内的组氨酸可被脱羧而产生大量组胺，食用后有中毒危险。含高组胺的鱼类主要有淡水鲤鱼、海产鲐鱼、金枪鱼和沙丁鱼等。因这类鱼活动力强，皮下血管系统发达，血红蛋白含量较高，固有青皮红肉的特点。

临床表现：组胺中毒的潜伏期为 0.5～1 小时，潜伏期短者 5 分钟，长者达 4 小时；临床主要表现为脸红、头晕、头痛、心慌、脉搏快、胸闷和呼吸急迫等，部分患者出现眼结膜充血、瞳孔散大、视物模糊、脸皮胀、唇水肿、口和舌及四肢麻木、恶心、呕吐、腹痛、荨麻疹、全身潮红、血压下降等症状。

预防措施：鲜鲐鱼等青皮红肉鱼应保存在冷藏或冷冻环境中，食用时，其组胺含量应符合卫生标准规定；应选购新鲜的鲐鱼，如发现鱼眼变红、色泽不新鲜、鱼体无弹性时，不宜购买和食用；购买新鲜青皮红肉鱼后要及时烹调；食用新鲜或腌制的鲐鱼时，烹调前应去除内脏并洗净，切段后用水浸泡几小时，然后将其红烧、清蒸、酥闷而食，不宜油煎或油炸食用；有过敏性疾病者，以不吃鲐鱼等为宜。

（3）麻痹性贝类中毒：某些贝类如贻贝、螺类等含有一种神经毒，人类食用后出现麻痹，所以称为麻痹性贝类中毒。引起麻痹性贝类中毒的有毒成分为石房蛤毒素，从不同的甲藻类中也提取到有类似作用的毒素。主要毒作用为阻断神经和肌肉的神经冲动传导，其作用机制与河豚毒素相似，对人的经口致死量为 0.54～0.90 毫克。

临床表现：潜伏期为数分钟至 20 分钟；初期症状为唇、舌和指尖麻木，继而腿、臂和颈部麻木，然后运动失调，站立和步态不稳，伴有头痛、头晕、恶心、呕吐；随着病情发展，呼吸困难逐渐加重，严重者在 12 小时内因呼吸肌麻痹死亡，病死率为 5%～18%，病程超过 24 小时者预后良好。

预防措施：定期进行预防性监测，预报海藻的生长情况；当发现海藻中有大量有毒的藻类时，即有发生中毒的危险，应同时监测当时捕捞的贝类中毒素的含量。

（4）猪甲状腺中毒：猪甲状腺一般长 4～5 厘米、宽 2～2.5 厘米、厚 1～1.5 厘米，呈暗红色，位于猪气管上端，接近喉头甲状软骨附近腹侧。引起中毒的物质为甲状腺素，猪甲状腺的效应结构在 67℃以上才完全被破坏，故一般烹调处理仍能保持激素的有效成分，宰杀时如摘除不净，人食用后可引起中毒。据报道，人食入猪甲状腺 1.8 克即可发生食物中毒。

临床表现：潜伏期一般短至 1 小时，长则 10 天以上，大多在 1 天内发病；主要中毒症状表现为代谢增高，神经系统、内分泌系统功能紊乱，甚至发生多器官功能衰竭等症状；患者出现头痛、头晕、乏力、四肢酸痛（以腓肠肌最为显著）、口干、恶心、呕吐、腹痛、腹泻等症状；代谢增高表现有皮肤潮红、多汗、食欲亢进、心率增快等症状；神经系统症状为烦躁、失眠、视物不清、耳鸣等；部分患者有舌及四肢震颤、感觉异常的症状，如患者感觉过敏、四肢发麻、发痒等；危重患者可有瞳孔散大、抽搐、昏迷等严重症状；女性症状更为显著，如幻觉、幻视、狂躁、易受刺激、情绪抑郁及癔症样表现；其他临床表现为脉速、心悸、胸闷、血压升高、脉压增大等症状；女性患者可有经少、经闭、提前来经、经量增多等，男性患者可有阳痿症状；部分患者在发病后 10 余日有脱发，两周后全身或局部出现皮疹、发痒、水疱及手足掌侧对称性脱皮，少数患者可发生全身脱皮症状。

预防措施：屠宰猪时，应将其甲状腺及其他内分泌腺摘除干净；不要进食或误食猪的甲状腺。

4. 植物性食物中毒

（1）霉变甘蔗中毒：霉变甘蔗中毒是指食用了因保存不当而霉变的甘蔗引起的急性食物中毒。从霉变甘蔗中可分离出真菌，其毒素为 3-硝基丙酸，是一种神经毒素，主要损害中枢神经系统。

临床表现：中毒潜伏期短，最短仅 10 多分钟，中毒最初为一过性消化道功能紊乱、恶心、呕吐、腹痛、腹泻、黑便，随后出现神经系统症状如头昏、头痛、眼黑和复视；重者可出现阵发性抽搐，抽搐时四肢强直，屈曲内旋，手呈鸡爪状，眼球向上偏向凝视，瞳孔散大，继而进入昏迷；中毒者可死于呼吸衰竭，严重者可留下神经系统后遗症，导致终身残废。

预防措施：不成熟的甘蔗容易霉变，故应成熟后再收割，而且甘蔗存放时间不要过长；加强预防甘蔗霉变中毒的教育工作，不吃霉变甘蔗。

（2）毒蕈中毒：蕈类亦称蘑菇，属真菌植物。蕈类可分为可食蕈、条件可食蕈和毒蕈三类。可食蕈有 300 余种，其味道鲜美，具有一定的营养价值；条件可食蕈是指经过加工、水洗或晒干后方可安全食用的蕈类；毒蕈则是食用后能引起中毒的蕈类。毒蕈中毒常发生在气温高而多雨的夏秋季节，主要由个人采集野生鲜蕈误食引起，因此具有散在性和家庭性特点。

由于毒蕈种类多，有毒成分复杂，毒蕈中毒的分类常根据有毒成分和临床表现分为以下几种类型。

1）胃肠炎型。此型中毒发病快，潜伏期较短，一般为 0.5～6.0 小时，主要为胃肠炎症状，恶心、呕吐、剧烈腹泻，每日腹泻可达十余次，多为水样便，上腹部或脐部阵发性疼痛，体温不高。病程较短，一般持续 2～3 天，预后良好，死亡率低。

2）神经、精神型。此型中毒的特点是出现神经精神症状。潜伏期短，食后 10～20 分钟即可发生瞳孔缩小、流泪、出汗、脉搏减慢等症状，严重者血压下降与呼吸不稳定，发生神经错乱和幻觉，甚至死亡。

3）溶血型。潜伏期较长，一般 6～12 小时，多在胃肠炎症状后，发生溶血性黄疸、血红蛋白尿、急性贫血、肝脾肿大等症状。严重者昏迷、肾功能衰竭。

4）脏器损害型。引起以中毒性肝炎、肝坏死、肾小管坏死为主的临床症状，中毒者死于肝昏迷或肾功能衰竭。

5）过敏性皮炎型。食用胶陀螺（猪嘴蘑）可出现类似日光性皮炎的症状。中毒者在身体暴露部位出现肿胀、疼痛症状，特别是嘴唇肿胀外翻，形似猪嘴。

（3）生豆浆中毒：生大豆内含有毒的胰蛋白酶抑制物，可抑制体内蛋白酶的活性，并对胃肠道产生刺激作用。此毒性物质较耐热，高温可破坏，进食大量未煮熟豆浆可引起中毒。

临床表现：生豆浆中毒的潜伏期短，可在食用后数分钟至 1 小时内出现中毒症状；主要表现为胃肠道不适，恶心、呕吐、腹痛、腹胀、腹泻，可自愈；部分患者有头痛、头晕等症状。

预防措施：豆浆必须充分煮熟，当豆浆煮至初步出现泡沫样沸腾时（发泡期），温度其实只有 70℃左右，豆内毒性物质尚未破坏，故必须减小火力，继续煮熟为止，中途不可加入生豆浆。

（4）黄曲霉毒素中毒：黄曲霉毒素广泛存在于粮油食品中，其中以花生和玉米污染最为严重，麦子、大米和高粱较少被污染。一般热带和亚热带地区的食品污染较重。由于它的剧毒性、强致癌性及存在的广泛性，不少国家为保障广大消费者的身体健康，制定了黄曲霉毒素的最高允许量标准。世界卫生组织 1975 年制定的食品中黄曲霉毒素的最高允许浓度标准为 15 微克/千克。目前，一些国家还在进一步降低食品中黄曲霉毒素的最高允许量值。

黄曲霉毒素是由黄曲霉和寄生曲霉产生的一类代谢产物，具有极强的毒性和致癌性，其中黄曲霉毒素 B_1 毒性最强，且具有强致癌性。

临床表现：黄曲霉毒素主要损害肝脏，表现为肝细胞核肿胀、脂肪变性、出血、坏死及胆管上皮纤维组织增生；同时肾脏也可受损害，主要表现为肾曲小管上皮细胞变性、坏死、有管型形成；中毒早期有胃部不适、腹胀、厌食、呕吐、肠鸣音亢进、一过性发热及黄疸等症状。2～3 周后出现腹下肢水肿、脾脏增大变硬、胃肠道出血、昏迷甚至死亡症状。

预防措施：加强米、面等食物的存放管理，一次不要购买过多，要进行定期检查，定期晾晒，防止食物发生霉变；已发生霉变的米、面等食物不能食用，已发生霉变的剩饭剩菜最好不要食用，因为一般的加热处理不能破坏毒素。

（5）蔬菜导致的中毒

1）豆类。扁豆、菜豆、芸豆和架豆等豆角，食之不当，如加热时间过短未煮熟，就会造成中毒。其有毒成分是皂甙。

临床表现：一般进食后 1～3 小时内发病；表现为恶心呕吐、腹泻等；植物凝集素会刺激消化道黏膜，并破坏消化道细胞，降低其吸收养分的能力；如果毒素进入血液，还会破坏红细胞及凝血机制，导致过敏反应。

预防措施：为了破坏皂甙毒素，可先用水浸泡，宜炖食，炒食不要过于贪图脆嫩，应充分加热；煮至 80℃未全熟的豆类，其毒素反而更高，炒时加几瓣蒜，也能帮助去毒；另外须注意勿吃贮存过久、霉烂的豆类。

2）新鲜的木耳。新鲜的木耳含有卟啉类光感物质，食用后经阳光照射会发生植物日光性皮炎。

临床表现：进食后数小时内发病；皮肤受到太阳照射后，引起日光性皮炎，使暴露处的皮肤出现瘙痒、水肿、疼痛，甚至是局部坏死等症状，还可导致咽喉水肿，严重时可引起呼吸困难，甚至危及生命。

预防措施：晒干后的木耳无毒，可放心食用。

3）鲜黄花菜。食用鲜黄花菜后，其毒素秋水仙碱可破坏细胞和细胞分裂的能力，令细胞死亡。

临床表现：进食后 1 小时内发病；表现为胃肠不适、腹痛、呕吐、腹泻等。

预防措施：鲜黄花菜烹调前用冷水浸泡数小时，或用开水进行烹饪；经过食品厂加工处理的黄花菜和干黄花菜都是无毒的，如用新鲜黄花菜烹调，则要彻底煮熟；一次不要食用太多。

4）青色、发芽、腐烂的马铃薯。马铃薯发芽或腐烂时，毒素龙葵碱含量会大量增加，带苦味，而大部分毒素正存在于青色的部分以及薯皮和薯皮下。龙葵碱进入体内，会干扰神经细胞之间的传递，并刺激胃肠道黏膜，引发胃肠出血。

临床表现：进食后 1 小时内发病；口腔有灼热感、胃痛、恶心、呕吐；严重中毒者体温升高，头痛、昏迷、出汗、心悸。

预防措施：马铃薯应贮藏在低温、通风、无阳光直射的地方，防止生芽变绿；生芽过多或皮肉大部分变黑、变绿时不得食用；发芽很少的马铃薯应彻底挖去芽和芽眼周围的肉；因龙葵碱溶于水，浸泡半小时左右方可烹调食用。

（六）食物中毒的急救措施

1. 判断是否为食物中毒

食物中毒有以下特征：第一，潜伏期短，多数为爆发，短时间内出现大批患者。第二，患者临床表现相似，大多有急性胃肠炎症状。第三，与食用某种食物有关，发病范围与致病食物分布范围呈一致性，不食用该食物不发病。第四，人与人之间一般不传染，无继发病例。

2. 对患者的紧急处理

第一，停止食用中毒食物或可疑食物。第二，将患者立即送医治疗，切勿乱用"偏方"，或仅凭自己的经验来处理，以免延误病情。第三，如条件限制不能及时送医，可以先给患者进行紧急处理，比如催吐、导泻、口服吸附剂、对症处理等主要目的是促使毒物排出，减少毒物吸收。第四，如果有条件可以将患者吐泻物等标本存留，以备送检。

3. 对中毒食物的控制处理

第一，保护现场，封存中毒食物或者可疑食物，以备医疗卫生部门检验。第二，追回已售中毒食物或可疑食物。第三，对中毒食物进行无害化处理或销毁。如果是细菌性中毒，可将引起中毒的固体剩余食物煮沸 15～30 分钟；液体食物可用含氯消毒剂处理，消毒之后丢弃；如果是化学性中毒，必须将中毒食物或者引起中毒的动植物全部深埋，不得做其他利用。

4. 对工具场所的处理

第一，对餐具、饮具、食品容器、加工设备和工具等，可以煮沸 15~30 分钟，也可用含氯消毒剂等消毒；菜板等可用刀刮除面层或沟缝中的污物后，再用消毒剂消毒，以热水清洗干净后再使用；如为化学性中毒，需将上述物品进行彻底清洁处理。第二，厨房地面、墙壁用消毒剂消毒。第三，患者吐泻物可用生石灰或者漂白粉消毒处理。第四，厨房餐厅及有关场所灭蝇、杀灭蟑螂等有害昆虫和动物。

第 2 节　预防各类传染病

案例 5-2

2009~2010 年，我国甲型 H_1N_1 流感在全国爆发。2010 年 6 月，世界卫生组织发布公报称，甲型 H_1N_1 流感在全球造成至少 18 156 人死亡。甲型流感病毒四处蔓延，让人感到恐慌。为了防止传染扩大，许多学校因此停课，控制人员通行，并且对师生施行严格的体温监测等晨检制度。

问题： 1. 甲型 H_1N_1 流感属于哪一类疾病？
2. 如何有效防止甲型 H_1N_1 流感的传播？

一、呼吸道传染病

（一）流感

流行性感冒，简称流感，是由流感病毒引起的急性呼吸道传染病，病原体为甲、乙、丙三型流行性感冒病毒，通过飞沫传播，病程短，有自限性。流感在流行病学上最显著特点为：突然爆发，迅速蔓延，波及面广，具有一定的季节性（我国北方流感一般发生在冬季，而南方多发生在夏季和冬季）。

流感常急起，有畏寒，高热（体温可高达 39~40℃），头痛，头晕，全身酸痛、乏力，可伴有咽痛、流涕、流泪，咳嗽等呼吸道症状，少数病例有食欲减退，伴有腹痛、腹胀、呕吐和腹泻等消化道症状，婴儿流感的临床症状往往不典型，可见高热惊厥。

流感一般需综合治疗。呼吸道隔离 1 周或至主要症状消失；宜卧床休息，多饮水，给予易消化的流质或半流质饮食，保持鼻咽及口腔清洁，补充维生素 C、维生素 B_1 等，预防并发症。对发热、头痛者应予对症治疗；对高热、食欲不振、呕吐的患者应予以静脉补液。抗病毒治疗可用离子通道 M_2 蛋白阻抑剂、神经氨酸酶抑制剂及其他抗病毒药物。此外，中药中清热解毒药物也可应用于流感的防治。

（二）肺结核

结核病俗称痨病，它是由结核杆菌侵入人体后引起的一种具有强烈传染性的慢性消耗性疾病。它不受年龄、性别、种族、职业、地区的影响，人体许多器官、系统均可患结核病，其中以肺结核最为常见。肺结核的传染 90%以上是通过呼吸道传染的，肺结核患者通过咳嗽、打喷嚏、高声喧哗，使带有结核杆菌飞沫喷出体外，健康人吸入后而被感染。

典型肺结核起病缓慢，多数患者病灶轻微，无显著症状，经 X 线健康检查时偶被发现。亦有因咯血才被确诊，追溯其病史可有轻微的全身症状。例如，可表现为午后低热、乏力、食欲减退、消瘦、盗汗等；若肺部病灶进展播散，常呈不规则高热；妇女可有月经失调或闭经；通常有干咳或带少量黏液痰，继发感染时，痰呈黏液脓性。

肺结核患者应适当休息，凡有高热、大咯血、自发性气胸及心肺代偿功能不全的，应卧床休息，待病情改善后，适当活动；一般在治疗中不必停工休息，只需加强休息，减轻体力活动，注意营养。此外，注意止咳祛痰治疗，加强营养。

抗结核药物治疗是基础治疗，称化疗，需遵循早期、联用、适量、规律、全程的原则。常用药物有异烟肼、利福平全杀菌药，链霉素、吡嗪酰胺半杀菌药，对氨柳酸钠、乙胺丁醇、卡那霉素、卷曲霉素、丙硫异烟胺、氨硫脲等抑菌药。常用新药有利福喷丁、丁胺卡那霉素、力排肺疾、氟氧沙星、环丙沙星等。

（三）麻疹

麻疹是麻疹病毒引起的急性呼吸道传染病。其病程多为 7~10 日，传染性强，主要发生在儿童，易造成流行，病后有持久免疫力。

该病潜伏期为 6~21 日，平均 10 日左右，感染严重或输血感染者可短至 6 日；曾接受主动或被动免疫者可延长至 3~4 周。

典型麻疹临床病程可分为三期：前驱期、出疹期、恢复期。发热到出疹为前驱期，一般持续 3~4 日；表现为上呼吸道炎症和眼结膜所致的卡他症状，急性起病，有发热、咳嗽、流涕、流泪、喷嚏、咽痛、畏光、结膜充血、眼睑浮肿、全身乏力等症状。发热 2~3 日，出现麻疹黏膜斑。出疹期在发热 3~4 日后，呼吸道症状明显加重，开始出现典型皮疹，从耳后发际开始，渐及前额、面、颈、躯干及四肢，最后达手掌及足底，2~5 日布及全身。皮疹初为淡红色斑丘疹，直径 2~5 毫米，稀疏分明，皮疹间皮肤正常。皮疹呈充血性，压之退色。出疹高峰时部分皮疹可融合，呈暗红色。皮疹出齐后进入恢复期，病情缓解，体温 12~24 小时降至正常，上呼吸道症状减轻，皮疹按出疹顺序消退，初留浅褐色色素斑，经 1~2 周消失，伴有糠麸样脱屑，2~3 周内退尽。无并发症者病程 10~14 日。

单纯麻疹的治疗重点在加强护理、对症治疗和预防并发症的发生。患者应单间隔离，卧床休息直至体温正常或至少出疹后 5 日，如并发肺炎应再延长 5~10 日。注意室内清洁、温暖、通风，保持空气新鲜，室温适中，不宜直接吹风或过分闷热。眼、鼻、口腔及皮肤保持清洁，可用生理盐水每日清洗口、鼻、眼。给富营养易消化饮食，鼓励多饮水。恢复期可每日增加一餐以促进康复。对住院麻疹患儿应补充维生素 A，以降低并发症和病死率。

（四）风疹

风疹是由风疹病毒引起的一种急性呼吸道传染病。本病潜伏期 14~21 日，平均 18 日。

前驱期 1~2 日，有低热、全身不适、乏力、喷嚏、流涕及轻咳等症状。耳后、枕部、颈部淋巴结肿大，单个分散，伴压痛。口腔无黏膜斑。发热 1~2 日即出皮疹，开始于面部，1 日内波及全身，面部和四肢较少，躯干、背部皮疹较多，手掌和足底无皮疹。皮疹初为淡红色斑疹，继以丘疹或斑丘疹，直径 2~3 毫米，部分可融合似麻疹，躯干背部皮疹较密，融合成片。出疹时有低热与轻度上呼吸道感染症状。可出现全身淋巴结肿大，耳后、枕后及颈部淋巴结肿大明显，脾轻度肿大。皮疹一般持续 2~3 日消退，退后不留色素沉着，其他症状随之消失，肿大的淋巴结亦逐渐缩小。

症状较显著者，应卧床休息，进流质或半流质饮食。对高热、头痛、咳嗽、结膜炎者可予对症处理。先天性风疹患儿应进行良好的教养与护理，密切观察患儿生长发育情况，矫正畸形，培养劳动能力，以便使其克服先天缺陷。应用干扰素、利巴韦林（病毒唑）以及清热解毒中成药等药物有助于减轻病情。

（五）水痘

水痘是水痘-带状疱疹病毒感染所引起的急性传染病。水痘传染性很强，主要经空气飞沫和直接接触疱液传播，也可通过接触污染的用具传播。呈全球性分布。四季均可发生，以冬春季发病多见。

本病潜伏期 7～21 日，平均 14 日。起病后数小时或 1～2 日出现皮疹。皮疹首先见于躯干和头部，以后延及面部及四肢。初为红斑疹，数小时后变为丘疹，再经数小时发展为疱疹。水疱表浅，壁薄易破，呈椭圆形，直径 3～5 毫米，周围有红晕。1～2 日后疱疹中心干枯，形成脐征，红晕消失并结痂，1～3 周后脱痂，若继发感染可持续数周，一般不留痕迹。皮疹分批出现，同一部位可同时存在斑疹、丘疹、疱疹和结痂，俗称"四世同堂"。皮疹呈向心性分布，以躯干为多，头面部次之，四肢远端较少，手掌及足底更少。水痘有自限性，10 日左右自愈。

水痘急性期应卧床休息，补充足够水分和营养，加强皮肤护理，避免抓伤以免继发感染。皮肤瘙痒者可用 0.25%石炭酸炉甘石洗剂涂擦或口服抗组胺药。疱疹破裂后可涂龙胆紫、杆菌肽或新霉素软膏等。对免疫缺陷及免疫抑制的患者，应尽早使用抗病毒药物治疗。阿昔洛韦为首选药物，也可用阿糖腺苷、无环鸟苷或泛昔洛韦等。早期使用 α-干扰素能较快抑制皮疹发展，加速病情恢复。

（六）流行性腮腺炎

流行性腮腺炎俗称痄腮，是腮腺炎病毒引起的急性呼吸道传染病。临床上以腮腺非化脓性肿胀、疼痛、发热伴咀嚼受限为特征。儿童可并发脑膜炎，成人多并发睾丸炎或卵巢炎。好发于冬春季，儿童和青少年多见。

本病潜伏期 14～25 日，平均 18 日。多数以耳下部肿胀为首发症状。发病数小时至 1～2 日出现颧弓或耳部疼痛，腮腺逐渐肿大，体温上升可达 39～40℃，通常一侧腮腺先肿大，1～4 日后累及对侧，双侧腮腺肿大者约占 75%。腮腺肿大以耳垂为中心，向前、后、下发展，上缘可达颧骨弓，后缘达胸锁乳突肌，下缘延至颌骨下而达颈部，同时伴有周围组织水肿，可影响张口、咀嚼、吞咽等。腮腺因其导管发炎阻塞，故进酸性食物时因腺体分泌增加而疼痛加重。腮腺肿大 2～3 日达高峰，持续 4～5 日后逐渐消退，整个病程 10～14 日。

本病治疗重点为对症处理。患者应隔离、卧床休息至腮腺肿大消退，进流质或半流质饮食，避免摄入酸性、辛辣食物。保持口腔清洁卫生，餐后用生理盐水漱口。早期可试用利巴韦林（病毒唑）静脉注射。可内服中医中药板蓝根、普济消毒饮，紫金锭、醋调如意金黄散、醋调青黛散调匀外敷，或用蒲公英、鸭跖草、水仙花根、马齿苋等捣烂外敷，可减轻局部胀痛。腮腺肿胀较重的患者，可适当应用镇痛剂。体温过高者给予药物、物理降温。

二、消化道传染病

（一）概述

消化道传染病是一组经消化道传播的疾病。常见的主要有伤寒、副伤寒、细菌性痢疾、霍乱、甲型肝炎等。消化道传染病的病原体从患者和病原携带者的粪便、呕吐物中排出，污染了周围环境，再通过水、食物、手、苍蝇、蟑螂等媒介经口腔进入消化道，在人体内繁殖、产生毒素引起发病，并继续排出病原体再传染给其他健康人。

消化道传染病包括细菌引起的霍乱、细菌性痢疾、伤寒、副伤寒、O157：H7 肠炎等；溶组织阿米巴原虫引起的阿米巴痢疾；病毒引起的型别很多，包括脊灰病毒、柯萨奇病毒、埃可病毒、新型消化道病毒等种类，可导致脊髓灰质炎、手足口病、病毒性脑炎、疱疹性咽峡炎等疾病。

（二）流行病学特征

1. 传染源

患者和病原携带者。

2. 传播途径

通过水、食物、日常生活接触和苍蝇等媒介进行传播。

3. 人群易感性

普遍易感。

4. 分布特点

（1）地区分布：遍布世界各地。在气温高、湿度大、降雨量多、经济条件差、卫生设施落后、饮水和环境不卫生的地区，发病率高，且容易引起流行或暴发。

（2）季节分布：有明显的季节性。每年的 5～10 月为流行季节，高峰在 7 月和 8 月。

（3）人群分布：多发于文化程度低、个人卫生习惯差的人群。人群分布除机体抵抗力的差异外，主要与受病原微生物感染的机会多少有关。

（三）消化道传染病共同的临床表现

大多数消化道传染病发病会有恶心、呕吐、腹痛、腹泻、食欲不振等胃消化道症状，有些伴有发热、头痛、肢体疼痛、全身中毒症状，若治疗不及时，可引起严重的并发症，甚至导致死亡。

（四）消化道传染病的危害

消化道传染病的发病率在所有传染病中位居前列，且在一定条件下，如水源或食物被污染时易出现暴发性流行。消化道传染病大多有恶心、呕吐、腹痛、腹泻、食欲不振等胃消化道症状，有些伴有发热、头痛、肢体疼痛、全身中毒症状，若治疗不及时，可引起严重的并发症，甚至导致死亡。如霍乱，导致严重泻吐引起水及电解质紊乱，如抢救不及时，易引起休克死亡。生病不但影响健康，妨碍正常的生活、工作和学习，也影响了社会稳定和经济建设。

（五）影响发病的因素

消化道传染病的发病和流行是众多因素综合作用的结果。社会因素如居民的生活条件、卫生设施、风俗习惯、战争、饥荒等，自然因素如气温、降雨量、相对湿度、水旱灾害等，均可直接或间接影响消化道传染病的发病强度。而个人卫生习惯、机体免疫水平及病原体变异或传入新菌型等，对发病强度影响也很大。

（六）消化道传染病的传播

消化道传染病的传染源主要是急慢性患者及带菌（病毒）者。消化道传染病的病原体随患者或带菌者的粪便或呕吐物排出体外，只有经口食入才引起发病，其传播途径如下：

1. 经水传播

被这些致病菌污染的地面水进入未完全密封的水井，在江河洗涤患者衣物、倾倒吐泻物，或带菌的船民排泄物直接污染江河水等，人们如果喝进被污染的生水，或用这些水洗刷食具、水果和生吃的蔬菜，致病菌便可经口而进入人体。这是消化道传染病大规模流行的主要传播方式。

2. 经食物传播

食物对本病的传播作用仅次于水。携带致病菌的食物有：受致病菌污染水域的海产品；用被污染的水洗涤水果、蔬菜；加工后可直接食用但再受污染的食品；使用生熟共用砧板切的熟食。

3. 生活接触传播

主要是经手传播，即健康人的手接触了受致病菌污染的物品后，再接触食品而引起传播。

4. 昆虫媒介传播

主要是苍蝇和蟑螂叮爬污染物后再叮爬食物引起传播。

（七）消化道传染病的预防

预防消化道传染病的关键是把好"病从口入"这一关，要注意饮食和饮水卫生，养成良好的卫生习惯。除了政府各有关部门要加强食品卫生监督管理，确保安全供水和搞好环境卫生等外，广大人民群众要提高对消化道传染病危害性、可防性的认识，增强预防疾病的能力，自觉做到以下几点：

（1）在流行季节保证饮用安全开水，防止因失水过多而发生脱水；合理调整饮食，注意劳逸结合和保证充足的睡眠，以提高机体抵抗疾病的免疫力。

（2）注意饮水卫生，不喝生水；未使用合格自来水地区的居民需对饮用水及洗漱用水进行消毒后才能使用。

（3）注意饮食卫生，不吃腐败变质食物，尤其注意不要生食或半生食海产品、水产品；食物（包括肉、鱼、蔬菜等）要彻底煮熟、煮透；剩余食品、隔餐食品要彻底再加热后食用；瓜果宜洗净去皮再吃；外出旅游、出差、工作要挑选卫生条件好的旅店就餐，并尽量少食凉拌菜，最好不要在路边露天饮食小摊点就餐。

（4）自觉讲究个人卫生，饭前便后及处理生的食物（鱼、虾、蟹、贝类等水产品）后要擦肥皂用流水反复洗手。

（5）搞好环境卫生，加强粪便、垃圾和饮用水的管理，广泛开展爱国卫生运动，建设卫生村、卫生镇，消灭苍蝇、蟑螂、老鼠等传染媒介。

（6）高危人群可接种伤寒疫苗、口服痢疾疫苗、口服轮状病毒疫苗、注射甲肝疫苗等。

（7）当发生腹痛、腹泻、恶心、呕吐等胃消化道症状时，要及时去就近医疗机构的消化道门诊治疗，切不可随意自服药物，以免延误病情；患者和带菌者均需隔离治疗。

（8）发现同一家庭或集体单位在短时间内连续发现多名腹泻患者时，应该立即以最快的速度报告当地医疗机构或疾控中心。

（八）几种常见的消化道传染病

1. 霍乱

霍乱是由霍乱弧菌所致的烈性消化道传染病，临床表现轻重不一，典型病例病情严重，有剧烈吐泻、脱水、微循环衰竭，代谢性酸中毒和急性肾功能衰竭等症状，治疗不及时易死亡，属甲类传染病。

临床表现：潜伏期为1~3天，短者数小时，长者5~6天；典型患者多急骤起病，少数病例发病前1~2天有头昏、疲倦无力、肚子胀及轻度腹泻等前驱症状；病程通常分为泻吐期、脱水期和反应恢复期三期。

（1）泻吐期：多数患者无前驱症状，突然发生剧烈腹泻，继之呕吐，少数先吐后泻，多无腹痛，亦无里急后重，少数有轻度腹痛，个别有阵发性腹部绞痛。腹泻每日十余次至数十次，甚至大便从肛门直流而出，难以计数。大便初为黄色稀便，迅速变为"米泔水"样或无色透明水样，少数重症患者可有洗肉水样便。呕吐一般为喷射性、连续性，呕吐物初为胃内食物残渣，继之呈"米泔水"样或清水样。一般无发热，或低热，持续数小时或1~2天后进入脱水期。

（2）脱水期：由于剧烈吐泻，患者迅速呈现脱水和周围循环衰竭。轻度脱水仅有皮肤和口舌干燥，眼窝稍陷，神志无改变。重度脱水则出现"霍乱面容"，即眼眶下陷，两颊深凹，口唇干燥，神志淡漠甚至不清。皮肤皱缩湿冷，弹性消失。手指干瘪，腹部凹陷如舟。

（3）反应恢复期：患者脱水纠正后，大多数症状消失，逐渐恢复正常。约三分之一患者因循环改善残存于肠腔的毒素被吸收，又出现发热反应，体温 38～39℃，持续 1～3 天自行消退。

根据病情可分为轻、中、重三型。极少数患者尚未出现吐泻症状即发生循环衰竭而死亡，称为"暴发性霍乱"或"干性霍乱"。

流行特征：我国霍乱病的发病季节一般在 5～11 月，而流行高峰多在 7～10 月。患者和带菌者是霍乱的传染源，通过水、食物、生活密切接触和苍蝇媒介而传播，以经水传播最为重要。患者吐泻物和带菌者粪便污染水源后易引起局部暴发流行。通常先发生于边疆地区、沿海港口、江河沿岸及水网地区，然后再借水路、陆路、空中交通传播。

治疗措施：本病的处理原则是严格隔离，迅速补充水及电解质，辅以抗菌治疗及对症处理；患者在临床症状消失后连续两次粪便培养阴性方可出院。

预防措施：

（1）在每年的 5 至 10 月份，腹泻患者均需到医院消化道门诊诊治，禁止个体医及医院非消化道门诊科室诊治腹泻患者。医院发现患者立即报告当地疾控机构并对患者进行隔离治疗，对疑似患者及密切接触者应隔离留验，一般接触者预防服药。

（2）改善环境卫生，加强饮水和食品的消毒管理，对患者和带菌者的粪便、其他排泄物和用具衣被等，均应严格消毒。消灭苍蝇，不喝生水，做到饭前便后洗手。

（3）霍乱死菌苗保护率为 50%～70%，保护时间为 3～6 个月，仅对同血清型菌株有效，不能防止隐性感染及带菌者，易使人们产生一种虚幻的安全感，未广泛应用。目前正在研制抗原性强、效力高的菌苗，如佐剂菌苗、口服低毒活菌苗、类毒素菌苗及基因工程菌苗等。

2. 伤寒及副伤寒

（1）伤寒：伤寒是由伤寒杆菌引起的经消化道传播的急性传染病。伤寒杆菌只感染人类，在自然条件下不感染动物。伤寒遍布于世界各地，以热带及亚热带地区为多，在不重视饮食卫生的地区可引起流行与暴发。

临床表现：潜伏期 3～60 天，平均 1～2 周；典型伤寒患者可表现为连续高热不退、感觉疲倦和不思饮食、咳嗽，表情淡漠、反应迟钝、耳鸣、听力减退，病重者还可能有神志不清、烦躁不安、说胡话等症状，后期还可能发生肠出血或肠穿孔；重者可出现昏迷；部分患者可有肝脾肿大，约半数患者在病程第一周末于前胸、腹部出现淡红色丘疹（玫瑰疹），直径达 2～4 毫米，散在分布，压之退色，一般仅数个至十数个，多在 2～4 日内消退。

流行特征：本病终年可见，但以夏秋季最多；患者及带菌者为本病的传染源；少数患者可成为长期或终身带菌者；病菌随患者或带菌者的粪便排出，污染水和食物，或经手及苍蝇、蟑螂等间接污染水和食物而传播；水源污染是传播本病的重要途径，常酿成流行；人对伤寒普遍易感，病后可获得持久性免疫力，再次患病者极少。

治疗措施：主要以抗菌、对症治疗为主，患者在临床症状消失后连续两次粪便培养阴性方可出院。

（2）副伤寒：副伤寒是由副伤寒杆菌所致的急性传染病。副伤寒的临床表现与伤寒相似，但一般病情较轻，病程较短，病死率较低。按病原菌的不同，副伤寒的病原体有 3 种：副伤寒甲杆菌、副伤寒乙杆菌及副伤寒丙杆菌。在自然条件下，副伤寒杆菌一般只能感染人类，仅偶尔感染动物。

临床表现：临床症状与伤寒相似，主要表现为长程发热，但弛张发热较多，有全身中毒、相对缓脉（一般发热患者的脉搏会加快，体温每升高 1℃脉搏加快十余次，但伤寒、副伤寒患者的脉搏相对其体温显得较慢，这称为相对缓脉）、肝脾肿大、玫瑰疹及白细胞减少等症状，并发症较少。

流行特征：患者和带菌者为传染源，副伤寒的传播方式与伤寒大致相同，但以食物传播较为常见，因副伤寒杆菌可在食物中存在较长时间；成年人中以副伤寒甲为多，儿童易患副伤寒乙，但可因地区、年代等而不同。

治疗及预防措施：主要以抗菌、对症治疗为主，患者在临床症状消失后连续两次粪便培养阴性方可出院；预防措施同一般消化道传染病。

3. 病毒性肝炎

病毒性肝炎是由肝炎病毒引起的一组疾病，根据病毒不同可分为甲、乙、丙、丁、戊五型。甲型及戊型肝炎病毒通过患者粪便排出体外，主要通过粪-口消化道传播，常因饮用水、食物污染引起暴发流行；而乙型、丙型及丁型肝炎病毒主要通过血液、体液排出体外，通过非消化道途径传播，其传播方式有医源性传播（为注射、输血、手术等）、生活中密切接触传播、性接触传播、母婴传播等。因此属于消化道传染病的是甲型及戊型肝炎。

（1）甲型肝炎（简称甲肝）：流行特征：甲肝的传染源主要是急性患者和隐性感染者，发病前两周及发病后一周内传染性最强；粪-口途径是主要传播途径，所以在水源或食物被粪便污染时引起暴发流行，食用受污染的水生贝类（如毛蚶）是20世纪80年代末上海、江浙等地甲肝高发的主要原因；在中、小学，集体单位（如灾民集中居住地）也常因日常生活接触引起甲肝暴发流行；人群普遍易感，以儿童、青少年易感性较高，随年龄增长易感性下降，感染后有免疫力。

临床表现：甲肝潜伏期15～45日，平均30日；根据临床表现一般可分为急性黄疸型和急性无黄疸型。

1）急性黄疸型。此型所占急性肝炎病例的比例小于10%。

A. 黄疸前期：起病急，畏寒低热，乏力，食欲低下，厌油、恶心、腹部不适，右上腹有压痛，小便颜色逐渐发黄似浓茶，少数病例有类似感冒的上呼吸道症状，本期5～7日。

B. 黄疸期：自觉症状虽有好转，但尿色加深，眼球巩膜及皮肤发黄，肝脏肿大，有压痛及叩痛，部分病例有脾肿大，本期2～6周。

C. 恢复期：黄疸渐退，症状逐渐消失，肝功能也恢复正常，本期2～4周。

2）急性无黄疸型。该型远较急性黄疸型多见，约占急性肝炎病例90%以上。症状较轻，主要症状有乏力、胃口差、腹部不适、肝区疼痛。有许多患者症状不明显或没有症状，仅在普查时发现阳性体征及肝功能改变。

治疗措施：目前甲肝尚无可靠特效药，治疗原则以休息、营养为主，辅以适当药物；急性期应注意早期卧床休息，至症状消失后逐渐增加活动，饮食宜清淡、保证有足够热量和蛋白质。

预防措施：甲肝的预防措施同消化道传染病；儿童及学生及其他高危人群（如经常出差、经常在饮食摊点就餐及经常接触甲肝患者等）可以接种甲肝疫苗。

（2）戊型肝炎：戊型肝炎（简称戊肝）的流行病学特征及临床表现均与甲肝类似。戊肝常因水源污染引起流行，故多见于雨季或洪涝地区。在我国西部一些环境卫生和饮水卫生条件差的地区曾发生较大流行。戊肝发病率较甲肝高，以青壮年为主，病情一般较甲肝重（青年男性则较轻），妊娠后期的孕妇死亡率颇高，且易导致流产或死胎。

戊肝的治疗及预防基本同甲肝，防制措施应采取以切断粪-口传播途径为主的综合措施，目前尚无疫苗。

4. 痢疾

（1）细菌性痢疾：细菌性痢疾（简称菌痢）是由痢疾杆菌引起的消化道传染病，临床表现以发热、腹痛、腹泻、拉脓血便及里急后重为主要特征。近年来，该病在我国发病率很高，在很多地区被列在法定传染病第一、二位。在灾区由于饮水和食物极易受粪便污染，常有菌痢水型或食物型暴发流行，所以对灾区居民健康危害很大。

流行特征：菌痢传染源主要是急性和慢性患者以及带菌者；与甲肝等消化道传染病类似，该病可通过水、食物和生活接触等途径传播；水和食物型暴发流行多见于夏秋季以及灾后水源受粪便严重污染的地区；苍蝇污染食物的机会很多，在本病的传播中亦起重要作用；生活接触是非流行季节散发的主要途径，但在卫生条件恶劣的情况下也可形成暴发；人群普遍易感，病后有短暂的免疫力，可重复感染，多次发病。

临床表现：潜伏期数小时至一周，一般 1~2 日，可分为急性期和慢性期；每期又可分为三型。

1）急性期

A. 普通型（典型）：起病急，常有畏寒、发热、全身不适等症状，消化道症状为腹痛、腹泻、全腹有压痛，以左下腹明显，大便为黏液样；1~2 日内为脓血便，伴里急后重，每日大便次数达 10 次以上，持续 1~2 周后缓解或自愈，或转为慢性。

B. 轻型（非典型）：以每日腹泻数次为主要症状，可无全身症状，大便无脓血，里急后重不明显，病程持续数日后自愈或转为慢性。

C. 中毒型：多见于 2~7 岁儿童，成人较少见，表现为严重毒血症，起病急，发展快，突然高热可达 40℃以上，出现抽风、精神萎靡或昏迷症状，可在数小时内休克或因呼吸衰竭、循环衰竭而死亡；该型消化道症状不明显或完全不出现腹痛腹泻。

2）慢性期

A. 迁延型：有菌痢病史，症状时好时发，时轻时重，病程在两周以上。

B. 隐匿型：有菌痢病史，症状全部消失，大便培养阴性，乙状结肠镜检查有显著病变。

C. 急性发作型：症状类似急性典型菌痢，但程度较轻。

治疗措施：遵医嘱，并注意饮食营养卫生，进食营养丰富易消化食物，劳逸结合，保证休息，提高抵抗力，避免各种诱发因素。

预防措施：由于目前菌苗的应用还有较大困难，其预防措施主要是管理好传染源及切断各种传播途径。

（2）阿米巴痢疾：阿米巴痢疾又称肠阿米巴病，是由致病性溶组织阿米巴原虫侵入结肠壁后所致的以痢疾症状为主的消化道传染病。病变多在回盲部结肠，易复发变为慢性。原虫亦可由肠壁经血流-淋巴或直接迁徙至肝、肺、脑等脏器成为肠外阿米巴病，尤以阿米巴肝脓肿最为多见。

流行特征：慢性患者、恢复期患者及包囊携带者是本病主要传染源；通过污染的水源、蔬菜、瓜果食物等消化道传播，亦可通过污染的手、物品、苍蝇、蟑螂等间接经口传播；人群普通易感，感染后不产生免疫力（即不产生保护性抗体），故易再感染；本病遍及全球，多见于热带与亚热带；我国多见于北方；发病率农村高于城市，男性高于女性，成人多于儿童，大多为散发，偶因水源污染等因素而暴发流行。

临床表现：潜伏期平均为 1~2 周（4 日至数月），临床表现有不同类型。

1）无症状型（包囊携带者）。此型临床常不出现症状，但粪便检查时常可发现阿米巴包囊。

2）普通型。起病多缓慢，常无发热，腹痛轻微，腹泻，每日便次多在 10 次左右，量中等，带血和黏液，血与坏死组织混合均匀呈果酱样，具有腐败腥臭味；含痢疾阿米巴滋养体与大量成堆红细胞，为其特征之一；病变部位低，可有里急后重感；腹部压痛以右侧为主；以上症状可自行缓解，亦可因治疗不彻底而复发。

3）轻型。见于体质较强者，症状轻微，每日排稀糊或稀水便 3~5 次以内，或腹泻与便秘交替出现，或无腹泻，仅感下腹不适或隐痛，粪便偶见黏液或少量血液。

4）暴发型。极少见，但可因本病原感染严重，或并发消化道细菌感染以及体质虚弱，而呈暴发型；起病急骤，有明显中毒及畏寒、高热、中毒性肠麻痹等症状；剧烈腹痛与里急后重，腹泻频繁，每日数十次，甚至失禁，粪呈血水、洗肉水或稀水样，颇似急性菌痢，但粪便奇臭；腹部压痛明显；常因脱水至外周循环障碍或伴意识障碍，甚至出现肠出血、肠穿孔、腹膜炎等并发症。

5）慢性型。常因急性期治疗不当所致腹泻与便秘交替出现，使临床症状反复发作，迁延 2 月以上或数年不愈；常因受凉、劳累、饮食不慎等而发作；患者常觉下腹部胀痛，久之乏力、贫血及营养不良；右下腹可及增厚结肠，轻度压痛，肝脏可肿大伴有压痛等；粪便内可混有脓血、滋养体，有时有包囊；慢性病例发热多不明显，可有消瘦、贫血、营养不良性水肿等症状。

6）其他型阿米巴病。可见泌尿道、生殖系统、皮肤等处感染，但极少见；亦可以并发症起病，容易误诊。

治疗措施：遵医嘱，一般治疗急性期应卧床休息，消化道隔离至症状消失、大便连续 3 次查不到滋养体和包囊，加强营养，必要时输液或输血。

预防措施：本病预防原则与细菌性痢疾相同；应抓好"三管一灭"；重点注意饮食卫生，及时发现和治疗包囊携带者和慢性患者。

5．O157∶H7 肠出血性大肠杆菌性肠炎

O157∶H7 是肠出血性大肠杆菌的主要血清型，该菌可引起人类腹泻、出血性肠炎（HC），在儿童和老年患者中易并发溶血性尿毒综合征（HUS）、血栓形成性血小板减少性紫癜（TTP）等疾病。

临床表现：O157∶H7 肠出血性大肠杆菌性肠炎可以表现为无症状感染、轻度腹泻、出血性肠炎、溶血性尿毒综合征、血栓性血小板减少性紫癜；出血性肠炎最常见；潜伏期为 3～4 日，可以长达 8 日，短到 1～2 日。

流行特征：本病有明显的季节性，每年 6～9 月为发病高峰期，病例占全年总病例数的 60% 或更高，11 月至次年 2 月期间发病最少。

（1）传染源：家畜（如牛、羊、猪等）家禽（如鸡）是大肠杆菌 O157∶H7 的保菌宿主和主要传染源，而患者和无症状病原携带者也可作为传染源。

（2）传播途径

1）食源性传播：通过进食被污染的食物、水或与传染源的密切接触者而传染；常见的被污染食物有牛肉、牛奶、猪肉、鸡肉、羊肉、蔬菜、水果等。

2）水源性传播：饮用水受污染可以造成感染，其他被传染的水体，如游泳时吞咽湖水，也可引起感染。

3）接触传播：主要是人与人之间或人和动物之间的密切接触传播；这种方式的传播可发生在家庭、医院、托儿所等。

（3）易感人群：O157∶H7 出血性大肠杆菌可感染任何年龄组，但儿童和老人发病率高且症状往往较重。

治疗措施：对于出血性肠炎的治疗主要依据为腹泻的一般治疗原则，即支持疗法和慎重使用抗生素；抗生素的选择应根据细菌的药敏试验结果和抗生素是否能够促进或诱导细菌释放志贺氏毒素的特征来确定。

6．感染性腹泻

广义的感染性腹泻是指各种病原体消化道感染所引起的腹泻。这里仅指除霍乱、痢疾、伤寒、副伤寒以外的感染性腹泻，为《中华人民共和国传染病防治法》中规定的丙类传染病，主要包括细菌、

病毒、原虫等病原体引起的消化道感染，较常见的有沙门菌肠炎、肠致泻性大肠杆菌肠炎、致泻性弧菌肠炎、空肠弯曲菌肠炎、小肠结肠炎耶尔森菌肠炎、轮状病毒肠炎、蓝氏贾第鞭毛虫肠炎等。

（1）预防方法

1）关注高危人群：学生是好发群体。

2）增强个人免疫力：注意营养，均衡饮食，适当运动及充足睡眠。

3）加强个人卫生：正确且勤加洗手，以预防自身感染，并避免通过接触传染。

4）注意环境卫生：保持环境清洁及通风。

5）避免接触受感染者：避免出入过度拥挤的公共场所，不要与患者（家人或同学）接触。

6）如有疑似消化道病毒感染症状须及时就医。

（2）集体单位的预防控制措施

1）在本病流行季节，教室和宿舍等场所要保持良好通风。

2）对玩具、个人卫生用具、餐具等物品进行清洗消毒。

3）进行清扫或消毒工作（尤其清扫厕所）时，工作人员应穿戴手套。清洗工作结束后应立即洗手。

4）对门把手、楼梯扶手、桌面等学生易接触的物体表面进行擦拭消毒。

5）加强宣传，教育引导学生养成正确洗手的习惯。

6）严格执行因病缺勤登记制度和隔离治疗措施。每日进行晨检，发现可疑患病学生时，要对患病学生采取及时送诊、居家休息的隔离措施；对于确诊且症状明显的患病学生，应将其隔离留在家中，直至热度、皮疹消退，水疱、溃疡结痂后方可返校，以免引起大范围感染，一般隔离时间应为两周；对密切接触者的观察期为 7 天。对患病学生接触的一切物品要立即进行消毒处理。

7）患病学生增多时，要及时向卫生和教育管理部门报告。

三、血源性传染病

在众多的血源性传染病中，常见的是乙型病毒性肝炎（简称乙肝），所以我们主要了解乙肝的相关知识。

乙肝由乙肝病毒（HBV）引起，以乏力、食欲减退、恶心、呕吐、厌油、肝大及肝功能异常为主要临床表现。少数病例病程迁延转为慢性，或发展为肝硬化甚至肝癌；重者病情进展迅猛可发展为重型肝炎；另一些感染者则成为无症状的病毒携带者。

本病潜伏期为 6 周至 6 个月，一般为 3 个月。潜伏期随病原体的种类、数量、毒力、人体免疫状态而长短不一。患者常感身体乏力，容易疲劳，可伴轻度发热等全身症状。

慢性乙肝一般没有剧烈的疼痛，部分患者可有右上腹、右季肋部不适、隐痛、压痛或叩击痛。由于炎症、充血、水肿、胆汁淤积，患者常有肝脏肿大。晚期大量肝细胞破坏，纤维组织收缩，肝脏可缩小。急性肝炎或慢性肝炎早期，脾脏无明显肿大，门静脉高压时，脾脏淤血，可引起脾脏肿大、肝掌及蜘蛛痣。

慢性乙肝炎症长期不愈，反复发作，肝内纤维结缔组织增生，甚至成为肝硬化。

急性病毒性肝炎一般具有自限过程，要注意适当休息。症状较重、有黄疸者应卧床休息。给予清淡、富含营养且易消化吸收的饮食，注意蛋白质及维生素的摄入。恶心呕吐致影响进食、热量不足者应每日输液补充。根据患者不同征象采用相应的中药成方或辨证施治，对于缓解症状、缩短病程、减少并发症有利。绝大多数急性肝炎患者不需要抗病毒治疗。

慢性肝炎的治疗需采用抗病毒药物治疗，可选用干扰素、单磷酸阿糖腺苷、阿昔洛韦、其他核苷类似物、利巴韦林、膦甲酸钠、苦味叶下珠等。

四、虫源性传染病

虫源性传染病包括蛔虫病、钩虫病、蛲虫病、绦虫病等线虫病，疟原虫引起的疟疾及疥螨引起的疥疮等疾病，能引起大规模暴发并在大学生群体中广泛传播的主要有疥疮。因此，我们主要以疥疮为例进行介绍。

疥疮是疥螨引起的传染性皮肤病。基本皮损为瘙痒性丘疹、丘疱疹及隧道，其内藏匿着雌疥螨或幼虫，主要分布于指缝、手腕、前臂、肘窝、腋窝、乳晕、脐周、下腹、生殖器及臀部等皮肤柔嫩部位，成人很少累及头皮和面部，但婴儿可累及所有皮肤，免疫抑制者也可累及面部和头皮。疥疮活跃时或受累时间较长可出现直径为 3～5 毫米的暗红色结节，称为疥疮结节，自觉瘙痒或不痒，分布于阴囊、包皮、龟头等处。瘙痒在夜间加重，往往影响患者睡眠。

与患者有密切接触史且有皮肤瘙痒者，所有性伴及家庭成员都应接受治疗。衣物和床单应更换并采用煮沸或暴晒的方法彻底消毒以除去其上的疥螨；治疗后如发现新发皮损，1 周后应再重复治疗 1 次；疥疮并发化脓性感染时应同时采用抗感染药物。

可选用外用药物 5%三氯苯醚菊酯霜、1% γ-666 霜（疥得治或疥灵霜）、5%～10%硫磺软膏或霜等药物。对瘙痒剧烈影响睡眠者，可酌情选用扑尔敏等抗组胺药物。

五、性及接触性传染病

（一）疣

疣是由人类乳头瘤病毒或巨细胞病毒所引起的反应性良性传染性上皮肿瘤。人类乳头瘤病毒引起者分为 4 型：寻常疣、扁平疣、跖疣及尖锐湿疣。传染性软疣又名皮脂性软疣、传染性上皮瘤、上皮软疣，是由巨细胞病毒引起的良性病毒性传染病。

寻常疣俗称刺瘊、瘊子。皮损初为帽针头大小的皮色丘疹，逐渐增大到豌豆或更大，呈圆形或多角形，界限清楚，突出皮面，表面粗糙不平，呈灰色或淡黄色、黄褐色，触之坚硬。发生在甲周或甲下者，可使指甲、甲床破坏，分别称甲周疣或甲下疣；发生在颈部、眼睑、额部，皮损呈细丝状，顶端角化者称为丝状疣；发生于头皮、趾间，皮损为指状突起者，称为指状疣。

跖疣是指发生在足底的寻常疣。

扁平疣好发于青少年，又称青年扁平疣，好发于面部、手背、颈、胸部和前臂等。多骤然发生，表面光滑，质硬，呈淡褐色或正常皮色；偶可沿抓痕排列成条状，称 Koebner 现象。

尖锐湿疣又称生殖器疣、性病疣或肛门生殖器疣，是由人类乳头瘤病毒引起的发生在肛门生殖器部位的性传播疾病。

传染性软疣以皮肤出现蜡样光泽的珍珠状小丘疹、顶端凹陷并能挤出乳酪样软疣小体为临床特征。多见于儿童和青年，潜伏期 14～50 日。好发于躯干、四肢、阴囊和肛门等处。皮损为米粒大小丘疹至绿豆或豌豆大小，中心微凹或呈脐凹状，表面有蜡样光泽，可挤出白色乳酪样物质，称为软疣小体；皮损数目不等，由数个或数十个，陆续出现，互不融合；一般无自觉表现。

局部治疗方法的选择取决于疣的类型、数目、大小、解剖部位、职业和患者的要求等，多数疣可在 2 年内自行消失。数目较少可选用电灼、冷冻、激光、刮除等物理治疗。还可选用 3%酞丁胺、0.05%～0.10%维 A 酸软膏、5-氟尿嘧啶软膏等外用药物治疗。全身治疗可选用聚肌胞、干扰素等抗病毒，或选用左旋咪唑、转移因子卡介苗多糖核酸等进行免疫调节。

传染性软疣治疗只需要将软疣小体用小镊子夹住，完全挤出或挑除，然后外用 2%碘酊等并压迫止血即可祛除。

（二）急性卡他性结膜炎

急性卡他性结膜炎，俗称红眼、火眼，是由细菌感染引起的一种常见的急性流行性眼病。常见致病菌为肺炎双球菌、Koch-Weeks 杆菌、流行性感冒杆菌、金黄色葡萄球菌和链球菌等，细菌可以通过多种媒介直接接触结膜，在公共场所、集体单位（如幼儿园、学校及家庭）中迅速蔓延，导致流行，春秋二季尤为显著。

典型症状有流泪、目垢增多、畏光、充血、红眼、水肿，自觉患眼刺痒如异物感。由于产生大量黏液脓性分泌物，早晨醒来时会发觉上下睑被分泌物粘连在一起。当病变侵及角膜时，畏光、疼痛及视减退等症状明显加重。

本病传染性很强，重在预防，治疗要及时、彻底，防止复发。如果发现红眼病，应及时隔离，所有用具应单独使用，最好能洗净晒干后再用。患红眼病时除积极治疗外，应少到公共场所活动，不使用共用毛巾、脸盆等。

对分泌物多的患者，可用 3%硼酸溶液或生理盐水冲洗；若分泌物不多，可用消毒棉签蘸上述溶液清洁眼部。局部治疗可根据不同的病原菌选用多种抗生素眼药水滴眼，如 10%磺胺酰酰钠、0.25%氯霉素、0.5%～1.0%红霉素液或新霉素等，根据病情轻重，每隔 2～3 小时以至 1 小时一次；睡前涂抗生素眼膏如 0.5%四环素、红霉素或金霉素眼膏以防止眼睑黏着，同时使药物在结膜囊内保留较长时间。

（三）炭疽

炭疽是由炭疽杆菌引起的急性传染病，人畜共患，属动物疫源性疾病。炭疽主要发生于食草动物，特别是牛、马和羊。人因食用病畜肉或接触病畜及其产品而感染。潜伏期一般为 1～3 日，亦可长至 12 日。主要以皮肤炭疽最常见，其次为肺炭疽和肠炭疽。皮肤炭疽表现为皮肤溃疡、焦痂和周围组织广泛水肿及全身毒血症症状。肺炭疽虽较罕见，但病情重、病死率高。肠炭疽也少见，严重病例也可并发败血症、中毒性休克。

炭疽控制重在预防，防治牲畜炭疽是预防人间炭疽的关键。要注意皮肤炭疽严禁抚摸、挤压，不宜切开引流，以免感染扩散和发生败血症。局部可用 1∶2 000 高锰酸钾液湿敷和消毒纱布敷盖，或涂以 1%甲紫液；可将患处固定和抬高。根据病情可采取输液、吸氧、止血及抗休克等治疗。

炭疽杆菌对青霉素敏感，故青霉素为首选。此外，头孢菌素类、氨基糖苷类、喹诺酮类也有较好疗效，多西环素、红霉素也有一定疗效。

第3节　预防艾滋病

艾滋病是获得性免疫缺陷综合征（AIDS）的简称，是由人类免疫缺陷病毒（HIV）引起的慢性传染病。艾滋病主要经性接触、血液和母婴传播，具有传播迅速、发病缓慢、病死率高的特点。

该病潜伏期可从数月至 15 年不等，平均为 9 年。我国《艾滋病诊疗指南第三版（2015 版）》将本病的临床经过分为三期：

（1）急性期：HIV 感染后 2～4 周，部分感染者可出现发热、盗汗、乏力、头痛、咽痛、恶心、厌食、腹泻及关节、肌肉疼痛等症状；体征有淋巴结肿大及皮疹等。

（2）无症状期：可从急性期进入此期，或无明显的急性期症状而直接进入此期；此期持续时间一般为 6～8 年，其时间长短与感染病毒的数量、型别、感染途径、机体的免疫状况等因素有关；临床上无任何症状，但具有传染性。

（3）艾滋病期：主要的临床表现为 HIV 相关症状、各种机会性感染及肿瘤；患者 CD4$^+$T 细胞计数明显下降，血浆 HIV 载量明显升高。

HIV 相关症状主要表现为持续一个月以上的发热、盗汗、腹泻，体重减轻 10%以上。部分患者表现为精神神经症状，如记忆力减退、表情淡漠、性格改变、头痛、癫痫及痴呆等。

艾滋病需要综合治疗，包括抗病毒、控制机会性感染、抗肿瘤和免疫治疗等。抗逆转录病毒治疗是针对病原体的特异治疗，基因重组 IL-2 与抗病毒药物同时应用，有助于改善患者的免疫功能。支持及对症治疗包括输血及营养支持疗法，补充维生素 B$_{12}$和叶酸等。基因治疗也已用于艾滋病治疗。此外，还需对患者开展心理治疗。

第4节　大学生良好生活习惯的养成

健康，对于每个人来说都是极其重要的。健康并不单单指身体没有疾病，还应该具有完整的生理、心理状态和较好的社会适应能力，以及良好的道德健康。

身体没有疾病是健康的最基础条件,其次是心理健康。所谓心理健康就是指具有完整的人格、良好的自我感觉、稳定的情绪、较好的自控能力；对于自己所处的环境能感到满足并且能很快适应新的东西，能用正确的态度对待他人并友好地相处；有远大的理想和追求，有明确的生活目标，对生活充满希望。与心理健康密切联系的是生理健康。生理健康是指人体生理的健康状况，即维持机体各组织的细胞功能协调、作用完善，能够达到平衡。道德健康是指能按社会规定的规范准则来约束自己，能够辨别真伪、善恶、荣辱等是非观念，能为社会做出贡献。而较好的适应能力主要体现在随着环境的变化能较快地适应并融入其中，并且有良好的生活习惯和观念。

大学生正处于学生与社会人的交界点，相比于中小学生，大学生有更多的自由支配时间；相对于社会人员，大学生生活压力较小。当然，这样相对宽松的环境使大学生更易接触到社会上的各种不良诱惑，逐渐养成不良的生活习惯。生活习惯涵盖了日常生活的各个方面，如学生们的饮食习惯、睡眠习惯、生理状况及心理状况等。

一、大学生常见的不良生活习惯

（一）不良饮食习惯

过半数同学不吃早餐，有的同学（主要是女生）不吃晚餐。在教室吃东西的现象也比较普遍。不少同学常暴饮暴食，而且喜欢麻辣。暴饮暴食或经常饥饿都有可能影响肝脏功能，使胆汁分泌异常。同样，暴饮暴食会使得血容量增加，影响血管正常收缩，也会导致血压升高。

（二）不良睡眠习惯

1. 就寝时间普遍偏晚

大部分学生不会于晚上 11 点前就寝，睡前主要是玩电脑、玩手机，如果是期末，则会熬夜看书。相对假期而言，在校期间学生睡得较晚，这和他们处在集体生活中密切相关。在生存质量各维度，早睡早起、早睡晚起、晚睡晚起人群得分较高，晚睡早起、睡眠无规律人群在各维度得分较差，这说明睡眠不足及无规律的作息影响身心健康。

2. 睡前玩手机

大部分学生不玩手机就不能睡觉，几乎到了强迫症的程度。

3. 假期晚起

在校时，每天需要按时上课，学生都会在早上 8 点之前起床，但是一到周末或节假日，很多同学由于起床较晚，就会起床不叠被子、不吃早餐或将早餐带入教室，造成其他的不良生活习惯。

4. 失眠率高

除去自身影响，在大学宿舍这个公共环境下，大学生个人的睡眠质量很大程度上与室友的睡眠情况是有一定联系的，比如室友睡觉打呼噜会影响自身睡眠。

（三）不良心理状况

大学生时期是一个特殊的时期，也是最容易出现心理问题的时期。在这期间如果遇到心理问题不加以调节和治疗就会引发一系列的身体疾病。大学生时期的心理问题主要有以下几个方面。

1. 学习方面

学习是作为学生的主要任务，所以围绕着学习产生的问题占大学生心理问题的主要部分，主要反映在厌学、学习焦虑和恐惧学习三个方面。厌学是因为学生对无聊的学校生活和一成不变的学习模式失去兴趣，而产生厌倦情绪，持冷漠态度等，并在其行动中表现出一系列不良行为。而学习焦虑的发生主要在于很多学生知道自己成绩不好，但他们有进取心，所以还在很努力地学习，可是就是学不好，其实主要原因并不是他们不聪明、不认真，而是不会总结，内心浮躁易受外界干扰，没有规划。为此，他们自己给自己压力，最后产生很大的困扰。恐惧学习是因为学校课业任务繁重，竞争激烈，父母的期望过高，从而给大学生很大的精神压力，直接导致学习不错的同学因压力过大而发挥不出自己的真实水平，时间久了就会对学习产生恐惧心理。

2. 人际关系方面

在生活和学习中，大学生的健康成长离不开人际关系，如果人际关系处理不好则会影响大学生的成长。其中最主要的就是与老师的关系、与同学的关系，以及与父母的关系。首先是与老师的关系，学生不敢或不想甚至不愿意与老师沟通，自然就无法理解老师的苦心与用意；同时老师对学生的不信任及过多干涉他们的业余生活和正常交往使学生产生对抗心理。老师的认知偏差和不公平对待给学生造成的压抑心理、攻击行为等最终都会导致学生与老师的关系恶化。其次是与同学的关系，友谊对于大学生来说是很重要而且具有重大意义的。友谊可以让大学生的生活更加丰富与精彩，但如果处理不好朋友之间的关系就会给自己增添烦恼。最后是与父母的关系，父母与子女之间缺乏相互理解和沟通，或家庭关系不融洽都会给学生造成心理压力，以致子女与父母越来越疏远。

3. 情感方面

因为大学生还处于一个不成熟的时期，对情感没有正确的认识，自然就会产生不正确的想法，并且做出不符合大学生身份的行为，这些都会直接影响大学生的身心健康。

4. 适应能力

风险和挫折是人生中难免的事，但是，由于大学生的思想不够成熟，对复杂艰难的现实生活缺乏心理准备，一旦遇上风险和挫折，心理堤防容易崩溃，就会很自然地选择逃避，这都是大学生心理承受能力弱造成的。

不管是在学习还是工作时缺乏毅力，善始而难以善终，遇到困难与失败时，就意志软弱，缺少战胜困难和挫折的勇气和决心，这些都是缺少意志和毅力的表现，会严重影响大学生的发展。

（四）其他不良习惯

除了心理问题和生理问题会影响大学生的身体健康外，最重要的影响因素还是大学生的日常生活习惯。大学生没有繁重的课业，但不能说大学生没有压力、没有负担。其实大学生的压力来自于毕业后面临的就业问题，以及对自己前途的迷茫，这种无形的压力对身体的伤害也是很大的。首先是心理伤害，心理承受的压力过大就会产生焦虑和心浮气躁的情绪，这些情绪有时候会使大学生产生一些不好的想法甚至是做出危害自己的行为。其次，大学生的生活习惯也是使其健康受到威胁的因素之一。大学期间学校是开放的，课余时间是自由的。因为课余时间的活动不受限制，在早上没有课的情况下大部分的人会选择继续睡觉而不吃早餐，只有少部分的人会严格要求自己按时吃早餐；如果是周末的话，很多人会放松自己，在就餐方面没有严格要求，想吃的时候就吃，不想吃就不吃，要么一天吃一餐，要么一天吃四五餐，过饥过饱的交替会使胃受到很大的伤害，从而引发一系列的胃部疾病。因为大学生已经是成年人了，所以院校会采用宽松政策来管理大学生，使部分不自律的学生养成抽烟、喝酒的习惯，虽然适量的喝酒可以促进血液循环，但是如果过量就会给身体造成很大的伤害。

现在很多大学生都打着学习需要用电脑的旗号要求家长买电脑，可是买了电脑之后大部分时间不是用在学习上，而是用于打游戏。游戏虽然可以放松心情，但是过度玩游戏或沉迷于网络就会起到相反的作用。长期沉迷于网络不仅会影响大学生的逻辑思维能力和注意力，还会影响身体健康。

正确的走姿、站姿和坐姿会带给别人一个好的印象，也会增强一个人的气质，而不良的走、站、坐姿不仅会影响一个人的形象，还会引发一系列的疾病，如脊椎病。

除此之外，睡眠质量也是影响健康的重要因素之一。好的睡眠质量不但能让人第二天精力充沛、提高学习效率，也会使人一直拥有健康长寿的身体。现在很多学生不按时休息，经常熬夜上网、打游戏或是玩手机玩到三更半夜。严重的睡眠不足导致其第二天没有精神，做什么都没有兴趣。持续一段时间的睡眠不足就会使其身体机能下降，如果再继续下去的话就会使身体出现问题。

二、培养大学生的良好生活习惯

健康既包含了从母体带来的基因等先天因素，也反映了生活行为、饮食习惯、环境卫生等各个方面的后天影响。因此，大学生良好生活习惯的养成就变得至关重要。培养大学生良好的生活习惯应该从以下几个方面入手。

1. 学校正面引导

学校可主要从加强教育、进行宣传、营造氛围、建立相应的制度等方面采取措施。首先，学校规定学生每日起床做早操，这样，既锻炼了同学们的身体，又可以减少学生因为早晨起晚而导致不吃早饭和上课迟到的现象。学校可以建立监督机制，必要时，可以实行强制性措施，如派遣督导队，对带食物进教室的同学进行说服教育。其次，学校可以建立熄灯的机制，这样既可以敦促学生及时就寝，又可以节约用电。最后，还应加强心理咨询方面的建设，利用学校各类资源，尽量保证学生的身心健康发展。

2. 父母多加关心

即使已经成年了，多数大学生还愿意听从父母的建议，因此父母的关心十分重要。定期与父母通电话，进行交流，可以得到心灵的慰藉，减少心理问题发生的潜在因素。而假期中，父母可以就孩子饮食、睡眠情况进行有针对性的说服教育，并潜移默化地改掉孩子的不良生活习惯。

3. 个人自我调节

作为大学生应该培养自己的良好生活习惯。合理安排自己的饮食，多吃蔬菜水果，切忌暴饮暴食，应尽量少食用刺激性食物。多数同学晚睡是在玩手机，应摒弃对手机的依赖，并且安排好自己的学习工作，尽量不要妨碍室友、同学的休息。大多数同学的心理状况是正常的，社会生活充满各种压力，有情绪是很正常的。然而，也有少部分同学不能及时排解心中的情绪，处于亚健康状态。因此，自我调节很关键，必要时，可联系班里的心理委员、学校的心理咨询室。

三、提高大学生健康质量的途径

1. 注重营养早餐，制定科学、合理的平衡膳食食谱

早餐是一天中最重要的一餐，提供的能量要占全天的30%，质量也应达到全天营养素标准的1/3。因此，大力推广营养早餐，对于促进青少年的身体发育和大脑发育，改善营养状况有较好的作用。如果早餐吃得太少或根本不吃，会导致学生上课注意力不集中，思维滞后，还会使体内热能无法得到充足的供给，严重时会出现低血糖症状。一般，早晨由于睡眠原因，食欲会较差，食量就会相对较小，所以早餐应当吃质量高的食物，即含糖低而含蛋白质高的食物，使身体吸收足够的营养。平时的饮食要有度，不能过饥过饱或暴饮暴食；食物要荤素搭配，不能只吃蔬菜或是只吃肉，饮食不注意搭配和合理安排会破坏膳食的均衡，导致健康天平偏向不健康的一端。

2. 开展营养健康教育，普及营养知识

现在的大学生普遍缺乏营养知识，以至于身体素质差。所以可以通过开展营养健康教育，加强大学生对营养卫生知识的了解，从而明显改善学生的膳食营养，提高身体素质。在这方面学校应该尽可能多地开设有关饮食营养与健康方面的公共选修课，或是经常开展一些关于营养健康的活动，还可以定期进行营养知识的专题讲座和出版营养报，让学生掌握基本的营养知识，建立自我保健意识，养成良好的饮食习惯。

3. 加强体育锻炼

很多大学生有一个共同的缺点——不愿进行体育锻炼。在学习生活中会找各种借口来逃避体育锻炼，以致自己的身体素质得不到提高。所以学校应该以培养学生的体能和健康意识为目标，尽可能多地开设一些体育项目以供学生选择，并可在体育课上强制要求学生认真完成任务以增强自身的身体素质。

4. 强化伙食管理工作

学校应强化学生食堂的管理工作，延长开放时间，配备有较高水平的营养师和厨师，通过学校食堂向学生提供卫生、营养且品种丰富的食品，不断提高大学生的膳食营养水平，保证其身心健康。最重要的是食堂应该时刻关注学生的需要并提供新鲜蔬菜和水果，尽量增加副食的供应。

小　结

1. 了解饮食安全的概念及其相关知识。
2. 掌握各类食物中毒的原理及急救、处置方法。
3. 掌握各类传染病的预防及救助措施。
4. 了解艾滋病的预防措施。
5. 掌握大学生良好生活习惯的养成途径。

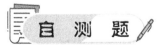

自　测　题

简答题

1. 饮食安全问题的成因有哪些？

2. 按照致病物的不同，食物中毒可分为哪几类？

3. 试论食物中毒的急救措施有哪些？

4. 简述消化道传染病是如何传播的？

5. 如何培养大学生的良好生活习惯？

第6章

网络信息安全

随着互联网技术和信息技术的飞速发展，信息化、数字化已经渗透到人类社会生活的各个环节，人们在享受网络所带来的便利的同时，网络安全问题也日益突出。网络安全成为一个关系到国家安全和主权、社会稳定的重要问题。但网络安全并非全是技术问题，70%的网络安全事件都是"人的问题"。维护网络安全、促进网络健康发展人人有责。新时代大学生需要了解网络安全的重要性，同时要提高网络安全防范意识，养成绿色上网的好习惯，防止网络诈骗，自觉维护国家网络安全，防止商业秘密被侵犯。

第1节 安全上网

一、网络安全的含义

随着计算机处理能力的提高和互联网技术的发展，基于网络连接的信息安全问题也日益突出。在网络上传输的信息、入网的计算机以及所存储的信息会被窃取、篡改和破坏，网络也会遭到攻击，其硬件、软件、线路、文件系统和发送或接收的信息等都可能会被破坏，无法正常工作。

网络安全从不同的角度看会有不同的定义。从用户的角度讲，网络安全是用户希望涉及个人隐私或其他利益的信息在网络上传输时受到保护，避免其他人或对手利用窃听、冒充、篡改、抵赖等手段侵犯用户的利益和隐私。从保密部门角度讲，网络安全是国家机要信息不泄露，电力、交通、银行等国家关键信息基础设施不受攻击，不影响财产安全和社会稳定。

一般来说，网络安全是指网络系统的硬件、软件及数据受到保护，不受偶然或恶意的破坏、更改、泄漏，系统连续可靠正常地运行，网络服务不中断。

二、网络安全事故的类型

计算机和互联网技术已经触及我们生活的方方面面，成为我们不可或缺的工具，也改变了人们的价值观念和生活方式。大学生上网活动的普及，拓宽了其活动空间，但也让大学生接触到了更多的不安全因素。近年来，高校网络安全事故频发，大学生利用网络违法犯罪和上网受到伤害的案例也越来越多。

网络安全事故是指因上网人员行为不当而导致的危及自身或他人的身心、财产或社会的现象。按上网人员行为的被动性和主动性来划分，网络安全事故可分为网络社交安全事故和网络违法犯罪事故。

（一）网络社交安全事故

由于网络世界的虚拟性，网络社交与现实社交有许多差异，大学生在进行网络社交活动时，要注意规避风险，免遭伤害。网络社交风险主要有以下几种。

1. 网络成瘾

网络成瘾（网瘾）是一种由于上网者无节制地使用网络而导致明显社会心理功能损害的现象。当前，网瘾问题已成为学生群体成长过程中所面临的巨大威胁。它不仅会影响生活质量、降低学习和工作效率、损害身体健康，还会导致各种消极后果，如行为异常、心理障碍、人格障碍和神经系统功能紊乱等。

2. 网恋陷阱

网恋是网络时代一种新的情感交往方式。但网络本身具有身份虚拟与隐藏等特点，大多数人在网上或多或少都带着"面具"，而且双方相互了解得并不全面，再加上自己直觉和想象的偏差，导致对对方形象的美化。所以有很多"闻声死""见光死"现象发生。网恋不仅成功率低，容易影响学生的身心健康和学业发展，不利于学生的社会化，而且若被别有用心的人利用，网恋就会成为一个陷阱，给受害者带来巨大的身心伤害。

3. 网络购物陷阱

网络购物（网购）已经成为一种时下流行的消费方式。网购在带给大家便捷生活的同时，也有着产品质量以次充好、以假充真的现象，甚至有一些不法分子利用钓鱼网站、虚假客服等手段，设置网购陷阱，妄图大赚一笔。

案例 6-1

学生小王在网上下单之前和商家咨询产品的相关信息。商家给了一个网址，说是优惠价格，需打开这个网页再拍下商品。小王按照往常支付流程支付，最后显示付款成功，但商家说没有收到，最后才发现这个网址是个模仿购物网站的非法网页地址，即钓鱼网站，不但可获取用户的用户名、密码，还可骗取交易款。

问题： 你是否也有类似的经历？如果遇到这种情况，该如何识别网站真假？

---

4. 网络求职陷阱

随着互联网的发展，网络招聘成为国内优秀企事业单位、跨国公司、中小企业等最有效的人才招募途径。据统计，全球每天约有 2000 万条就业信息在网上发布，有 3000 多万人在网上发出求职简历。但由于一些不法分子利用网络发布招聘信息审核不严等漏洞，发布虚假信息，让一些求职者陷入"陷阱"，造成财产损失甚至人身伤亡。还有些不法分子收集和盗取个人信息后出售牟利。

（二）网络违法犯罪事故

网络违法犯罪是指行为人在网络空间内，以计算机网络为违法犯罪工具或者攻击对象的严重危害社会的行为。随着网络攻击软件的日益丰富与操作的进一步简单化，网络犯罪行为逐步增加，有的为骗取他人财物，有的为攻击、破坏他人或组织的计算机系统，使其瘫痪，有的则是出于好奇、恶作剧的目的。常见的有以下几种犯罪方式。

1. 传播虚假、有害信息

随着微博、微信等新兴传播媒体形式的涌现和发展，信息传播的速度大大提高，而且个人信息在发布前往往不被审查，虚假信息或有害信息的传播速度相比传统传播媒体会呈几何倍数扩大，对社会公众以及社会公共利益造成巨大危害。2017 年 6 月 1 日实施的《中华人民共和国网络安全法》对传播虚假、有害信息进行了明确规定，轻者予以警告，重者则要受到法律制裁。

2. 网络色情

网络色情是指在网络上以性或人体裸露为主要诉求的讯息，其目的在于挑逗、引发使用者的性欲，表现方式有色情文字、声音、影像、图片等。网络色情信息的传播不仅污染了网络环境，造成了恶劣的社会影响，而且对单纯的学生等人群的行为、心理、思想观念等会产生负面影响，甚至引发犯罪行为。

3. 网络病毒

网络病毒是以干扰计算机操作，记录、毁坏或删除数据为目的，与生物病毒特征类似，会自行传播到其他计算机或互联网中，由人为蓄意设计的软件程序。病毒会影响信息安全，甚至会破坏电脑的硬盘，给企业或个人带来巨大损失。例如，2017 年 5 月 12 日，全球爆发了 WannaCry 勒索病毒，美、英、中、俄等超过 150 个国家和地区的至少 30 万名用户中招，波及国内数家机构、企业以及医疗、石油、教育等基础设施，是近年来影响范围最广的网络攻击之一，引起了全球对网络安全的高度重视。

4. 侵犯个人隐私

侵犯个人隐私是指未经用户许可，非法搜集、保存或篡改、故意传播其个人信息的行为。有的从事信息服务的经营者收集个人信息并在网上进行交易，成为地下黑链，极大地影响了网民的财产和人身安全。

三、提高网络信息安全意识，安全、文明上网

网络安全是一门以人为主，涉及技术、管理和法律的综合学科，同时还与个人道德、意识等方面紧密相关。作为新一代大学生，需要重视和提高信息安全意识，养成安全、绿色上网的好习惯。良好的安全习惯和安全意识有利于避免或减少不必要的损失。

（一）学习计算机网络安全法律法规，依法文明上网

网络空间不是"法外之地"，大学生要依法上网。国家相关部门针对互联网的使用制定了一系列法律法规，大学生作为使用网络的主体，应该熟悉和掌握我国信息安全方面的法律法规。

相关法律法规从不同层次对信息安全问题做出了规范，如《中华人民共和国宪法》《中华人民共和国国家安全法》《中华人民共和国保守国家秘密法》《中华人民共和国网络安全法》等法律，对公民、法人及其他组织在有关信息活动中涉及国家安全的权利义务进行了规范；《计算机信息系统安全保护条例》《中华人民共和国计算机信息网络国际联网管理暂行规定》《计算机信息网络国际联网安全保护管理办法》等法律直接约束涉及计算机安全和互联网安全的行为；《电子出版物管理暂行规定》《中国互联网络域名注册暂行管理办法》《计算机信息系统安全专用产品检测和销售许可证管理办法》《商用密码管理条例》等对信息内容、信息安全技术及信息安全产品的授权审批做出了相关规定；刑法修正案补充了有关计算机犯罪的相关条款以及对计算机违法犯罪的惩罚处理，使我们有了处罚计算机犯罪的法律依据。通过对有关法律法规的学习，可加强学生的网络法治意识，调整、控制、矫正上网行为，自觉地遵守法律。

（二）养成良好的上网习惯，警惕计算机病毒和黑客

1. 养成良好的密码设置习惯

日常生活中，我们都会使用手机密码、银行卡密码等。计算机网络中，使用密码的频率更高，如邮箱密码、网站注册账号密码、文件密码等。因为猜测和暴力破解等网络攻击方法很难攻击保密强度高的密码，所以建议用户至少设置八位以上的字母和各种特殊符号混合的复杂密码，并定期更换密码。

2. 及时安装操作系统补丁

大多数个人电脑使用的是美国微软公司的 Windows 操作系统。由于操作系统开发时未发现的漏洞和缺陷会被黑客利用而入侵计算机，因此，一般操作系统开发公司会针对已发现的一些漏洞做一些升级安装程序并发布给用户，这些程序称为操作系统补丁。用户要定期下载安装这些补丁程序，最大限度地保证计算机的安全。

3. 安装杀毒软件并定时升级

杀毒软件可以扫描计算机上的磁盘文件，也可以对计算机正在处理和下载的文件进行病毒扫描，发现病毒会报警并指导用户进行相应的处理，从而能够避免病毒对计算机的危害。因此，每一

台电脑,特别是能够上网的电脑都应安装杀毒软件。同时要对杀毒软件进行及时升级,更新病毒库。

4. 不打开不明网址,不下载和安装不明软件

在聊天、网购、邮件来往中,若有不明来源的人发来一些链接,这时要有一定的警惕性,这些链接可能会在打开的时候,将设计的病毒、木马等小程序植入用户的电脑中,达到非法目的。

同时,要下载软件、图片等文件的时候,最好在正规的大型网站下载,尽量不要从不知名的小网站下载,预防其下载包中含有病毒或木马。

5. 做好重要数据备份工作

由于网络攻击的破坏性,我们对电脑上的重要资料要养成经常备份的习惯,避免病毒或机器故障造成数据丢失。可以将重要数据复制到移动硬盘、U盘或刻录到光盘上进行保存。一旦电脑因意外情况发生数据丢失,可以用备份的数据还原,以减少损失。

（三）恪守网络道德,做文明上网人

计算机网络的发展给现实社会的道德意识、道德规范和道德行为带来了严重的冲击和挑战。加强网络道德建设刻不容缓,网络道德鼓励人们做有利于网络安全的行为,限制不道德的网络行为的实施,使人人自觉维护网络安全的良好风尚。

大学生应恪守网络道德:不浏览不良网站;不传播、转发虚假及有害信息;网络交往要保持言行一致;不参加网络色情或赌博等非法活动;理性对待网络,自觉避免沉迷于网络;积极传播正能量,做文明上网人。

第2节　网络诈骗

案例 6-2

根据 2018 年第 41 次《中国互联网络发展状况统计报告》统计,截至 2017 年 12 月,我国网民规模达到 7.72 亿,互联网普及率达到 55.8%,超过全球平均水平（51.7%）4.1 个百分点,超过亚洲平均水平（46.7%）9.1 个百分点,互联网的影响已辐射到 13 亿多人民的工作和生活。但随着移动互联网各种新生业务的快速发展,网络安全问题日趋复杂。数据显示,2016 年遭遇过网络安全事件的用户占比达到整体网民的 70.5%,其中网上诈骗是网民遇到的首要网络安全问题,39.1% 的网民曾遇到过这类网络安全事件。虚拟中奖信息诈骗是波及最广的网上诈骗类型,占比为 75.1%;其次为利用社交软件冒充好友进行诈骗,占比为 50.2%。

问题: 你是否遇到过网络诈骗? 如身边有此类事件,该如何处理?

一、网络诈骗的类型

随着网上购物、网上银行、网上营销等商务活动的发展,网络已成为我们的一种重要消费、理财工具。一些不法分子利用网络上巨大的信息量和广泛的用户,将网络作为诈骗的工具,骗取财物。网络诈骗是指以非法占有为目的,借助于网络信息系统采取虚构事实或者隐瞒真相的欺骗方法,使受害人陷于错误认识并"自愿"处分财产,从而骗取数额较大的公私财物的行为。

近年来,大学生网络受骗事件屡屡发生,诈骗手法不断推陈出新,提高防范网络诈骗的意识刻不容缓。我们要了解网络诈骗的类型,研究形形色色的"骗术",避免网络诈骗带来的损失。网络诈骗的主要类型如下。

1. 散布虚假中奖信息

不法分子利用互联网,制作虚假中奖网页,然后借助 QQ、微信、短信等聊天工具群发虚假

中奖信息，除"电视节目中奖""游戏中奖"这种常见的虚假信息外，还有的以"周年庆"、暑假促销等名义为诱饵，诱骗网民上当。诈骗分子利用某些人贪小便宜的心理来实现诈骗目的，一旦有人有回复信息时，诈骗者会以加纳税费、手续费等为由，让人相信并且自愿向其账号进行小额汇款。在受骗后，诈骗者还会进一步诱骗受骗的网民进行多次汇款，最终受骗者在进一步的受骗中才会醒悟被骗。

2. 提供彩票、股票预测服务

一些非法网站宣称能提供彩票、股票的预测服务，但需收取咨询费、会员费、年费等费用，骗取网民钱财，其预测没有科学依据，有的甚至给受骗的网民带来巨大经济损失。

3. 利用QQ或其他通信工具诈骗

不法分子冒充受害人的亲朋好友、学校老师、政府机关、招聘单位、公司客服部门等人员与其聊天，捏造事实，并通过一系列的布局配合让受骗者确信其身份，取得信任后进行骗财诈骗。如冒充朋友通过QQ等聊天软件发来信息，提出借钱、充话费等要求。

4. 低价销售商品

一些非法网站以明显低于市场价的价格销售各类名贵物品，并谎称这类商品是商品打折、走私或盗取货物低价处理等以掩盖其诈骗目的，一旦受害人受骗交款后，就无法再取得联系或继续谎称还需要进一步打款。

5. 网络钓鱼网站

不法分子设计与"支付宝"、网上银行等十分类似的虚假网站，诱导上网者输入支付宝账号或银行卡等信息，偷走银行卡号和密码口令，偷偷转走钱款。虚假网站设计的页面与真实网站几乎一致，若访问者没有发觉到异常，而把信息填写到此网站，那访问者的信息就可能会被不法分子获取并利用。

它通常以电子邮件的形式进行传播，这种电子邮件利用经过技术加工后的掩饰链接把收件人关联到钓鱼网站。如果收到要求提供自身材料的邮件，或在邮件内含有针对要求用户提供自身信息，特别是银行、卡号等信息的网站链接，一定要提高安全意识，这些基本都是钓鱼欺骗的花招。

网络买卖时应选取信用佳的著名企业网站。同时要在网站中查找商品信息，不要打开来历不明的其他人发来的网址。因为黑客会对网址实施特殊掩饰，用户有时难以识别，比如赶集网的网址为www.ganji.com，但网络钓鱼网站掩饰为www.ganjil.com。

6. 新型P2P网贷诈骗

P2P网贷是指个人通过网络平台相互借贷。一些有资质的网络作为中介平台，借款人在平台发放借款信息，投资者进行竞标向借款人放贷的一种行为。网贷不仅实现了金融业与互联网的有效结合，同时也满足了消费者的消费需求。但借助于网贷的虚拟性也产生了一种新型的诈骗手段。

网贷诈骗方式主要有两种：一种是诈骗者以好处为诱饵，诱骗学生在网贷平台上贷款，或设置骗局骗取学生个人信息进行网贷，一旦贷款成功，马上转至诈骗者个人账户，随后诈骗者也销声匿迹；另一种是诈骗分子发布虚假广告，并利用搜索引擎提高搜索排名，待学生搜索到该公司信息后与其联系，便伪造贷款合同，并要求交纳保险金或押金，有时还会以信誉不足为由，继续让受骗者转账。

7. 微信二维码"扫一扫"诈骗

二维码的设计为我们提供了访问互联网的便捷方式，我们可以利用微信等程序的"扫一扫"功能，轻松地获取到我们需要的信息。但一些诈骗者利用二维码实施诈骗。例如将一些病毒或木马信息植入到二维码信息中，并通过一些文字比如"红包""只要扫就送"等信息诱骗用户扫二维码，诈骗者则通过病毒或木马程序获取受骗者的个人信息。

二、网络诈骗的危害

案例 6-3

　　山东的一名高考生徐某被诈骗分子骗取 9900 元，在巨大的经济压力和心理压力下选择自杀。广东省一大一新生因为收到来自自称某栏目组的诈骗短信后，前后被诈骗 1 万多元，他觉得自己无颜面对家人和同学，最终选择了跳海。这些事件的发生让我们触目惊心，也暴露出网络诈骗的重大危害。

　　网络诈骗严重损害了受害人的财产利益。网络诈骗破案率较小，经济损失弥补的希望相对较小。据统计，在 2015 年，仅网络犯罪这一项犯罪活动，就给国家造成 220 多亿元的损失。对于没有经济来源，尤其是家庭较为贫困的学生来说，其经济损失影响更大。

　　问题：如果你是受害者，会选择怎样解决问题？如果身边有同学遇到此类情况，你将如何进行帮助？

　　网络诈骗严重损害了受害人的身心健康。学生大多思想比较单纯，缺乏与外界的接触，容易轻信他人，同时心理不够成熟，思想易偏激。有些大学生在受骗后拨打 110 或者请老师协助解决，而达不到立案标准或者不能破案后，觉得自尊心受挫，带来巨大的心理负担，从而引发其他问题，有的甚至选择轻生。

　　网络诈骗危害社会稳定。网络诈骗不仅造成巨大的财产损失，同时影响了社会风气，危害社会道德，使人们之间的信任度降低，不利于和谐社会公平、正义的道德风尚的建设。

三、提高网络诈骗防范意识，掌握网络诈骗应对方法

（一）树立正确的得失观，避免因贪利而受骗

　　网络诈骗的形式虽然多种多样，但其实都是老把戏，受害者多是因贪小便宜而不慎中计。公安机关表明，学生网络受骗最重要的一个原因为"贪"。例如，同学们在网购时，看到打折的商品、打折的套餐游戏就会冲动，容易丧失理智。

　　学生在利用网络带来便利的同时，要保持理性、客观的心态，避免被利益冲昏了头脑，不要相信"天上掉馅饼"，不要轻信互联网上的中奖之类的信息。同时，理性的得失观有利于调节自己的心理，保持积极健康的心态。

（二）养成良好的上网习惯

（1）安装杀毒软件，定期对电脑、手机查杀病毒、木马；及时更新系统补丁。

（2）遇到陌生人主动交谈，要提高警惕。

（3）遇到熟人要求转账务必进行电话确认。

（4）网上购物、网上交易时务必到正规的网站；单独的购物链接务必核对网址。

（5）不要轻易用电话号码、手机号码在网上注册会员。

（6）陌生网站或风险网站谨慎点击。

（7）不要从任何不可靠的渠道下载软件。

（8）发现违法信息或垃圾短信时，及时向班主任或学校保卫部门反映。

（三）一旦受骗，不要选择沉默，要积极应对

　　大多数经历网络骗局的学生会选择沉默。因为学生一旦受骗，怕丢面子或认为金额不大，不愿意再提及受骗事件，自认倒霉。这种处理方式不仅不能理性地分析自己的问题及总结网络诈骗的特点，同时对周围的同学也不能起到警示作用，致使越来越多的学生陷入到骗局中。

学生在觉察到受骗后，要第一时间向学校班主任、保卫处、公安局求助。虽然选择这种积极的应对方式，不一定能马上破案，并追回损失，但会给警方提供破案线索，有利于案件的侦破。同时，向老师汇报，也是为了让更多同学能识破骗子的伎俩，共同抵制不文明的行为，建造文明、诚信、和谐的校园环境。

第3节　国家信息安全

一、国家信息安全和国家秘密的含义

（一）国家信息安全的含义

随着信息化的发展，信息网络涉及国家的政府、军事、文教等众多领域。其中，存储、传输和处理的信息有很多事重要的宏观调控政策、商业经济信息、能源资料数据、科研数据等重要信息，有很多是敏感信息，甚至是国家机密。网络信息难免会吸引来自世界各地的信息窃取、数据篡改、数据破坏等人为攻击。美国的斯诺登曝光的"棱镜门"事件彻底将美国的网络窃听大白于天下。近年来，屡屡发生我国公民被境外势力利用社交软件收买，偷拍重要敏感军事目标如航空母舰基地和空军基地的事件。网络安全日益受到各国的重视，掌握信息资源的多寡成为衡量国家软实力和竞争力的重要因素。

国家信息安全是随着人类进入信息时代而产生的一个新领域的安全，并且成为国家安全的重要组成部分。国家信息安全是国家这一层面的信息安全，而非企业和个人层面，即指与国家安全和发展直接相关的领域的信息安全，主要包括经济、政治、军事和文化领域的信息安全。

案例6-4

在国际上，已经发生了多起因网络安全没有同步跟进而导致的重大危害事件，甚至导致政府倒台。例如，2007年4、5月间，爱沙尼亚遭受全国性网络攻击，攻击的对象包括爱沙尼亚总统和议会网站、政府各部门、各政党、六大新闻机构中的三家、最大两家银行以及通讯公司等，大量网站被迫关闭。2010年伊朗核设施遭受"震网"病毒攻击，导致1000多台离心机瘫痪，引起世界震动。2011年社交网络催化的西亚北非"街头革命"，导致多国政府倒台。2015年12月23日，乌克兰电力基础设施遭受到恶意代码攻击，导致大面积地区数小时的停电事故，造成严重社会恐慌。这些惨痛的教训所反映的共同问题就是，如果网络安全防护工作没有同步跟进，就会使国家政权、基础设施和社会生活面临极大的网络风险。

问题： 你是否在电视或网络上听说过涉及政治安全的网络安全事件？你认为这些网络安全事件对国家和社会会造成不良影响吗？

信息安全直接影响着国家安全。2015年2月，我国成立了国家安全和信息化领导小组。在享受网络信息时代带来便利的同时，我们也要不断适应发展，正确认识国家安全形势，提高国家信息安全意识。

（二）国家秘密的含义

国家秘密是关系国家安全和利益，依照法定程序确定，在一定时间内只限一定范围的人员知悉的事项。例如国家教育考试统考前，试题、答案及评分标准都属于国家秘密。

传统的国家秘密信息载体是纸介质，即以文字、图形、符号等书面形式记录国家密码信息的介质，如国家秘密文件、文稿、档案、信函等。随着现在信息技术的迅速发展，国家秘密的载体越来越数字化、网络化。国家秘密的存储、处理和传输方式发生了很多变化，U盘、移动硬盘和光盘等磁介质，笔记本电脑、数字复印机等自动化办公设备以及无线网络、手机等的广泛应用，使得泄密渠道不断增多，传输方式向通信网络方式转化。国家秘密的存储和运行对网络的依赖性愈加强烈。在存储和传输过程中一旦受到入侵、破坏，将导致国家秘密受到严重损害，严重的会影响社会稳定和国家安全。

学校是意识形态领域极为敏感、重要的地方，境外敌对势力往往盯住学校，进行一些窃取国家机密和情报的勾当，其形式多样，手段隐蔽。学生在上网过程中的很多无意识行为，都会给国家安全带来一定的隐患。

二、危害国家信息安全的行为

随着互联网技术的发展，境内外敌对势力针对我国网络的攻击、破坏、恐怖活动和利用信息网络进行的反动宣传活动日益猖獗，严重危害我国国家安全，影响我国信息化建设的健康发展。危害国家信息安全的行为主要表现有以下几类。

（一）利用互联网，进行意识形态领域的渗透

意识形态领域的渗透是通过颠覆对象国家的网络平台，采用断章取义、移花接木等手法攻击目标对象，从而以借刀杀人的方式，除掉现实世界的战略对手。心胜则兴，心败则衰。一个政权的瓦解往往是从思想领域开始的，政治动荡、政权更迭可能在一夜之间发生，但思想演化是个长期过程。思想防线被攻破了，其他防线也就很难守住。

一些西方军事强国早已将网上舆论斗争纳入国家战略和军事战略中，致力打造网络新型作战力量，扰乱师生的精神和心理状态，煽动不满情绪，实现其颠覆、破坏的目的。我们要提高警惕，坚决与破坏民族团结的行为做斗争。

（二）黑客攻击

黑客攻击是指不法分子利用某个程序或者网络存在的安全漏洞进行攻击的一种网络犯罪行为，是目前网络攻击中最常见的现象之一。目前的黑客攻击主要有两类：第一类是破坏计算机的正常运行，但是不窃取用户信息；另外一种是侵入用户电脑，窃取用户的个人数据和资料的犯罪行为。它是各国政府和公民个人面临的最常见的网络信息安全威胁。

美国的"棱镜门"事件就是典型的跨国作案的黑客行为。2013年6月，从事美国国家安全工作多年的中央情报局前分析师和国家安全局承包商的雇员斯诺登通过英国《卫报》和美国《华盛顿邮报》同时曝光绝密文件，显示美国情报机构于2007年启动的一个代号为"棱镜"的绝密监控项目——他们可以在没有授权的情况下任意从大型互联网公司的系统内部获取用户数据，包括电子邮件、聊天记录、视频资料、图片资料、储存数据等。其中，世界著名的9家科技公司为美国政府提供服务器接入许可。在全球范围内广泛监听，包括国家领导人、全球民众、外国企业，并从音频、视频、图片、邮件、文档以及链接信息中分析各国民众的联系方式与行动。2014年5月26日，中国互联网新闻研究中心发布《美国全球监听行动纪录》正式确认斯诺登指证的针对中国的窃密行为的内容基本属实，美国成为名副其实的"黑客帝国"。

（三）网络犯罪

网络犯罪是指犯罪分子利用网络信息技术，在网络空间内进行的违法犯罪活动的总称。网络犯罪是一个全球性问题，这种跨国界作案隐蔽性强、不易侦破，严重威胁着国家安全。例如，利用计算机网络实施的网络洗钱、网络信用卡诈骗、侵犯网络知识产权、网络间谍活动、网络色情

等犯罪行为。治理这一全球性问题仅靠一国的力量是不可能完成的，需要各个国家进行跨国合作加以打击。

（四）网络恐怖主义

网络恐怖主义严格地说是黑客行为的一种，但与一般意义上的黑客行为相比，在行为主体和行动目标上有所不同。网络恐怖主义的行为主体一般被限定为非国家组织，既可能是恐怖组织也可能是单个个人。网络恐怖主义通常是出于某种政治或社会目的，以计算机和互联网为工具，以信息网络为攻击目标，以破坏目标国家的政治稳定、经济安全、社会秩序、信息安全，制造轰动效应和心理恐慌为目的的恐怖活动。也就是说，网络恐怖主义不仅像黑客攻击那样针对计算机系统、程序发动网络攻击，更是其借助网络实现其传统恐怖主义活动目的。

我国境内的恐怖分子与国际恐怖组织有密切的联系，近年来在新疆发生的一系列爆炸暗杀恐怖事件，大多与"东突"组织有关。他们策划、支持成立旨在阴谋颠覆政府、分裂国家、推翻社会主义制度的暴力集团、恐怖组织、反动宗教、社会团体和企事业单位，甚至提供经费、场地和物资。

（五）散布计算机病毒

随着互联网全球化的发展，计算机病毒也呈现跨国发展的趋势。计算机病毒具有破坏性和传染性，犯罪分子跨国攻击他国的信息系统，破坏其基础设施的正常运行，带来巨大的损失。2017年5月12日，黑客借助由美国国家安全局泄露的漏洞攻击工具，利用高危漏洞 Eternal Blue（永恒之蓝）在世界范围内传播 WannaCry 勒索病毒，致使 WannaCry 勒索病毒大爆发。在我国，部分校园网用户受害严重，实验室数据和毕业设计被锁定加密，部分大型企业由于应用系统和数据库文件被加密后无法正常工作，影响巨大。

三、提高保密意识，自觉维护国家安全和国家利益

案例 6-5

培养网民的网络安全意识成为网络安全的首要任务之一，许多国家都将此作为一项战略行动予以重视。例如，美国在2004年就启动了国家网络安全意识月活动；澳大利亚每年设网络安全意识周；日本从小学、中学阶段开展增强网络安全意识的活动；印度推动和发起综合性的有关网络空间安全的国家意识项目，通过电子媒体持续开展安全素质意识和宣传运动，帮助公民意识到网络安全的重要性；韩国设立国家"信息保护日"，在小学、初中和高中阶段加强网络安全教育，以便提高公众意识和扩大网络安全领域的基础。我国也从2014年开始每年举行"网络安全宣传周"活动，帮助公众更好地了解、感知身边的网络安全风险，增强网络安全意识，提高网络安全防护技能，保障用户合法权益，共同维护国家网络安全。

问题：你是否认识到网络安全意识的重要性？平时上网应注意些什么？

网络安全为人民，网络安全靠人民。中国的网民数量和网络规模居世界第一，维护好中国网络安全意义重大，不仅直接关系到自身安全，对于维护全球网络安全乃至世界和平也具有重要的现实意义。大学生要提高网络安全意识和防护技能，提高对危害国家信息安全的违法犯罪活动的辨识和抵御能力。

（1）增强国家安全意识，树立国家安全高于一切的观念。克服麻痹大意思想，提高识别能力，不要被一些网络上的假象所迷惑。

（2）不要在网络上向不可靠人员泄露学校、父母单位的一些内部重要秘密。一些不法分子利用网络的虚拟性，伪造成亲戚朋友，利用虚假宣传刺探相关的政治、科研或人事等秘密，大学生

一定要提高警惕，不要上当，更不能为了小恩小惠而泄露国家秘密。

（3）养成良好的上网习惯，避免电脑被黑客攻击，避免重要数据被破坏、窃取和篡改。及时安装杀毒软件并定期漏洞扫描和木马查杀；不打开非法链接；不参加非法网络活动。

第4节 商业秘密

一、商业秘密的含义及类型

目前，网络已经成为多数企业进行产品宣传和产品销售的重要平台，而每个公司都有一些不为外人或竞争对手知道的秘密信息。随着信息化社会的发展，企业中的秘密信息在经贸活动中起的作用越来越重要。能不能保护好自己的"秘密"，不被非法侵害和泄露，甚至成为决定一个企业生死存亡的关键所在。

"商业秘密"是一个法律术语，是指不为公众所知悉，能为权利人带来经济利益，具有实用性并经权利人采取保密措施的技术信息和经营信息。商业秘密是一种"信息"，其范围非常广泛，根据《中华人民共和国反不正当竞争法》的规定，商业秘密根据内容，可分为技术信息和商业信息。

（一）技术信息
技术信息是指没有申请专利保护的技术。技术信息是凭经验或技能产生的，在实际中尤其是工业中适用的技术情报、数据或知识。技术信息中包括化学配方、工艺流程、技术秘诀、设计图纸等。

（二）商业信息
商业信息是指具有秘密性质的经营及与经营相关的各种情报和信息，其中包括管理方法、产销策略、客户名单、货源情报以及对市场的分析、预测报告和未来的发展规划。它们是企业立足市场并谋求发展的根本，一旦泄漏则容易丢失竞争优势，失去市场份额。

在网络环境下，商业秘密的存储和传输形式发生了变化，商业秘密也有了新的存在形式。网络环境下商业秘密的存在形式主要有如下几种。

（1）通过网络传递的信息。例如，网上合同签订过程中需要传递的各种数字电文、电子签名等；合同签订后需要通过网络传递的有关信息；信用卡号、用户的口令及秘密，商家用户的订货和付款信息等。

（2）企业自己建立的数据库中的各种信息，如产品编码、名称、类别、性能、说明、价格，客户的基本资料、预定信息、消费额等。

（3）通过 U 盘、光盘、移动硬盘等移动存储工具记载的技术信息、经营信息以及重要会议通知等企业日常管理情况的信息。

（4）存储在计算机硬盘里的技术、管理及经营信息。

（5）企业在自己网站上显示的可能涉及公司秘密的各种信息。

（6）为保护电子商户安全而设置的有关口令、密码、密匙。

二、商业秘密所有者的权利和商业秘密侵权行为

（一）商业秘密所有者的权利
商业秘密的所有者，即商业秘密的合法持有人或控制人，可以是单个人，也可以由若干个人分别享有，商业秘密所有者的权利主要如下。

1. 占有权

商业秘密所有人有权对商业秘密进行控制和管理，即采用合理的保密措施，防止他人用不正当的手段获取、披露、使用和许可使用。

2. 使用权

商业秘密所有人有权依法使用自己的商业秘密，其他任何人不得干涉。

3. 收益权

商业秘密所有人可以通过自己使用或者许可他人使用而取得经济利益，也可以转让商业秘密所有权获得经济利益；还可以将商业秘密作为投资入股，取得经济利益。

4. 处分权

商业秘密所有人有权处分自己的商业秘密，有权做出赠与、转让、抛弃等行为。

（二）商业秘密侵权行为

从商业秘密所有人的享有的权利可以看出，侵犯商业秘密所有人权利的行为就是一种商业秘密侵权行为。根据《中华人民共和国反不正当竞争法》，商业秘密侵权行为主要有以下几种类型。

（1）以盗窃、利诱、胁迫或者其他不正当手段获取权利人的商业秘密。

（2）披露、使用或者允许他人使用以前项手段获取权利人的商业秘密。

（3）违反规定或者违反权利人有关保守商业秘密的要求，披露、使用或者允许他人使用其所掌握的商业秘密。

（三）网络环境下商业秘密的侵权行为

网络环境下，商业秘密的侵权形式也日趋技术性和复杂化，公安部门收到的商业秘密侵权的案件日益增多，其主要有以下几种。

（1）利用管理或者能方便接触企业电脑、网站的优势，随意窃取、泄露企业具有商业价值的保密性资料信息。例如，深圳市某图像技术有限公司是一家设计喷绘机的公司，其公司的副总经理徐某利用工作之便复制了公司喷绘机生产相关技术资料，并与该公司开发部一名工程师一起去沈阳，开办生产喷绘机的公司，同年，徐某开办的公司即生产了彩色喷绘机。

（2）黑客通过互联网，破解企业内部的安全系统，入侵公司网络，盗取商业秘密或破坏数据信息。

（3）利用电子邮件形式窃取和传输商业秘密。电子邮件在商务贸易活动中被普遍使用，在合同磋商、订立、付款、付货、售后等各个阶段，商业秘密都有可能因为企业或员工的故意或疏忽而泄露。

（4）员工跳槽后窃取原公司的商业秘密。很多企业以金钱和地位等丰厚条件引诱那些了解和掌握竞争企业商业秘密的员工，致使这些人才跳槽。这些员工利用带走的商业秘密为竞争企业服务，侵犯了原企业的商业秘密。

（5）侵权人出于报复心理或者其他目的，在互联网上公开商业秘密或相关的数据。商业秘密被放置在 FTP、互联网页面上后，所有人都能任意下载、转载，商业秘密自然也就丧失了其秘密性和价值性。

（6）商业秘密在网络传输过程中被窃取、破坏、更改。不法分子利用科技设备拦截在网络传输过程中从网络设备中泄露出去的电磁波，或在公司网络设备上截获通过的数据包。通过分析信息流量、流向、通信频度和长度等参数，推出有用信息，如银行账号、密码等商业秘密。

（7）在互联网上采用欺骗、威胁等手段获取他人商业秘密。不法分子伪装成公司员工的亲朋好友，利用聊天工具或者短信等工具，采用欺骗或威胁方式，骗取员工的商业秘密。

三、商业秘密被侵犯的预防及应对方法

案例 6-6

杭州某家用电器有限公司拥有员工三千余人，主要生产经销洗衣机等电器，公司高度重视商业秘密的安全性。公司首先加强制度建设，全方位完善了企业网络安全制度，包括明确了网络、移动介质的使用规范。其次，加强信息安全的全员教育，对领导、管理人员和新入职员工都进行不同层次和内容的网络信息安全教育。最初推进电脑物理锁安装控制措施时，很多员工不理解，甚至反对安装，但经过信息安全培训，了解信息安全的重要性后，员工发现有电脑未上锁，会主动提出安装。最后，在技术方面，购置信息安全产品和设备。例如，制定了密码定期更改和定时屏保的策略，有效避免了单纯的管理规定执行困难的弊端；只有唯一账户登录文件服务器，每个用户只能查看自己的文件夹和部门公共文件，有效防止了非法访问和篡改，并且定期对域用户盘点，及时调整岗位变动人员的权限、删除离职人员的权限，防止非授权访问；对公司所有笔记本电脑都进行了加密软件安装，对硬盘进行整体保护，确保员工可以放心地利用公司信息，有效地防止电脑、硬盘丢失或被盗后，公司的重要的信息数据被泄漏和利用；公司统一配置加密型 U 盘，最大限度防止电子化信息被盗、丢失时给公司造成的损失；安装监控和门禁系统，对重要区域进行监控和记录。

问题： 如果你是公司员工，能否理解公司的相关网络安全制度和规定？平时工作时应如何保守公司的商业秘密？

网络环境下，企业要提高商业秘密保护意识，不但要加强员工的保密意识和技能培训、完善公司的保密制度、与员工签订保密协议、加强员工的管理，同时在技术层面，要建设网络安全防御系统，如公司网络的防火墙、防毒墙、上网行为审计、内外网隔离设备等设备，或者购买安全服务等，加强自身企业公司网络的防御水平，防止外界人员非法侵入系统。

作为大学生，毕业后大多会到企业中工作，将来作为公司的一名员工，一定要把安全放在第一位，提高网络安全意识和商业秘密保护意识，同时养成良好的上网习惯，确保数据的完整性和保密性。

（1）电脑要设置复杂密码，离开电脑时要锁屏幕。

（2）对重要数据要养成加密和备份的习惯。

（3）传输重要信息要电话确认对方身份。

（4）U 盘、移动硬盘等可移动存储设备要严格管理，进行数据加密存储。

（5）上网时尽量不要用带有商业秘密文件的电脑。

（6）电脑要安装杀毒软件，及时更新病毒库，定期扫描电脑漏洞，更新系统补丁。

（7）不要安装陌生网站上下载的程序，不打开不可靠网址链接。

（8）无线 WiFi 要设置复杂的连接密码，并对密码进行保密，防止信息被窃取。

小　结

1. 理解网络安全的含义，掌握主要且常见的网络安全事故类型，提高网络安全意识，自觉养成安全、文明的上网习惯。

2. 掌握网络诈骗的主要类型，理解其带来的危害，提高网络诈骗防范意识，掌握网络诈骗的应对方法。

3. 理解国家信息安全的含义和国家秘密的含义，掌握危害国家信息安全行为的主要类型，提高保密意识，自觉维护国家安全和国家利益。

4. 理解商业秘密的含义和主要类型，掌握商业秘密所有者的权利和商业秘密侵权行为的一般手段，预防商业秘密被侵犯的方法。

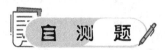

简答题

　　1. 目前有哪些常见的网络安全事故类型？

　　2. 大学生在上网时，应注意哪些上网安全问题？

　　3. 网络诈骗的主要类型有哪些？

　　4. 目前有哪些危害国家信息安全的行为？

　　5. 网络环境下，主要有哪些商业秘密侵权行为？

第 7 章

实训实习及职业安全

随着市场经济的成熟和发展、人事制度的改革和创新，以及市场人才供求关系的变化和调整，我国职业教育有了长足的发展。作为学校与企业之间的纽带，实训实习应当把树立"安全生产、人人有责"的观念作为学习重点，把职业安全理论知识应用于工作实践，让职业安全成为实践主旨，以改善和减少安全隐患，从而实现安全理论与安全实践的完美结合，实现学校与企业的顺利接轨，实现大学生到员工的安全转变，进而达到提高安全风险防控能力关口前移的最终目的，达到贯彻"安全第一、预防为主、综合治理"的国家安全方针的最终目标。

第1节　实训实习常识

一、实训实习的概念

（一）实训的概念

实训的全称是职业技能实际训练。它是指在学校控制的状态下，按照人才培养需求和目标，通过对实际工作场景的模拟，采用企业中的真实工作项目作为实际案例，对大学生进行职业技术和应用能力训练的教学过程。在实训教学过程中应注重理论结合实践，更强调大学生学习的参与程度，使大学生的安全保护意识、专业技能、实践经验、工作方法、团队合作等方面在较短的时间内得到提高。实训具体包括以下内容。

按时间和空间的不同，可分为校外实训与校内实训。其中学习内容包含现场见习、生产实训与教学实训三部分。

按形式不同，可分为技能达标实训和岗位达标实训。其中学习内容包含通用技术能力实训与专项技术能力实训。

按内容不同，可分为实际动手实训和智力技能实训。其中学习内容包含综合能力实训和岗位工作能力实训。

实训以全面提高大学生的职业综合素质为目标，最终达到大学生就业满意、企业用人满意的目的。

（二）实习的概念

实习的本意是在实践中学习，简单讲就是把大学生或员工直接安排到工作岗位上，通过岗前安全培训、岗中操作技能培训、岗后维护技能培训等，使其掌握该岗位的技术技能、理论技能和安全技能。实习是以动手操作为主的职业训练，如职业学校中的钳工实习、服装实习、数控编程、车床操作等各种实习和企业安排的员工实习。实习的目的因人而异，只有在开始实习之前明确自己的目的，后面的路才会变得清晰明了。如果是为了毕业留用，那就应该在申请时搞清楚这个岗位是否有留用的机会，有的企业只是常规招收实习生，那这个岗位显然就不适合了。大学生需要了解自己所学，更需要了解如何将所学应用到实践中，因为知识源于实践、归于实践，所以要付诸实践来检验所学。

二、实训实习的重要性

实训实习是将课堂学得的理论知识与实践相结合，相互促进，相互检验的过程。通过理论与实践的不断融合，使大学生的专业知识技能更加健全。在实训实习过程中逐渐培养大学生发现问题、解决问题的综合能力，加强对自己所学专业的正确了解。

实训实习可提高大学生自身素质。大学生在实训实习过程中只有吃苦耐劳、戒骄戒躁，才能体会生活的艰辛、父母的不易，才会更懂得感恩、懂得珍惜，对自身定位更准确，走上社会后才不会好高骛远，遇到挫折不会轻易放弃，从而在自己的岗位上实现自身价值。

实训实习有助于大学生完成从学校到社会的过渡，使其广泛地直接接触社会，了解社会需要，加深对社会的认识，增强对社会的适应性，提高自己的社交能力、协作能力，将自己融合到社会中去，快速适应自己的新角色。

现在是知识爆炸的时代，大学生只有成为接地气型人才，才能满足社会需要，才能实现自己的远大抱负，才能更好地为社会和国家做出贡献。

三、实训实习安全管理制度

实训实习安全管理制度是大学生在实训实习期间维护正常学习、生活秩序、自身安全、财产安全的重要保障制度，是实训实习管理制度的重要组成部分。实训实习安全管理制度不仅要符合国家教育部颁布的有关安全规定，还要能够促进大学生身心健康发展。实训实习安全管理制度一般包括安全管理原则、安全教育、校内实训实习注意事项、校外实训实习注意事项、突发事件应急处置、安全事故责任处理六大部分。

（一）安全管理的原则

实训实习安全管理必须遵循"安全第一、预防为主、综合治理"的安全方针。

实训实习安全管理须遵循的原则：预防为主原则，教育先行原则，实事求是原则，"四不放过"原则等。"四不放过"原则是指事故原因未查清不放过、责任人员未处理不放过、责任人和群众未受教育不放过、整改措施未落实不放过。

实训实习安全管理必须做到"一岗双责"。不仅要完成本职范围内的业务工作，还要承担业务职责范围内的安全职责。

（二）安全教育

安全教育的目的是提高安全意识。安全意识作为现代职业教育的重要组成部分，是现代员工的重要素质之一。因此安全教育必须列入实训实习工作并组织实施。

实训实习前要有集中安全培训，结束后要有安全总结。安全培训的主要内容有应该遵守的规章制度、安全活动汇报制度、按规定穿戴劳保用品制度、交接班制度等。

安全教育的内容还包括特定场所或特殊工作的安全规定。

大学生参加校内外实训实习时必须有意外伤害保险。

（三）校内实训实习注意事项

（1）大学生实训实习前应该明确实训实习的目的、原理和步骤。

（2）大学生实训实习前应当按规定穿戴好安全劳保用品。

（3）大学生实训实习过程中应当服从管理，听从指挥，严格遵守设备设施的安全操作规范。

（4）大学生实训实习后应当做好现场 8S 工作（详见本章第 3 节）。

（四）校外实训实习注意事项

（1）大学生应当选择经营合法、管理规范、技术先进、具有较高社会信誉的企业单位进行实训实习。

（2）大学生实训实习前应当与企业单位签订安全协议。所签协议要符合国家有关的法律法规。

（3）大学生应当在实训实习前主动接受企业单位公司级安全意识教育、分厂级安全教育、岗前安全生产教育和培训等安全三级教育。未经安全三级教育的大学生不得进行岗位操作。

（4）大学生在企业单位进行实习的过程中应当定期向学校的指导教师上报每日实习情况记录。

（五）突发事件应急处置

（1）大学生应当了解学校或企业的应急处置规范和方法。

（2）大学生应当主动参加学校或企业单位组织的应急预案演练，并掌握一些常规的应急处理方法。

（六）安全事故责任处理

（1）大学生应当了解学校或企业单位的安全事故处理的方式和步骤。

（2）当发生安全事故后，大学生应及时向学校和企业单位主管人员报告，并将事故发生经过以书面形式上报。

四、实训实习操作规程

操作规程，一般指安全管理部门为保证本单位的生产和工作能够安全、稳定、有效运转而制定的，相关人员在办理业务或操作设备设施时必须遵循的程序或步骤。因此，实训实习操作规程是学校和企业为保证大学生在实训实习过程中不出现安全事故而制定的各类设备设施和办理业务必须遵循的程序或步骤。它包括机械加工安全操作规程、电力安全操规程、消防安全操作规程、交通运输安全操作规程、特种设备安全操作规程等大学生在实训实习期间按照专业应该掌握的各类安全操作规程。

（一）台式钻床安全操作规程

（1）操作者或旁观人员都要按规定正确着装，穿戴好必要的劳动保护用品。台钻有卷进去的危险，钻头运转时禁止戴手套。

（2）钻头的回转数必须按照"攻丝钻孔镗孔回转数对照表"选择并设置好。

（3）钻头和工件必须夹好、夹紧。较小或形状不规则等不好夹放的工件必须使用小型虎钳或治具等，严禁用手握住工件加工。

（4）不能进行超过最大切削能力的工作，避免台钻超负荷运转。

（5）加工时用力均匀、速度适中，进刀退刀循序渐进，不能贪快而用力过猛或一下钻到底。

（6）严禁在台钻运转时调节台钻上任何部位、碰触钻头。

（7）严禁两人以上同时操作。

（8）作业过程中全神贯注，严禁一边作业一边聊天、嬉戏打闹等一切和当前作业不相关的行为。

（9）作业完毕后禁止徒手触摸加工部位以及钻头，防止烫伤。

（10）停电、休息、工作完毕，离开工作场地时，必须立即关闭台钻开关。

（二）场（厂）内机动车辆安全操作规程

（1）场（厂）内机动车运输作业中的叉车作业属于特种设备作业，必须持有质监部门颁发的叉车司机特种设备作业证书，其他从事场（厂）内机动车运输的驾驶员须持有效驾驶证，方准许驾驶作业。

（2）驾驶员上岗时要按规定穿戴工作服、安全帽等个人防护用品。

（3）驾驶前，要检查车辆的制动器、转向器、喇叭、灯光、后视镜、轮胎等技术状况，确认完好才能驾车作业；作业途中发生故障要待及时排除后，方准继续驾车作业。

（4）车辆装载货物要捆扎牢固，摆放均衡，防止重心偏移倾翻。

（5）装卸货物时，司机必须离开驾驶室转移到安全地点。

（6）严禁酒后驾车，不得在行驶时吸烟、饮食、攀谈和从事有碍安全行车的活动。

（7）严禁超载、滥载；严禁人货混载。

（8）装载易燃易爆物品时要遵守有关规定。

（9）严格遵守场（厂）内机动车辆行驶规定，严禁超速行驶。

（10）汽车吊（起重机）驾驶员须持有效驾驶证，除遵守上述有关规定外，还须遵守起重作业的有关安全规定。

（三）灭火器、消防栓安全操作规程

1．目的

指导使用人正确使用灭火器，确保灭火器保持持续正常使用的能力。

2．适用范围

适用于相关管理处对灭火器的使用。

3．内容

（1）灭火器的使用方法

1）手提式灭火器

A．右手提灭火器到现场，迅速拔出保险梢，使用者站在距火焰2米的上风处。

B．左手提喷嘴对准火焰根部，右手按下压把，内部物质即喷出。同时适当摆动喷嘴，使气体横扫整个火焰根部，并逐渐向前推移。

C．如遇多处明火，可移动位置点射着火点，直至火焰完全熄灭，不留明火为止，防止复燃。

D．火熄灭后，抬起灭火器压把，即停止喷射。

2）推车式灭火器

A．使用时将灭火器推到距火点有效距离的上风处。

B．右手取出喷管，伸展胶管，直至平直，不能弯折或打圈。

C．除掉铅封，拔出保险销，然后用手掌使劲按下供气阀门。

D．操作者左手把持枪管托，右手把持枪把，手指扳动开关，对准火焰根部喷射，适当摆动喷嘴并逐渐向前推进，直到将火完全扑灭。

（2）消防栓水枪、水带的使用方法

1）拉开防火栓门，取出水带、水枪。

2）检查水带及接头是否良好，如有破损，禁止使用。

3）向火场方向铺设水带，注意避免扭折。

4）将水带与消防栓连接，将连接扣准确插入滑槽，并按顺时针方向拧紧。

5）连接完毕后，至少有两名操作者紧握水枪，对准水源（严禁对人，避免高压伤人），另外一名操作者缓慢打开消火栓阀门至最大，对准火源根部喷射进行灭火，直到将火完全扑灭。

（3）安全注意事项

1）用灭火器灭火时，避免冲击液面，以防火种飞溅。

2）灭火器一经开启使用，就不能保存重用，须到消防器材店重新灌气后才能使用。

3）消防水带灭火后，须打开晒干水分，并经检查确认没有破损，才能折叠到消防栓内。

4．记录

完成消防器材检查记录表。

第2节 常见生产安全事故及应急处置措施

一、机械伤害事故及应急处置措施

机械在安全生产中占据着非常重要的作用。随着生产的发展，机械越来越被广泛地应用在人们的生活中，机械在给人们带来高效、快捷、方便的同时，也会带来各种各样的危害。

（一）机械伤害类型

1. 绞伤

机械设备旋转部位的咬合处、轴、凸块和孔等处会造成绞伤（图7-1）。绞伤包括：直接将手部等绞伤，如外露的齿轮、皮带轮、链条轮等直接将手指，甚至整个手部绞伤或绞掉；将操作者的衣袖、裤脚或者穿戴的个人防护用品绞进去，如手套、围裙等，接着绞伤人，甚至可将人绞死；车床上的光杠、丝杠等将女工的长发绞进去。

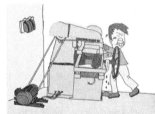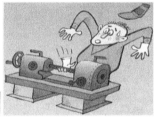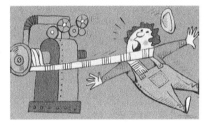

图7-1 绞伤

2. 物体打击伤

机械设备的零部件由于其本身强度不够或者固定不牢固，在旋转时会被甩出去，将人击伤。如车床的卡盘，如果不用保险螺丝固定住或固定不牢，在打反车时就会飞出伤人。在可以进行旋转的零部件上摆放东西，如果不进行固定或固定不牢，在旋转时，也会由于离心力的作用，将东西甩出伤人。

3. 压伤和剪切伤

一般指机械设备的垂直运动将人压伤或剪切伤，如冲床造成的手冲压伤（图7-2）、锻锤造成的压伤、切板机造成的剪切伤等。

4. 砸伤

机械设备的零部件或运输的物体在重力的作用下掉下将人砸伤。如高处的零部件或吊运的物体掉下来砸伤人。

5. 挤伤

一般指机械设备的水平运动将人挤伤。如零部件在作直线运动时，将人身某部分挤住，造成伤害。

6. 烫伤

机械设备的外壳或加工的物品温度较高将人烫伤。如刚切下来的切屑具有较高的温度，如果接触手、脚、脸部的皮肤，就会造成烫伤。

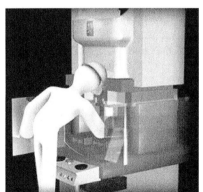

图7-2 压伤

7. 刺割伤

如金属切屑都有锋利的边缘，像刀刃一样，皮肤接触到就会被割伤。最严重的是飞出的切屑打入眼睛，造成眼睛受伤甚至失明。

（二）机械伤害原因

案例 7-1

某纺织厂职工朱某与同事一起操作滚筒烘干机进行烘干作业。5 时 40 分朱某在向烘干机放料时，被旋转的联轴节挂住裤脚口摔倒在地。旁边的同事听到呼救声后，马上关闭电源，使设备停转，才使朱某脱险。但朱某腿部已严重擦伤。引起该事故的主要原因就是烘干机马达和传动装置的防护罩在上一班检修作业后没有及时罩上。

问题： 针对此次安全事故，请分析机械伤害事故发生的主要原因。

1. 设备的不安全状态

包括防护、保险、信号装置没有设置或失灵，设备、设施带病运行，工具、附件有缺陷，个人防护用品、用具配备不全或有缺陷，生产场地环境（包括照明、通风）不良或作业场所（包括通道）狭窄、杂乱，操作工序设计或配置不安全，交叉作业过多，地面不洁净有油、液体或其他易滑物，物品堆放位置不当、超高、不稳。

2. 人的不安全行为

包括忽视安全、违章操作、违章指挥、操作失误，包括未穿戴齐全劳保用品、未对设备点检等就上岗作业；未使用各种个人防护用品、用具而进入必须使用个人防护用品、用具的作业场所；未经许可私自开动、关停、移动机器，按错按钮，转错阀门、扳手、手柄的方向；视线不清或被遮挡的情况下擅自指挥、操作；拆除安全装置或安全装置失效后继续进行作业；使用无安全装置的设备或工具；用手代替工具操作或拿工件进行机械加工；机械运转时进行维护保养、维修；攀坐在平台护栏、吊车吊钩等不安全位置处；操纵带有旋转零部件的设备时戴手套，穿高跟鞋、拖鞋进入车间等；为了方便排除故障铤而走险进入危险部位。

3. 管理的不安全因素

包括设计、制造、安装或维护保养和维修上的不足或错误，领导对安全工作不重视，人员配备不足，在组织管理方面存在缺陷，管理制度和操作规程不完善，教育培训不够，操作者安全意识和业务素质差，缺乏安全知识和自我保护能力。

（三）机械设备的基本安全要求

（1）机械设备的布局要合理，应便于操作人员装卸工件、加工观察和清除杂物；同时也应便于维修人员的检查和维修。

（2）机械设备的零部件的强度、刚度应符合安全要求，安装应牢固，不得经常发生故障。

（3）机械设备根据有关安全要求，必须装设合理、可靠、不影响操作的安全装置。例如：

1）对于做旋转运动的零部件应装设防护罩或防护挡板、防护栏杆等安全防护装置，以防发生绞伤。

2）对于超压、超载、超温度、超时间、超行程等能发生危险事故的零部件，应装设保险装置，如超负荷限制器、行程限制器、安全阀、温度继电器、时间继电器等，以便当危险情况发生时，可因保险装置的作用而排除险情，防止事故的发生。

3）对于某些动作需要对人们进行警告或提醒注意时，应安设信号装置或警告牌等。如电铃、喇叭、蜂鸣器等声音信号，还有各种灯光信号、各种警告标识牌等都属于这类安全装置。

4）对于某些动作顺序不能错乱的零部件应装设联锁装置。即某一动作必须在前一个动作完成之后，才能进行，否则就不可能动作。这样就保证了不致因动作顺序搞错而发生事故。

（4）机械设备的电气装置必须符合电气安全的要求，主要有以下几点：

1）供电的导线必须正确安装，不得有任何破损或露铜的地方。

2）电机绝缘应良好，其接线板应有盖板防护，以防直接接触。

3）开关、按钮等应完好无损，其带电部分不得裸露在外。

4）应有良好的接地或接零装置，连接的导线要牢固，不得有断开的地方。

5）局部照明灯应使用 36 V 的电压，禁止使用 110 V 或 220 V 电压。

（5）机械设备的操纵手柄以及脚踏开关等应符合如下要求：

1）重要的手柄应有可靠的定位及锁紧装置。同轴手柄应有明显的长短差别。

2）手轮在机动时能与转轴脱开，以防随轴转动打伤人员。

3）脚踏开关应有防护罩或藏入床身的凹入部分内，以免掉下的零部件落到开关上，启动机械设备而伤人。

（6）机械设备的作业现场要有良好的环境，即光照强度要适宜，湿度与温度要适中，噪声和振动要小，零件、工夹具等要摆放整齐。因为这样能促使操作者心情舒畅、专心无误地工作。

（7）每台机械设备应根据其性能、操作顺序等制定出安全操作规程和检查、润滑、维护等制度，以便操作者遵守。

（四）机械设备操作人员要遵守的基本操作守则

要保证机械设备不发生工伤事故，不仅机械设备本身要符合安全要求，更重要的是要求操作者严格遵守安全操作规程。当然，机械设备的安全操作规程因其种类不同而内容各异，但其基本的安全守则为：

（1）工作前要按规定正确穿戴好个人防护用品。要穿好紧身工作服，袖口束紧，长发要盘入工作帽内，操作旋转设备时不得戴手套。

（2）操作前要对机械设备进行安全检查，而且要空车运转一下，确认正常后方可投入运行。

（3）机械设备在运行中也要按规定进行安全检查。特别对紧固的物件要看看是否由于振动而松动，以便重新紧固。

（4）设备严禁带故障运行，千万不能凑合使用，以防出事故。

（5）机械安全装置必须按规定正确使用，绝不能将其拆掉不使用。

（6）机械设备使用的刀具、工夹具以及加工的零件等一定要装卡牢固，不得松动。

（7）机械设备在运转时，严禁用手调整；也不得用手测量零件，或进行润滑、清扫杂物等工作。如必须进行时，应首先关停机械设备。

（8）机械设备运转时，操作者不得离开工作岗位，以防发生问题时无人处置。

（9）工作结束后，应关闭开关，把刀具和工件从工作位置退出，并清理好工作场地，将零件、工夹具等摆放整齐，打扫好机械设备的卫生。

（五）机械伤害应急处置措施

（1）发现受伤人员后，必须立即停止运转的机械，向周围人呼救，同时报告现场负责人。

（2）现场负责人接到报告后应立即到现场查看情况并通知应急领导小组。若受伤人员伤势较重，应立即拨打"120"急救电话，说明事故发生的时间、区域场所、人员伤亡情况、受伤者的受伤部位和受伤情况、事故范围程度、现场其他情况、报警人姓名和电话等，以便让救护人员和应急处置人员做好急救准备。

（3）现场应急处置小组在接到报警后，应立即组织应急抢救，最大限度地减少人员伤害和财产损失。如遇事态严重，难以控制和处理，应立即请求社会专业资源提供支持和救援。

（4）医护人员到达现场后应立即对伤者救治，对创伤出血者迅速包扎止血，送往医院救治。

（5）发生断手、断指等严重情况时，对伤者伤口要进行包扎止血、止痛等功能固定。对断手、断指应用消毒或清洁敷料包好，忌将断手、断指浸入酒精等消毒液中使细胞变质。将包好的断手断指放在无泄漏的塑料袋内并扎紧袋口，在塑料袋周围放置冰块，速随伤者送医院抢救。

（6）如果肢体仍被卡在设备内，不可用倒转设备的方法取出肢体，妥善的方法是拆除设备部件。

（7）发生头皮撕裂伤可采取以下急救措施：采取止痛及其他对症措施，用生理盐水冲洗有伤部位，涂红汞后用消毒大纱布块、消毒棉花紧紧包扎，压迫止血；使用抗生素，注射破伤风血清，预防伤口感染，送医院进一步治疗。

（8）受伤人员出现肢体骨折时，应尽量保持受伤的体位，由现场医务人员对伤体进行固定，并在其指导下采用正确的方式进行抬运，防止因救助方法不当导致伤情进一步加重。

（9）受伤人员出现呼吸、心跳停止症状后，必须立即进行心脏按压和人工呼吸直至医护救援人员到达。

二、电气安全事故及应急处置措施

电的使用越来越广泛，但电也会给人们的生产和生活带来危险。

（一）触电事故基本知识

触电事故是由电流及其转换成的能量造成的事故。为了更好地预防触电事故，我们应该了解触电事故的种类、方式与规律。

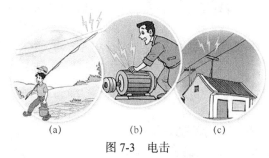

图 7-3　电击

（a）高压线下钓鱼；（b）机壳没有接地线；
（c）电视天线与电线接触

1. 触电事故的种类

（1）电击：通常所说的触电指的是电击。电击是电流对人体内部组织的伤害，是最危险的一种伤害，绝大多数触电死亡事故是由电击造成的（图 7-3）。按照发生电击时所触及的带电体是否为正常带电状态，电击可分为直接接触电击和间接接触电击。前者是指在电气设备或线路正常运行条件下，人体直接触及设备或线路的带电部分所形成的电击；后者是指在设备或线路故障状态下，原本正常情况下不带电的设备外露可导电部分或设备以外的可导电部分变成了带电状态，人体与上述故障状态下带电的可导电部分触及而形成的电击。

（2）电伤：电伤是电流的热效应、化学效应、机械效应等对人造成的伤害。伤害多见于机体的外部，往往在机体表面留下伤痕。电伤分为电烧伤、皮肤金属化、电烙印、机械损伤、电光性眼炎等多种伤害。电烧伤是最为常见的电伤，大部分触电事故含有电烧伤成分，电烧伤可分为电弧烧伤和电流烧伤。

2. 触电事故的方式

按照人体触及带电体的方式和电流流过人体的途径，电击可分为单相触电、两相触电和跨步电压触电。

（1）单相触电：当人体直接碰触带电设备或线路中的一相导体，或者对于高压带电体，人体虽未直接接触，但由于超过了安全距离，高电压对人体放电，电流通过人体流入大地，造成单相接地而引起的触电，这些触电现象都称为单相触电，见图7-4（a）。

（2）两相触电：当人体同时接触带电设备或线路中的两相导体，或者在高压系统中，人体同时接近不同相的两相带电导体，而发生电弧放电，电流从一相导体通过人体流入另一相导体，从而构成一个闭合回路，这种触电方式称为两相触电，见图7-4（b）。此情况下，人体所承受的电压为线路电压，因其电压相对较高，危险性也较大。

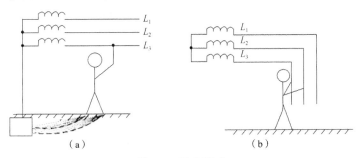

图7-4　触电形式
(a) 单相触电；(b) 双相触电

（3）跨步电压触电：当电气设备或线路中的导体发生接地故障，接地电流通过接地体向大地流散，从而在接地体周围土壤电阻上产生电压梯度，当在地面上形成电位分布时，若人在接地短路点周围行走，其两脚之间的电位差，就是跨步电压。由跨步电压引起的人体触电，称为跨步电压触电（图7-5）。

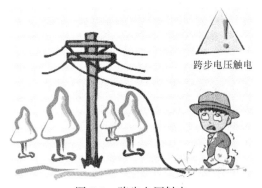

跨步电压触电

图7-5　跨步电压触电

（二）电气设备的安全使用

案例 7-2

　　某公司某镀膜工在镀膜车间内作业时，发现所使用的箱式真空镀膜机灯光源故障，其移开镀膜机电气部分的挡板后让人维修，但修好后未将挡板移回就坐在镀膜机前的板凳上，当其用手中的控制开关启动高压按钮（约6500 V，电流3 mA）后，穿胶底棉鞋的左脚伸入镀膜机内碰到高压桩头而触电，经抢救无效身亡。

问题： 针对此次安全事故，请思考电气设备的安全使用应注意哪些问题？

1．安全使用条件

（1）手持电动工具按电气安全保护措施可分为Ⅰ类、Ⅱ类、Ⅲ类共三类。Ⅰ类必须采取保护接地或保护接零的措施，而Ⅱ类、Ⅲ类没有保护接地或保护接零的要求。

（2）使用Ⅰ类设备应配用绝缘手套、绝缘鞋、绝缘垫等安全用具。

（3）在一般场所，为保证使用安全，应选用Ⅱ类工具，装设漏电保护器、安全隔离变压器等。否则，使用者必须戴绝缘手套，穿绝缘鞋或站在绝缘垫上。

（4）在潮湿或金属构架等导电性能良好的作业场所，必须使用Ⅱ类或Ⅲ类设备。在锅炉内、金属容器内、管道内等狭窄的特别危险场所，应使用Ⅲ类设备。

（5）移动式电气设备的保护零线（或地线）不应单独敷设，而应当与电源线采取同样的防护措施，即采用带有保护芯线的橡皮套软线作为电源线。

（6）移动式电气设备的电源插座和插销应有专用的接零（地）插孔和插头。其结构应能保证插入时接零（地）插头在导电插头之前接通，拔出时接零（地）插头在导电插头之后拔出。

（7）专用电缆不得有破损或龟裂、中间不得有接头。电源线与设备之间的防止拉脱的紧固装置应保持完好。设备的软电缆及其插头不得任意接长、拆除或调换。

2．安全使用要求

（1）辨认铭牌，检查工具或设备的性能是否与使用条件相适应。

（2）检查其防护罩、防护盖、手柄防护装置等有无损伤、变形或松动。

（3）检查开关是否失灵、是否破损、是否牢固、接线有无松动。

（4）电源线应采用橡皮绝缘软电缆；单相用三芯电缆、三相用四芯电缆；电缆不得有破损或龟裂，中间不得有接头。

（5）Ⅰ类设备应有良好的接零或接地措施，且保护导体应与工作零线分开；保护零线（或地线）应采用规定的多股软铜线，且保护零线（地线）最好与相线、工作零线在同一护套内。

（三）触电事故应急处置措施

1．脱离电源

发现人员触电后应大声呼喊寻求帮助，迅速使触电者脱离电源，同时向现场负责人报告。

（1）低压触电事故脱离电源方法（图7-6）

1）立即切断电源。

2）如电源开关距离太远，用有绝缘把的钳子或用木柄的斧子断开电源线。

3）用木板等绝缘物插入触电者身下，以隔断流经人体的电流。

4）用干燥的衣服、手套、绳索、木板、木桥等绝缘物作为工具，拉开触电者及挑开电线，使触电者脱离电源。

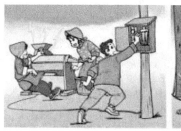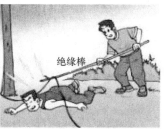

图7-6　低压触电事故脱离电源方法

（2）高压触电事故脱离电源方法

1）立即通知有关部门停电。

2）戴上绝缘手套，穿上绝缘鞋，用相应电压等级的绝缘工具来开开关。

3）抛掷一端可靠接地的裸金属线使线路接地，迫使保护装置动作，断开电源。

2．防摔伤

救援人员要防止触电者脱离电源后可能的摔伤，特别是当触电者在高处的情况下，应采取防摔措施，注意防摔。

3．组织救治

立即向现场处置小组报告，并立即组织救治。

（1）若触电者停止心跳和呼吸，立即报告急救医院寻求救援，并组织现场人员进行现场急救（人工呼吸和心肺复苏），直至医务人员到达现场。

（2）若触电者失去知觉，但心脏跳动和呼吸还在，应使触电者舒适、平卧、空气畅通，解开他的衣服以利呼吸。同时，报告应急领导小组，由医务人员陪同送往医院治疗。

（3）若触电者伤势不重，应使触电者安静休息，不要走动，严密观察并送往医院进行检查。

三、火灾爆炸事故及应急处置措施

案例 7-3

某日用制品有限公司喷涂车间涂装部发生一起火灾爆炸事故。事故发生时天气乌云密布但并未下雨，偶有雷声。在涂装部上班的工人共六人，两名工人在喷房，有两名工人准备到喷房接班，有两名挂件女工在喷房西面的隔墙外面作业。据当事人称听到"轰"的一声响，看到一个火球从喷房的吸尘风机口飞了进来，跟着就听到爆炸声，整个喷房就着火了，大火没有得到控制，很快就烧塌了喷房。事故造成喷涂车间的钢结构厂房被严重烧毁，烧损率达到 40%，喷房完全烧毁，两名作业人员被烧成重伤入院，两人轻伤。

问题：这是属于什么原因引起的火灾爆炸事故，应如何预防？

（一）常见的火灾爆炸事故

由于行业的性质、引起事故的条件等因素不同，火灾爆炸事故的类型也不相同。从直接原因来看，常见的火灾爆炸事故主要有以下几种：

（1）由吸烟引起的事故。

（2）在使用、运输、存储易燃易爆气体、液体、粉尘时引起的事故。

（3）使用明火引起的事故。

（4）静电引起的事故。

（5）由于电气设施使用、安装、管理不当而引起的事故。

（6）物质自燃引起的事故。这方面常见的事故有煤堆的自燃、废油布等堆积引起的自燃等。

（7）雷击引起的事故。

（8）压力容器、锅炉等设备及其附件，如果带故障运行或管理不善时，都会发生事故。

（二）防火防爆的原理

1．防火原理

引发火灾也就是燃烧的条件，即可燃物、助燃物（氧化剂）和点火源。三者同时存在且相互作用，就会发生火灾。因此，只要采取措施避免或消除燃烧三要素中的任何一个要素，就可以避免发生火灾事故。

2. 防爆原理

引发爆炸的条件是爆炸品（内含还原剂和氧化剂）或可燃物（可燃气、蒸汽或粉尘）与空气混合物和起爆能量同时存在、相互作用。因此只要采取措施避免爆炸品或爆炸混合物与起爆能量同时存在，就不会发生爆炸。

（三）火灾爆炸事故应急处置措施

（1）最先发现火情的人要报告现场负责人。报告人员应叙述出事地点、情况、本人姓名等。

（2）迅速根据规定启动应急预案，现场负责人负责现场总指挥，按应急方案立即进行自救。火灾初起阶段可用灭火器灭火、用消防桶提水、用铁锹铲土等，应力争在火灾初起阶段将火扑灭。若事态严重，难以控制和处理，应在自救的同时向 119 专业救援队求助。

（3）由电工负责切断电源，防止事态扩大。

（4）在组织扑救的同时，组织人员疏散现场人员并清理易燃易爆、可燃材料。如有物资仓库起火，应首先抢救危险及其他有毒、易燃物品，防止人员伤害和污染环境。

（5）疏通事故发生现场的道路，保持消防通道的畅通，保证消防车辆通行及救援工作顺利进行。消防车由消防机构统一指挥，火场根据需要调动义务消防队及其他人员。

（6）在急救过程中，遇到威胁人身安全情况时，应首先确保人身安全，迅速疏散人群至安全地带，以减少不必要的伤亡。设立警戒线，禁止无关人员进入危险区域，组织脱离危险区域场所后，再采取紧急措施，对因火灾事故造成的人身伤害要及时抢救。

（7）保护火灾现场，指派专人看守。

（8）现场发生火灾事故后的注意事项及急救要领。现场出现火险或火灾时要立即组织现场人员进行扑救，救火方法要得当。油料起火不宜用水扑救，可用干粉灭火器。电气设备在起火时，应尽快切断电源，用二氧化碳灭火器灭火，千万不要盲目向电器设备上泼水，这样容易造成触电、短路爆炸等并发性事故。

（9）现场采集相关资料。

四、粉尘爆炸事故防治

案例 7-4

事故概况：2014 年 8 月 2 日，江苏省昆山市某金属制品有限公司抛光车间发生粉尘爆炸特别重大事故，造成 75 人死亡，185 人受伤。

事故原因：

（1）根据事故暴露出来的问题和初步掌握的情况，企业厂房没有按二类危险品场所进行设计和建设，违规双层设计建设生产车间，且建筑间距不够。

（2）生产工艺路线过紧过密，2000 平方米的车间内布置了 29 条生产线，300 多个工位。

（3）除尘设备没有按规定为每个岗位设计独立的吸尘装置，除尘能力不足。

（4）车间内所有电器设备没有按防爆要求配置。

（5）安全生产制度和措施不完善、不落实，没有按规定每班按时清理管道积尘，造成粉尘聚集超标；没有对工人进行安全培训，没有按规定配备阻燃、防静电劳保用品；违反劳动法规，超时组织作业。

（6）当地政府的有关领导责任和相关部门的监管责任落实不力。

（7）问题和隐患长期没有解决，粉尘浓度超标，遇到火源，发生爆炸，是一起重大责任事故。

问题： 如果你是某车间的一名管理者或员工，该车间在生产过程中会产生生产性粉尘，你应该怎样做？

（一）生产性粉尘的来源和分类

1．来源

生产性粉尘来源十分广泛，如固体物质的机械加工、粉碎；金属的研磨、切削；矿山的粉碎、筛分、配料或岩石的钻孔、爆破和破碎等；耐火材料、玻璃、水泥和陶瓷等工业中原料加工；皮毛、纺织物等原料处理；化学工业中固体原料加工处理；物质加热时产生的蒸汽；有机物质的不完全燃烧所产生的烟尘。此外，粉末状物质在混合、过筛、包装和搬运等操作时产生的粉尘，以及沉积的粉尘二次扬尘等。

2．分类

生产性粉尘分类方法有多种，根据生产性粉尘的性质可将其分为3类。

（1）无机性粉尘：无机性粉尘包括矿物性粉尘，如硅石、石棉、煤等；金属性粉尘，如铁、锡、铝等及其化合物；人工无机性粉尘，如水泥、金刚砂等。

（2）有机性粉尘：有机性粉尘包括植物性粉尘，如棉、麻、面粉、木材；动物性粉尘，如皮毛、丝、骨质粉尘；人工合成有机粉尘，如有机染料、农药、合成树脂、炸药和人造纤维等。

（3）混合性粉尘：混合性粉尘是上述各种粉尘的混合存在，一般包括两种以上的粉尘。生产环境中最常见的就是混合性粉尘。

（二）生产性粉尘的理化性质

粉尘对人体的危害程度与其理化性质有关，与其生物学作用及防尘措施等也有密切关系。在卫生学上，常用的粉尘理化性质包括粉尘的化学成分、分散度、溶解度与密度、形状与硬度、荷电性、爆炸性等。

1．粉尘的化学成分

粉尘的化学成分、浓度和接触时间是直接决定粉尘对人体危害性质和严重程度的重要因素。根据粉尘化学性质不同，粉尘对人体可有致纤维化、中毒、致敏等作用，如游离二氧化硅粉尘具有致纤维化作用。对于同一种粉尘，它的浓度越高，与其接触的时间越长，对人体危害越重。

2．分散度

粉尘的分散度是表示粉尘颗粒大小的一个概念，它与粉尘在空气中呈浮游状态存在的持续时间（稳定程度）有密切关系。在生产环境中，由于通风、热源、机器转动以及人员走动等原因，使空气经常流动，从而使尘粒沉降变慢，延长其在空气中的浮游时间，被人吸入的机会就增多。直径小于5微米的粉尘对机体的危害性较大，易于达到呼吸器官的深部。

3．溶解度与密度

粉尘溶解度的大小与其对人危害程度的关系，因粉尘作用性质不同而异。主要呈化学毒副作用的粉尘，随溶解度的增加其危害作用增强；主要呈机械刺激作用的粉尘，随溶解度的增加其危害作用减弱。

粉尘颗粒密度的大小与其在空气中的稳定程度有关。尘粒大小相同，密度大者沉降速度快、稳定程度低。在通风除尘设计中，要考虑密度这一因素。

4．形状与硬度

粉尘颗粒的形状多种多样。质量相同的尘粒因形状不同，在沉降时所受阻力也不同，因此，粉尘的形状能影响其稳定程度。坚硬并外形尖锐的尘粒可能引起呼吸道黏膜的机械损伤，如某些纤维状粉尘（如石棉纤维）。

5．荷电性

高分散度的尘粒通常带有电荷，与作业环境的湿度和温度有关。尘粒带有相异电荷时，可促进凝集、加速沉降。粉尘的这一性质对选择除尘设备有重要意义。荷电的尘粒在呼吸道可被阻留。

6．爆炸性

高分散度的煤炭、糖、面粉、硫磺、铝、锌等粉尘具有爆炸性。发生爆炸的条件是高温（火焰、火花、放电）和粉尘在空气中达到足够的浓度。可能发生爆炸的粉尘最小浓度为：各种煤尘为 $30\sim40$ g/m^3，淀粉、铝及硫磺为 7 g/m^3，糖为 10.3 g/m^3。

（三）生产性粉尘治理的技术措施

采用工程技术措施消除和降低粉尘危害，是治本的对策，是防止尘肺发生的根本措施。

1．改革工艺过程

通过改革工艺流程使生产过程机械化、密闭化、自动化，从而消除和降低粉尘危害。

2．湿式作业

湿式作业防尘的特点是防尘效果可靠，易于管理，投资较低。该方法已为厂矿广泛应用，如石粉厂的水磨石英和陶瓷厂、玻璃厂的原料水碾、湿法拌料、水力清砂、水爆清砂等。

3．密闭、抽风、除尘

对不能采取湿式作业的场所应采用该方法。干法生产（粉碎、拌料等）容易造成粉尘飞扬，可采取密闭、抽风、除尘的办法，但其基础是首先必须对生产过程进行改革，理顺生产流程，实现机械化生产。在手工生产、流程紊乱的情况下，该方法是无法奏效的。密闭、抽风、除尘系统可分为密闭设备、吸尘罩、通风管、除尘器等几个部分。

4．个体防护

当防尘、降尘措施难以使粉尘浓度降至国家标准水平以下时，应佩戴防尘护具。

另外，应加强对员工的教育培训、现场的安全检查及对防尘的综合管理等。

第3节　企业安全生产

根据现代系统安全工程的观点，一般意义上讲，企业安全生产是指在企业生产活动中，通过人、机、物料、环境的和谐运作，使生产过程中潜在的各种事故风险和伤害因素始终处于有效控制状态，切实保护员工的生命安全和身体健康。

一、现代企业安全管理的特点、原理、原则和方法

（一）现代企业安全管理的特点

1．企业安全管理的政策性

企业安全管理必须始终贯彻党和国家"安全第一、预防为主、综合治理"的安全生产方针，执行国家安全生产政策，用方针把握总体导向，靠政策实施具体管理。

2．企业安全管理的法规性

企业安全管理必须依法依规，安全法规是指关于安全生产方面的各种法律法规、条例、规程、规定、办法、技术标准及指标等，它是员工在企业安全生产过程中的行为准则。

3．企业安全管理的权威性

根据"安全第一"的原则和"安全生产一票否决"的制度，企业安全管理必须在实际工作中建立权威性，做到有令则行，有禁则止。

4．企业安全管理的思想性

生产系统由"人、物、环、管"等所组成，企业安全管理的重中之重是人，关键是做好人的

思想工作，建立安全意识。

5．企业安全管理的科学性

企业安全管理必须按照客观规律办事，才能获得成功，达到应用效果。如粉尘爆炸等必须具备三个条件，且在同一时空集合，否则就不会发生，这就是科学性。

6．企业安全管理的全面性及复杂性

企业安全管理是一个动态系统的管理工作，并且涉及企业中的所有人员、设备设施、物料、环境、财务、信息等各个方面，忽视任何一个方面都不行。

（二）现代企业安全管理的原理与原则

安全管理是企业管理的重要组成部分，因此应该遵循企业管理的普遍规律，服从企业管理的基本原理与原则。

企业管理学原理是从企业管理的共性出发，对企业管理工作实质内容进行科学分析、综合、抽象与概括后所得出的企业管理的规律。企业管理学的原则是指在企业管理学原理的基础上，指导企业管理活动的通用规则。

1．系统原理

（1）系统原理的含义：系统原理是现代管理科学中的一个最基本的原理。它是指人们在从事管理工作时，运用系统理论、观点和方法，对管理活动进行充分的系统分析，以达到管理的优化目标，即用系统论的观点、理论和方法来认识和处理企业管理中出现的问题。

所谓系统是由相互作用和相互依赖的若干部分组成的有机整体。任何管理对象都可以作为一个系统。系统可以分为若干个子系统，子系统可以分为若干个要素，即系统是由要素组成的。按照系统的观点，管理系统具有 6 个特征，即集合性、相关性、目的性、整体性、层次性和适应性。

安全管理系统是企业管理的一个子系统，包括各级安全管理人员、安全防护设备与设施、安全管理规章制度、安全操作规范和规程以及安全管理信息等。安全贯穿于企业各项基本活动之中，安全管理是全方位、全天候且涉及全体人员的管理。

（2）运用系统原理的原则

1）动态相关性原则。动态相关性原则告诉我们，构成管理系统的各要素是运动和发展的，它们相互联系又相互制约。显然，如果管理系统的各要素都处于静止状态，就不会发生事故。

2）整分合原则。高效的现代安全管理必须在整体规划下明确分工，在分工基础上有效综合，这就是整分合原则。运用该原则，要求企业管理者在制定整体目标和进行宏观决策时，必须将安全生产纳入其中，在考虑资金、人员和体系时，都必须将安全生产作为一项重要内容考虑。

3）反馈原则。反馈是控制过程中对控制机构的反作用。成功、高效的管理，离不开灵活、准确、快速的反馈。企业生产的内部条件和外部环境在不断变化，所以必须及时捕获、反馈各种安全生产信息，以便及时采取行动。

4）封闭原则。在任何一个管理系统内部，管理手段、管理过程等必须构成一个连续封闭的回路，才能形成有效的管理活动，这就是封闭原则。封闭原则告诉我们，在企业安全生产中，各管理机构之间、各种管理制度和方法之间，必须具有紧密的联系，形成相互制约的回路，才能有效。

2．人本原理

（1）人本原理的含义：在管理中必须把人的因素放在首位，体现以人为本的指导思想，这就是人本原理。以人为本有两层含义：一是一切管理活动都是以人为本展开的，人既是管理的主体，又是管理的客体，每个人都处在一定的管理层面上，离开人就无所谓管理；二是管理活动中，作为管理对象的要素和管理系统各环节，都需要人进行掌管、运作、推动和实施。

（2）运用人本原理的原则

1）动力原则。推动管理活动的基本力量是人，管理必须有能够激发人的工作能力的动力，这就是动力原则。对于管理系统，有三种动力，即物质动力、精神动力和信息动力。

2）能级原则。现代管理认为，单位和个人都具有一定的能量，并且可以按照能量的大小顺序排列，形成管理的能级，就像原子中电子的能级一样。在管理系统中，建立一套合理能级，根据单位和个人能量的大小安排其工作，发挥不同能级的能量，保证结构的稳定性和管理的有效性，这就是能级原则。

3）激励原则。管理中的激励就是利用某种外部诱因的刺激，调动人的积极性和创造性。以科学的手段激发人的内在潜力，使其充分发挥积极性、主动性和创造性，这就是激励原则。人的工作动力来源于内在动力、外部压力和工作吸引力。

4）行为原则。需要与动机是人的行为的基础，人类的行为规律是需要决定动机，动机产生行为，行为指向目标，目标完成需得到满足，于是又产生新的需要、动机、行为，以实现新的目标。安全生产工作的重点是防治人的不安全行为。

3. 预防原理

（1）预防原理的含义：安全管理工作应该做到预防为主，通过有效的管理和技术手段，减少和防止人的不安全行为和物的不安全状态，从而使事故发生的概率降到最低，这就是预防原理。在可能发生人身伤害、设备或设施损坏以及环境破坏的场合，事先采取措施，防止事故发生。

（2）运用预防原理的原则

1）偶然损失原则。事故后果以及后果的严重程度，都是随机的、难以预测的。反复发生的同类事故，并不一定产生完全相同的结果，这就是事故损失的偶然性。偶然损失原则告诉我们，无论事故损失的大小，都必须做好预防工作。

2）因果关系原则。事故的发生是许多因素互为因果连续发生的最终结果，只要诱发事故的因素存在，发生事故是必然的，只是时间或迟或早而已，这就是因果关系原则。

3）3E原则。造成人的不安全行为和物的不安全状态的原因可归结为4方面：技术原因、教育原因、身体和态度原因，以及管理原因。针对这4方面的原因，可以采取3种预防对策，工程技术（engineering）对策、教育（education）对策和法治（enforcement）对策，即3E原则。

4）本质安全化原则。本质安全化原则是指从一开始和从本质上实现安全化，从根本上消除事故发生的可能性，从而达到预防事故发生的目的。本质安全化原则不仅可以应用于设备、设施，还可以应用于建设项目。

4. 强制原理

（1）强制原理的含义：采取强制管理的手段控制人的意愿和行为，使个人的活动、行为等受到安全管理要求的约束，从而实现有效的安全管理，这就是强制原理。所谓强制就是绝对服从，不必经被管理者同意便可采取控制行动。

（2）运用强制原理的原则

1）安全第一原则。安全第一就是要求在进行生产和其他工作时把安全工作放在一切工作的首要位置。当生产和其他工作与安全发生矛盾时，要以安全为主，生产和其他工作要服从于安全，这就是安全第一原则。

2）监督原则。监督原则是指在安全工作中，为了使安全生产法律法规得到落实，必须明确安全生产监督职责，对企业生产中的守法和执法情况进行监督。

（三）现代企业安全管理的方法

安全管理是以安全为目的，进行决策、计划、组织和控制等方面的活动，它是企业管理系统的一个子系统。控制事故是安全管理工作的核心，而控制事故最好的方式就是实施事故预防，即通过管理和技术手段的结合，消除事故隐患，控制不安全因素，这也是"预防为主"的本质所在。

1. 事故的预防和控制

对于事故的预防与控制，应从安全技术、安全管理和安全教育三个方面入手，采取相应措施。为了防止事故的发生，必须在上述三方面实施预防与控制的对策，并保持三者间的均衡，合理地采取相应措施，或结合起来使用上述措施，才有可能做好事故预防工作。

安全技术对策着重解决物的不安全状态的问题，安全教育对策和安全管理对策则主要着眼于人的不安全行为的问题；安全教育对策主要使人知道应该怎么做，而安全管理对策则是要求人必须怎么做。

2. 事故致因理论

人的不安全行为和物的不安全状态是造成事故的直接原因，如果对它们进行更进一步研究，则可以挖掘其背后深层次的原因（表 7-1）。

表 7-1　事故致因表

直接原因	间接原因（管理缺陷）	基础原因（社会因素）
人的不安全行为	生理和心理状况、知识技能情况、工作态度、规章制度、人际关系、领导水平	遗传、经济、文化、教育培训、民族习惯、社会历史、法律
物的不安全状态	维护保养不当、保管不良、设备故障、使用错误	设计不合理、制造缺陷、标准缺乏

3. 人机（环境）匹配法

事故的发生往往因人的不安全行为和物的不安全状态造成。因此，为了防止事故的发生，主要应当防止出现人的不安全行为和物的不安全状态，在此基础上充分考虑人和环境的特点，使之在工作中相互匹配，提高工作的良好环境，对防止事故发生十分有益。

（1）防止人的不安全行为：为了防止出现人的不安全行为，首先，要对人员的结构和素质情况进行分析，找出容易发生事故的人员层次和个人，以及最常见的人的不安全行为。然后，在对人的身体、生理、心理进行综合考察的基础上，合理选配人员。

从研究行为科学出发，加强对人的教育、训练和管理，提高生理、心理素质，增强安全意识，提高安全操作技能，从而最大限度地减少、消除不安全行为。

可采取的具体措施包括：①职业适应性检查；②人员的合理选拔和调配；③安全知识教育；④安全态度教育；⑤安全技能培训；⑥制定作业标准和异常情况处理标准；⑦作业前的培训；⑧制定和贯彻实施安全生产规章制度；⑨开好班前会、晨会；⑩实行确认制；⑪作业中的巡视检查监督指导；⑫竞赛评比，奖励惩罚；⑬经常性的安全教育和活动。

（2）防止物的不安全状态：为消除物的不安全状态，应把重点放在提高技术装备（机械设备、仪器仪表、建筑设施等）的安全化水平上。技术装备安全化水平的提高也有利于安全管理和防止人的不安全行为。可以说，技术装备的安全化水平在一定程度上，决定了工伤事故职业病的发生概率。为了提高技术装备的安全化水平，必须大力推行本质安全技术。具体地说，它包括以下两方面的内容：

第一，失误安全功能。指设备、设施或工艺技术具有自动防止人的不安全行为的功能，操作者即使操纵失误也不会发生事故和伤害。

第二，故障安全功能。指设备、设施发生故障或损坏时还能暂时维持正常工作或自动转变为安全状态。

上述安全功能应该潜藏于设备、设施或工艺技术和管理内部。在它们的规划设计阶段就被考虑并纳入，而不应是事后再行补偿。

4. 全面安全管理

全面安全管理就是在总结传统的劳动安全管理的基础上，应用现代管理方法并通过全体人员确认的全面安全目标，对全生产过程和企业的全部工作，进行统筹安排和协调一致的综合管理。全面安全管理一般包括以下四方面的内容：

（1）全面安全目标管理：安全生产既针对生产作业的人、物、环境，又贯穿于企业各部门的业务，无论哪一方面，都应当考虑安全，如工艺安全、环境安全、人身安全、施工安全等。安全管理必须对这种全面安全内容进行管理，使之都有明确的目标，而且是经过努力可以达到或可能达到的目标。但是，在考虑生产活动的同时还应当考虑与人有关的家庭、环境卫生、生活等方面对生产、业务活动的影响因素，并明确其目标。

（2）全员安全管理：单位全体成员都与安全生产有直接的关系。每个人都重视安全生产，都从自己的工作岗位上努力搞好安全，创造出良好、融洽、文明、舒适的作业环境，就能够保证安全工作真正得到落实。全员安全管理就是以各级领导为核心的广大职工共同参与全员安全管理，如企业开展的各级组织一起抓安全。

（3）全过程安全管理：全过程安全管理是指企业应抓好一个工作项目的全部生产过程中的各个环节的安全管理。

（4）全部工作安全管理：在各部门生产过程之间形成多层次和多级的安全管理形式，进行安全管理，安全生产管理体系要融入企业总的管理体系中，在安全生产方面尽可能达到高水平，并以满足安全法规要求为最低标准。

二、企业安全生产标准化管理

（一）企业安全生产标准化概述

根据《企业安全生产标准化基本规范》（GB/T 33000—2016）（以下简称《规范》），企业安全生产标准化是指企业通过落实企业安全生产主体责任，通过全员全过程参与，建立并保持安全生产管理体系，全面管控生产经营活动各环节的安全生产与职业卫生工作，实现安全健康管理系统化、岗位操作行为规范化、设备设施本质安全化、作业环境器具定置化，并持续改进。

企业安全生产标准化要求生产经营单位分析生产安全风险，建立健全科学的安全生产责任制，制定安全生产管理制度和操作规程，排查治理隐患和监控重大危险源，建立预防机制，规范生产行为，使各生产环节和相关岗位的安全工作符合法律法规、标准规程的要求，达到和保持一定的标准，并持续改进、完善和提高，使企业的人、机、物、环始终在良好的安全状态下运行，进而保证和促进企业在安全的前提下健康快速发展。

安全生产标准化工作实行自主评定、外部评审的方式。生产经营单位根据有关评分细则，对本单位开展安全生产标准化工作情况进行评定，自主评定后申请外部评审。

安全生产标准化企业分为一级企业、二级企业和三级企业，其中一级企业级别最高。一级企业由国家安全生产监督管理部门审核公告；二级企业由企业所在地省（自治区、直辖市）及新疆生产建设兵团安全生产监督管理部门审核公告；三级企业由所在地设区的市（州、盟）安全生产监督管理部门审核公告。

申请安全生产标准化评审的企业应具备的条件如下：

（1）设立有安全生产行政许可的，已依法取得国家规定的相应安全生产行政许可。

（2）申请一级企业的，应为大型企业集团、上市公司或行业领先企业。申请评审之日前一年内，大型企业集团、上市集团公司未发生较大以上生产安全事故，集团所属成员企业90%以上无死亡生产安全事故；上市公司或行业领先企业无死亡生产安全事故。

（3）申请二级企业的，申请评审之日前一年内，大型企业集团、上市集团公司未发生较大以上生产安全事故，集团所属成员企业80%以上无死亡生产安全事故；企业死亡人员未超过1人。

（4）申请三级企业的，申请评审之日前一年内生产安全事故累计死亡人员未超过2人。

（二）企业如何开展安全生产标准化

1．组织学习培训

各类人员分层次培训，全员学习贯彻符合本企业类别的安全生产标准化评审标准。其中，要重点培训有关人员，可采取"请进来，派出去"的形式，对少数专业人员进行专业培训，培养企业自己的骨干力量，以便对本企业内部的领导、员工进行培训。

2．部门职能分解

根据规定，结合实际，做好部门、人员职能分解。在理解《规范》的基础上，按"分级管理、分级负责"的原则对各单位进行明确分工，明确各自所承担的项目。

3．成立领导小组

成立考评领导小组，提供人力、物资资源。厂长、经理任组长，生产主管任副组长，各单位、部门、工会领导为成员。各单位成立相应考评组，主要领导任组长，成员有专业人员、安全员和工会代表。

4．全面排查评价

全面开展排查，摸清企业现有安全状况水平。以机械行业为例，首先要建立设备设施台账。对照《规范》，将基础管理、设备设施、作业环境与职业健康三部分，分5个专业（75个检查表）在本单位内部进行全面排查，找出现存的全部问题或不符合条项，掌握本企业的安全状况处于什么水平。其他行业可对照标准进行。

5．确定等级目标

确定企业建立安全生产标准化的等级目标。根据企业安全现状水平，分析整改所需工作量的大小、技术的难易程度、所需资金的保证程度和一把手的重视程度等因素，来确定建立哪一级安全生产标准化企业的目标。

6．编制整改计划

依据确定的目标，针对排查问题，制订整改计划。按确定的目标，制订整改措施计划表。内容要包含序号、存在问题、目标值、资金、责任部门、责任人、完成期限、完成日期等。

7．落实整改计划

加强领导，落实整改措施计划，确保目标实现。特别是一把手，要加强领导，确定达到目标的时间，确定对各单位完成目标值的奖罚办法；要严格管理，严格考核、奖罚兑现，确保目标实现。

8．专业考评整改

成立考评组，提供资源保障，做好自评准备。各单位整改措施计划完成后，企业要成立专业考评组。明确组长、副组长及各专业考评人员。制订考评计划，统一考评办法，确定考评时间表，实施全方位的现场评价；要对照《规范》初步评分。对存在的问题，各单位制定整改计划表，限期整改。

9. 企业正式自评

考评组进行自评，整理有关资料，编写自评报告。企业要制订正式自评计划表，确定对各单位的考评时间。召开考评首次会议，宣布考评组成员、分工及考评计划；按照《规范》进行现场检查、考评评分。各专业组汇集考评情况，召开末次会议，考评组织宣布自评结果。

10. 企业申请复评

申请复评，配合工作。企业根据自评结果，整理、规范自评和评审申请的有关材料，按照《规范》中的有关要求，向安监局评审机构提出书面评审申请。在评审前和评审过程中，企业要做好与评审机构的配合工作。评审时，考评组将以企业在创建安全生产标准化过程中是否"领导重视，机构健全，制度完善，管理有效"作为主线，考核其综合效果并作为问题分析的主要依据。

11. 持续改进

达标后，由省安监局颁发"安全生产标准化企业"牌匾和证书。企业通过评审达标后至少每年进行一次自评，将自评报告上报安监部门，三年后申请延期复审。

三、企业安全文化建设的相关知识

（一）安全文化的概念

1. 安全文化的广义与狭义概念

安全文化有广义和狭义之分。广义的安全文化是指在人类生存、繁衍和发展历程中，在其从事生产、生活乃至生存实践的一切领域内，为保障人类身心安全并使其能安全、舒适、高效地从事一切活动，预防、避免、控制和消除意外事故和灾害，为建立起安全、可靠、和谐、协调的环境和匹配运行的安全体系，为使人类变得更加安全、康乐、长寿，使世界变得友爱、和平、繁荣而创造的物质财富和精神财富的总和。

狭义的安全文化是指企业安全文化。关于狭义的安全文化，比较全面的是英国安全健康委员会下的定义：一个单位的安全文化是个人和集体的价值观、态度、能力和行为方式的综合产物。安全文化可分为如下三个层次：

（1）直观的表层文化，如企业的安全文明生产环境与秩序；

（2）企业安全管理体制的中层文化，它包括企业内部的组织机构、管理网络、部门分工和安全生产法规与制度建设；

（3）安全意识形态的深层次文化。

2. 国内接受的安全文化概念

国内普遍认可的安全文化定义是，企业安全文化是企业在长期安全生产和经营活动中逐步形成的，或有意识塑造的，为全体员工接受、遵循的，具有企业特色的安全价值观，安全思想和意识，安全作风和态度，安全管理机制及行为规范，安全生产和奋斗目标，为保护员工身心安全与健康而创造的安全、舒适的生产和生活环境和条件，是企业安全物质因素和安全精神因素的总和。由此可见，安全文化的内容十分丰富，应主要包括：一是处于深层的安全观念文化；二是处于中间层的安全制度文化；三是处于表层的安全行为文化和安全物质文化。

《企业安全文化建设导则》（AQ/T 9004—2008）给出了企业安全文化的定义：被企业组织的员工群体所共享的安全价值观、态度、道德和行为规范的统一体。

（二）安全文化与企业安全管理的关系

安全文化与企业安全管理有其内在的联系，但安全文化不是纯粹的安全管理，企业安全文化也不是企业安全管理。企业管理是有投入、有产出、有目标、有实践的生产经营活动全过程,企业安全文化是企业安全管理的基础和背景,是理念和精神支柱,企业安全管理的哲学、管理者与被管理者的安全素养、安全管理的伦理道德等这些无形的高尚境界是用安全文化来培养、影响和造就的。安全文化与企业安全管理是互相不可替代的,但可以互相促进。安全文化的内容极为丰富,特别是人的安全思维、安全意识、安全心理、安全行为、安全法治观念、安全科技水平等决定了人的安全文化素质。由于经济基础、物质条件、管理方法、科技进步、人员素质等方面的局限性,往往造成了对事故和风险分析与判断的失误,因而使事故隐患仍普遍存在。提高员工的安全文化素质应该是预防事故的高效而明智之举,安全文化是安全生产的基础,企业安全文化氛围的形成必然推动安全生产的发展。预防事故和意外灾害的发生是技术问题,是管理问题,也是认识问题。归根结底是人的问题,是人的安全文化素质问题。

(三)安全文化建设的基本内容

1. 企业安全文化建设的总体要求

企业在安全文化建设过程中,应充分考虑自身内部的和外部的文化特征,引导全体员工的安全态度和安全行为,实现在法律和政府监管要求基础上的安全自我约束,通过全员参与实现企业安全生产水平的持续提高。

2. 企业安全文化建设基本要素

(1)安全承诺:企业应建立包括安全价值观、安全愿景、安全使命和安全目标等在内的安全承诺。安全承诺应做到:切合企业特点和实际,反映共同安全志向;明确安全问题在组织内部具有最高优先权;声明所有与企业安全有关的重要活动都追求卓越;安全承诺清晰明了,并被全体员工和相关方所知晓和理解。

领导者应做到:提供安全工作的领导力,坚持保守决策,以有形的方式表达对安全的关注;在安全生产上真正投入时间和资源;制订安全发展的战略规划,以推动安全承诺的实施;接受培训,在与企业相关的安全事务上具有必要的能力;授权组织的各级管理者和员工参与安全生产工作,积极质疑安全问题;安排对安全实践或实施过程的定期审查;与相关方进行沟通和合作。

各级管理者应做到:清晰界定全体员工的岗位安全责任;确保所有与安全相关的活动均采用了安全的工作方法;确保全体员工充分理解并胜任所承担的工作;鼓励和肯定在安全方面的良好态度,注重从差错中学习和获益;在追求卓越的安全绩效、质疑安全问题方面以身作则;接受培训,在推进和辅导员工改进安全绩效上具有必要的能力;保持与相关方的交流合作,促进组织部门之间的沟通与协作。

每个员工应做到:在本职工作上始终采取安全的方法;对任何与安全相关的工作保持质疑的态度;对任何安全异常和事件保持警觉并主动报告;接受培训,在岗位工作中具有改进安全绩效的能力;与管理者和其他员工进行必要的沟通。

企业应将自己的安全承诺传达到相关方。必要时应要求供应商、承包商等相关方提供相应的安全承诺。

(2)行为规范与程序:企业内部的行为规范是企业安全承诺的具体体现和安全文化建设的基础要求。企业应确保拥有能够达到和维持安全绩效的管理系统,建立清晰界定的组织结构和安全职责体系,有效控制全体员工的行为。行为规范的建立和执行应做到:体现企业的安全承诺;明确各级各岗位人员在安全生产工作中的职责与权限;细化有关安全生产的各项规章制度和操作程序;行为规范的执行者参与规范系统的建立,熟知自己在组织中的安全角色和责任;由正式文件予以发布;引导员工理解和接受建立行为规范的必要性,知晓由于不遵守规范所引发的潜在不利后果；通过各级管理者或被授权者观测员工行为，实施有效监控和缺陷纠正；广泛听取员工意见，建立持续改进机制。

程序是行为规范的重要组成部分。企业应建立必要的程序，以实现对与安全相关的所有活动进行有效控制的目的。程序的建立和执行应做到：识别并说明主要的风险，简单易懂，便于操作；程序的使用者（必要时包括承包商）参与程序的制定和改进过程，并应清楚理解不遵守程序可导致的潜在不利后果；以正式文件予以发布；通过强化培训，向员工阐明在程序中给出特殊要求的原因；对程序的有效执行保持警觉，即使在生产经营压力很大时，也不能容忍走捷径和违反程序；鼓励员工对程序的执行保持质疑的安全态度，必要时采取更加保守的行动并寻求帮助。

（3）安全行为激励：企业在审查和评估自身安全绩效时，除使用事故发生率等消极指标外，还应使用旨在对安全绩效给予直接认可的积极指标。员工应该受到鼓励，在任何时间和地点，挑战所遇到的潜在不安全实践，并识别所存在的安全缺陷。对员工所识别的安全缺陷，企业应给予及时处理和反馈。

企业应建立员工安全绩效评估系统，建立将安全绩效与工作业绩相结合的奖励制度。审慎对待员工的差错，应避免过多关注错误本身，而应以吸取经验教训为目的。应仔细权衡惩罚措施，避免因处罚而导致员工隐瞒错误。企业宜在组织内部树立安全榜样或典范，发挥安全行为和安全态度的示范作用。

（4）安全信息传播与沟通：企业应建立安全信息传播系统，综合利用各种传播途径和方式，提高传播效果。企业应优化安全信息的传播内容，将组织内部有关安全的经验、实践和概念作为传播内容的组成部分。企业应就安全事项建立良好的沟通程序，确保企业与政府监管机构和相关方、各级管理者与员工、员工相互之间的沟通。沟通应满足：确认有关安全事项的信息已经发送，并被接受方所接收和理解；涉及安全事件的沟通信息应真实、开放；每个员工都应认识到沟通对安全的重要性，从他人处获取信息和向他人传递信息。

（5）自主学习与改进：企业应建立有效的安全学习模式，实现动态发展的安全学习过程，保证安全绩效的持续改进。企业应建立正式的岗位适任资格评估和培训系统，确保全体员工充分胜任所承担的工作。应制定人员聘任和选拔程序，保证员工具有岗位适任要求的初始条件；安排必要的培训及定期复训，评估培训效果；培训内容除有关安全知识和技能外，还应包括对严格遵守安全规范的理解，以及个人安全职责的重要意义和因理解偏差或缺乏严谨而产生失误的后果；除借助外部培训机构外，应选拔、训练和聘任内部培训师，使其成为企业安全文化建设过程的知识和信息传播者。

企业应将与安全相关的任何事件，尤其是人员失误或组织错误事件，当作能够从中吸取经验教训的宝贵机会，从而改进行为规范和程序，获得新的知识和能力。应鼓励员工对安全问题予以关注，进行团队协作，利用既有知识和能力，辨识和分析可供改进的机会，对改进措施提出建议，并在可控条件下授权员工自主改进。经验教训、改进机会和改进过程的信息宜编写到企业内部培训课程或宣传教育活动的内容中，使员工广泛知晓。

（6）安全事务参与：全体员工都应认识到自己负有对自身和同事安全做出贡献的重要责任。员工对安全事务的参与是落实这种责任的最佳途径。企业组织应根据自身的特点和需要确定员工参与的形式。员工参与的方式可包括但不局限于以下类型：建立在信任和免责备基础上的微小差错员工报告机制；成立员工安全改进小组，给予必要的授权、辅导和交流；定期召开有员工代表参加的安全会议，讨论安全绩效和改进行动；开展岗位风险预见性分析和不安全行为或不安全状态的自查自评活动。

所有承包商对企业的安全绩效改进均可做出贡献。企业应建立让承包商参与安全事务和改进过程的机制，将与承包商有关的政策纳入安全文化建设的范畴；应加强与承包商的沟通和交流，必要时给予培训，使承包商清楚企业的要求和标准；应让承包商参与工作准备、风险分析和经验反馈等活动；倾听承包商对企业生产经营过程中所存在的安全改进机会的意见。

（7）审核与评估：企业应对自身安全文化建设情况进行定期的全面审核，审核内容包括：领导者应定期组织各级管理者评审企业安全文化建设过程的有效性和安全绩效结果；领导者应根据审核结果确定并落实整改不安全实践和安全缺陷的优先次序，并识别新的改进机会；必要时，应鼓励相关方实施这些优先次序和改进机会，以确保其安全绩效与企业协调一致。在安全文化建设过程中及审核时，应采用有效的安全文化评估方法，关注安全绩效下滑的前兆，给予及时的控制和改进。

3．推进与保障

（1）规划与计划：企业应充分认识安全文化建设的阶段性、复杂性和持续改进性，由企业最高领导人组织制定推动本企业安全文化建设的长期规划和阶段性计划。规划和计划应在实施过程中不断完善。

（2）保障条件：企业应充分提供安全文化建设的保障条件，包括：明确安全文化建设的领导职能，建立领导机制；确定负责推动安全文化建设的组织机构与人员，落实其职能；保证必需的建设资金投入；配置适用的安全文化信息传播系统。

（3）推动骨干的选拔和培养：企业宜在管理者和普通员工中选拔和培养一批能够有效推动安全文化发展的骨干。这些骨干扮演员工、团队和各级管理者指导老师的角色，承担辅导和鼓励全体员工向良好的安全态度和行为转变的职责。

（四）安全文化建设的操作步骤

1．建立机构

领导机构可以定为"安全文化建设委员会"，必须由生产经营单位主要负责人亲自担任委员会主任，同时要确定一名生产经营单位高层领导人担任委员会的常务副主任。

其他高层领导可以任副主任，有关管理部门负责人任委员。其下还必须建立一个安全文化办公室，办公室可以由生产（经营）、宣传、党群、团委、安全管理等部门的人员组成，负责日常工作。

2．制订规划

（1）对本单位的安全生产观念、状态进行初始评估。

（2）对本单位的安全文化理念进行定格设计。

（3）制订出科学的时间表及推进计划。

3．培训骨干

培训骨干是推动企业安全文化建设不断更新、发展，非做不可的事情。训练内容可包括理论、事例、经验和本企业应该如何实施的方法等。

4．宣传教育

宣传、教育、激励、感化是传播安全文化，促进精神文明的重要手段。规章制度那些刚性的东西固然必要，但安全文化这种柔性的东西往往能起到制度和纪律起不到的作用。

5．努力实践

安全文化建设是安全管理中高层次的工作，是实现零事故目标的必由之路，是超越传统安全管理来解决安全生产问题的根本途径。安全文化要在生产经营单位安全工作中真正发挥作用，必须让所倡导的安全文化理念深入到员工头脑里，落实到员工的行动上。在安全文化建设中，紧紧围绕"安全-健康-文明-环保"的理念,通过采取管理控制、精神激励、环境感召、心理调适、习惯培养等一系列方法,既推进安全文化建设的深入发展,又丰富安全文化的内涵。

四、企业安全生产两个体系的相关知识

(一)两个体系建设的背景

党的十八大以来,习近平总书记多次就安全生产发表重要讲话,强调发展绝不能以牺牲安全作为代价,这是一条不可逾越的红线;强调必须坚决遏制重特大事故频发势头,对易发重特大事故的行业领域采取风险分级管控、隐患排查治理双重预防性工作机制。

党的十九大报告中,习近平总书记再次指出:树立安全发展理念,弘扬生命至上、安全第一的思想,健全公共安全体系,完善安全生产责任制,坚决遏制重特大安全事故,提升防灾减灾救灾能力。

因此山东省委省政府认真贯彻党中央关于加快安全生产领域改革发展的工作部署,采取断然措施,推动企业全面建立安全风险分级管控和隐患排查治理两个体系。2016年3月18日山东省人民政府办公厅下发《关于建立完善风险管控和隐患排查治理双重预防机制的通知》(鲁政办字〔2016〕36号),2016年4月5日山东省人民政府安全生产委员会办公室下发《加快推进安全生产风险分级管控与隐患排查治理两个体系建设工作方案》(鲁安办发〔2016〕10号)。随后,山东省安监局采取了一系列具体措施,下发了一系列文件,组织了一系列培训,在全省范围内迅速推进两个体系建设工作(图7-7)。

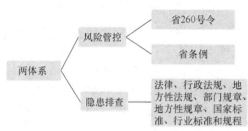

图7-7 两个体系示意图

(二)两个体系的概念

企业两个体系是指安全生产风险分级管控体系和隐患排查治理体系。其相关术语和定义如下:

1.风险

风险是生产安全事故或健康损害事件发生的可能性和严重性的组合。可能性,是指事故(事件)发生的概率。严重性,是指事故(事件)一旦发生后,将造成的人员伤害和经济损失的严重程度。风险=可能性×严重性。

2.风险点

风险点是风险伴随的设施、部位、场所和区域,以及在设施、部位、场所和区域实施的伴随风险的作业活动,或以上两者的组合。

3.危险源

危险源是可能导致人身伤害和(或)健康损害和(或)财产损失的根源、状态或行为,或它们的组合。在分析生产过程中对人造成伤亡、影响人的身体健康甚至导致疾病的因素时,危险源可称为危险有害因素,分为人的因素、物的因素、环境因素和管理因素四类。

4.危险源辨识

危险源辨识是识别危险源的存在并确定其分布和特性的过程。

5.风险评价

风险评价是对危险源导致的风险进行分析、评估、分级,对现有控制措施的充分性加以考虑,以及对风险是否可接受予以确定的过程。

6.风险分级

风险分级是通过采用科学、合理方法对危险源所伴随的风险进行定性或定量评价,并根据评价结果划分等级。

7. 风险分级管控

风险分级管控是按照风险不同级别、所需管控资源、管控能力、管控措施复杂及难易程度等因素而确定不同管控层级的风险管控方式。

8. 风险控制措施

风险控制措施是企业为将风险降低至可接受程度，针对该风险而采取的相应控制方法和手段。

9. 风险信息

风险信息是风险点名称、危险源名称、类型、所在位置、当前状态以及伴随风险大小、等级、所需管控措施、责任单位、责任人等一系列信息的综合。

10. 事故隐患

事故隐患是企业违反安全生产、职业卫生法律、法规、规章、标准、规程和管理制度的规定，或者因其他因素在生产经营活动中存在可能导致事故发生或导致事故后果扩大的物的危险状态、人的不安全行为和管理上的缺陷。

11. 隐患排查

隐患排查是企业组织安全生产管理人员、工程技术人员、岗位员工以及其他相关人员依据国家法律法规、标准和企业管理制度，采取一定的方式和方法，对照风险分级管控措施的有效落实情况，对本单位的事故隐患进行排查的工作过程。

12. 隐患治理

隐患治理是消除或控制隐患的活动或过程。

13. 隐患信息

隐患信息是隐患名称、位置、状态描述、可能导致后果及其严重程度、治理目标、治理措施、职责划分、治理期限等信息的总称。

五、现场 8S 安全管理概念

8S 管理法（8S Management）是指在整理（seiri）、整顿（seiton）、清扫（seiso）、清洁（seiketsu）和素养（shitsuke）5S 管理的基础上，结合现代企业管理的需求，加上安全（safety）、节约（saving）和学习（study），而推出的管理理念（图 7-8）。

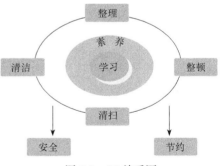

图 7-8 8S 关系图

8S 管理法的含义包括以下方面。

1. 1S——整理

定义是区分要用和不要用的，不要用的清除掉。目的是把"空间"腾出来。

2. 2S——整顿

定义是要用的东西依规定定位、定量摆放整齐，明确标示。目的是不用浪费时间找东西。

3. 3S——清扫

定义是清除工作场所内的脏污，并防止污染的发生。目的是消除"脏污"，保持工作场所干净、明亮。

4. 4S——清洁

定义是将上面 3S 实施的做法制度化、规范化，并维持成果。目的是通过制度化来维持成果，并显现"异常"之所在。

5. 5S——素养

定义是人人依规定行事，从心态上养成好习惯。目的是改变"人质"，养成工作讲究、认真的习惯。

6. 6S——安全

定义是管理上制定正确作业流程，配置适当的工作人员监督指示功能；对不合安全规定的因素及时举报消除；加强作业人员安全意识教育；签订安全责任书。目的是预知危险，防患未然。

7. 7S——节约

定义是减少企业的人力、成本、空间、时间、库存、物料消耗等因素。目的是养成降低成本习惯，加强作业人员减少浪费意识教育。

8. 8S——学习

定义是深入学习各项专业技术知识，从实践和书本中获取知识，同时不断地向同事及上级主管学习，学习长处从而达到完善自我、提升自己综合素质之目的。目的是使企业得到持续改善、培养学习性组织。

8S 管理法的目的是使企业在现场管理的基础上，通过创建学习型组织不断提升企业文化的素养，消除安全隐患、节约成本和时间。使企业在激烈的竞争中，永远立于不败之地。

第4节　职业病危害及防护

一、职业病的含义及特点

（一）职业病的含义

根据《中华人民共和国职业病防治法》规定：职业病是指企业、事业单位和个体经济组织等用人单位的劳动者在职业活动中，因接触粉尘、放射性物质和其他有毒、有害物质等因素而引起的疾病。各国法律都有对于职业病预防方面的规定，一般来说，凡是符合法律规定的疾病才能称为职业病。

在生产劳动中，接触生产中使用或产生的有毒化学物质、粉尘气雾、异常的气象条件、高低气压、噪声、振动、微波、X射线、γ射线、细菌、霉菌，以及长期强迫体位操作、局部组织器官持续受压等，均可引起职业病，一般将这类职业病称为广义的职业病。对其中某些危害性较大，诊断标准明确，结合国情，由政府有关部门审定公布的职业病，称为狭义的职业病，或称法定（规定）职业病。

我国规定诊断为法定（规定）职业病的，需由诊断部门向卫生主管部门报告；规定职业病患者，在治疗休息期间，以及确定为伤残或治疗无效而死亡时，按照国家有关规定，享受工伤保险待遇或职业病待遇。有的国家对职业病患者给予经济赔偿，因此，这类疾病也被称为需赔偿的疾病。《中华人民共和国职业病防治法》规定职业病的诊断应当由省级卫生行政部门批准的医疗卫生机构承担。

（二）职业病的特点

（1）病因明确，在控制了相应病因或作用条件后，发病可以减少或消除。

（2）所接触的病因大多是可以检测和识别的，一般需接触到一定程度才发病，因此，存在接触水平（剂量）-反应关系。

（3）在接触同样有害因素的人群中，常有一定的发病率，很少只出现个别患者。

（4）如果能早期发现并及时合理处理，经验预测疾病发展情况较好，恢复也比较容易。

（5）大多数职业病目前尚无特殊治疗方法，发现愈晚，疗效愈差。所以，防治职业病，关键在于全面执行三级预防。

二、职业病的危害及防护措施

（一）职业病的种类

通常意义上所说的职业病是狭义概念上的职业病，称为法定职业病，具体包括 10 大类 132 种。

1. 职业性尘肺病及其他呼吸系统疾病

（1）尘肺病：尘肺病包括矽肺、煤工尘肺、石墨尘肺、炭黑尘肺、石棉肺、滑石尘肺、水泥尘肺、云母尘肺、陶工尘肺、铝尘肺、电焊工尘肺、铸工尘肺，以及根据《尘肺病诊断标准》和《尘肺病理诊断标准》可以诊断的其他尘肺病，共 13 种。

（2）其他呼吸系统疾病：其他呼吸系统疾病包括过敏性肺炎、棉尘病、哮喘、金属及其化合物粉尘肺沉着病（锡、铁、锑、钡及其化合物等）、刺激性化学物所致慢性阻塞性肺疾病、硬金属肺病，共 6 种。

2. 职业性皮肤病

职业性皮肤病包括接触性皮炎、光接触性皮炎、电光性皮炎、黑变病、痤疮、溃疡、化学性皮肤灼伤、白斑，以及根据《职业性皮肤病诊断标准总则》可以诊断的其他职业性皮肤病，共 9 种。

3. 职业性眼病

职业性眼病包括化学性眼部灼伤、电光性眼炎、白内障（含放射性白内障、三硝基甲苯白内障），共 3 种。

4. 职业性耳鼻喉口腔疾病

职业性耳鼻喉口腔疾病包括噪声聋、铬鼻病、牙酸蚀病、爆震聋，共 4 种。

5. 职业性化学中毒

职业性化学中毒包括铅及其化合物中毒（不包括四乙基铅），汞及其化合物中毒，锰及其化合物中毒，镉及其化合物中毒，铍病，铊及其化合物中毒，钡及其化合物中毒，钒及其化合物中毒，磷及其化合物中毒，砷及其化合物中毒，铀及其化合物中毒，砷化氢中毒，氯气中毒，二氧化硫中毒、光气中毒、氨中毒，偏二甲基肼中毒，氮氧化合物中毒，一氧化碳中毒，二硫化碳中毒，硫化氢中毒，磷化氢、磷化锌、磷化铝中毒，氟及其无机化合物中毒，氰及腈类化合物中毒，四乙基铅中毒，有机锡中毒，羰基镍中毒，苯中毒，甲苯中毒，二甲苯中毒，正己烷中毒，汽油中毒，一甲胺中毒，有机氟聚合物单体及其热裂解物中毒，二氯乙烷中毒，四氯化碳中毒，氯乙烯中毒，三氯乙烯中毒，氯丙烯中毒，氯丁二烯中毒，苯的氨基及硝基化合物（不包括三硝基甲苯）中毒，三硝基甲苯中毒，甲醇中毒，酚中毒，五氯酚（钠）中毒，甲醛中毒，硫酸二甲酯中毒，丙烯酰胺中毒，二甲基甲酰胺中毒，有机磷中毒，氨基甲酸酯类中毒，杀虫脒中毒，溴甲烷中毒，拟除虫菊酯类中毒，铟及其化合物中毒，溴丙烷中毒，碘甲烷中毒，氯乙酸中毒，环氧乙烷中毒，以及上述条目未提及的与职业有害因素接触之间存在直接因果联系的其他化学中毒，共 60 种。

6. 物理因素所致职业病

物理因素所致职业病包括中暑、减压病、高原病、航空病、手臂振动病、激光所致眼（角膜、晶状体、视网膜）损伤、冻伤，共 7 种。

7. 职业性放射性疾病

职业性放射性疾病包括外照射急性放射病、外照射亚急性放射病、外照射慢性放射病、内照射放射病、放射性皮肤疾病、放射性肿瘤（含矿工高氡暴露所致肺癌）、放射性骨损伤、放射性甲状腺疾病、放射性性腺疾病、放射复合伤，以及根据《职业性放射性疾病诊断标准（总则）》可以诊断的其他放射性损伤，共 11 种。

8. 职业性传染病

职业性传染病包括炭疽、森林脑炎、布鲁氏菌病、艾滋病（限于医疗卫生人员及人民警察）、莱姆病，共 5 种。

9. 职业性肿瘤

职业性肿瘤包括石棉所致肺癌、间皮瘤，联苯胺所致膀胱癌，苯所致白血病，氯甲醚、双氯甲醚所致肺癌，砷及其化合物所致肺癌、皮肤癌，氯乙烯所致肝血管肉瘤，焦炉逸散物所致肺癌，六价铬化合物所致肺癌，毛沸石所致肺癌、胸膜间皮瘤，煤焦油、煤焦油沥青、石油沥青所致皮肤癌，β-萘胺所致膀胱癌等，共 11 种。

10. 其他职业病

其他职业病包括金属烟热，滑囊炎（限于井下工人），股静脉血栓综合征、股动脉闭塞症或淋巴管闭塞症（限于刮研作业人员），共 3 种。

（二）职业危害因素的种类

职业危害因素是指职业活动中存在的不良因素，既包括生产过程中存在的有害因素，也包括劳动过程和生产环境中存在的有害因素。

1. 生产过程中的有害因素

生产过程是指按生产工艺要求的各项生产设备进行的连续生产作业，随着生产技术、机器设备、使用材料和工艺流程的变化不同而发生变化，与生产过程有关的原材料、工业毒物、粉尘、噪声、振动、高温、辐射及生物性因素有关。

（1）化学因素：生产过程中使用和接触到的原料、中间产品、成品，以及在生产过程中产生的废气、废水和废渣等，都可能对作业人员产生危害。化学因素主要包括工业毒物、粉尘等。

（2）物理因素：物理因素是生产过程中的主要危害因素，不良的物理因素都可能对作业人员造成职业危害。物理因素主要包括高温、低温、潮湿、气压过高或过低等异常的气象条件，以及噪声、振动、辐射等。

（3）生物因素：生产过程中使用的原料、辅料以及在作业环境中可能存在某些致病微生物和寄生虫，如炭疽杆菌、霉菌、布氏杆菌、森林脑炎病毒和真菌等。

2. 劳动过程中的有害因素

劳动过程是指从业人员在物质资料生产中从事的有价值的活动过程，它涉及劳动力、劳动对象、生产工具三个要素，主要与生产工艺的劳动组织情况、生产设备工具、生产制度、作业人员体位和方式，以及智能化程度有关。

（1）劳动组织和劳动制度的不合理，如劳动时间过长、劳动休息制度不健全或不合理等。

（2）劳动中紧张度过高，如精神过度紧张，长期固定姿势造成个别器官与系统的过度紧张、单调或较长时间的重复操作，光线不足引起的视力紧张等。

（3）劳动强度过大或劳动安排不当，如安排的作业与从业人员的生理状况不适应，生产定额过高，超负荷的加班加点，妇女经期、孕期、哺乳期安排不适宜的工作等。

（4）不良工作体位。长时间处于某种不良的体位，如可以坐姿工作但安排站立，或使用不合理的工具、设备等，如微机操作台与座椅的高低比例不合适，低煤层挖煤工人的匍匐式作业等。

3. 生产环境中的有害因素

生产环境主要指作业环境，包括生产场地的厂房建筑结构、空气流动情况、通风条件以及采光、照明等，这些环境因素都会对作业人员产生影响。

（1）生产场所设计或安装不符合卫生要求或卫生标准，如厂房矮小、狭窄，门窗设计不合理等。

（2）车间布局不合理，如噪声较大工序安排在办公、住宿区域，有毒工序同无毒工序安排在同一车间内，有毒、粉尘工序安排在低洼处等。

（3）通风条件不符合卫生要求，或缺乏必要的通风换气设备。

（4）车间照明、采光不符合卫生要求。

（5）车间内缺乏必要的防尘、防毒、防暑降温措施和设备，或已经安装但不能正常使用等。

（6）安全防护措施或个人防护用品有缺陷或配备不足，造成操作者长期处于有毒有害环境中。

（三）职业危害因素的危害

职业危害因素可能对人体造成有害影响。有害影响的产生及其大小，根据职业危害因素的强度（剂量）、人体与其接触机会及程度、从业人员个体因素、环境因素以及几种危害因素相互作用等条件的不同而有所不同。当有害作用不大时，人体的反应仍处于生理变化范围以内。若职业性危害因素对人体的作用超过一定限度，并持续较长时间，则可能产生由轻到重的不同后果。

1．出现职业特征

危害因素引起身体的外表改变，称为职业特征，如皮肤色素沉着、起老茧等。这在一定程度上可以看作是机体对环境因素的代偿性反应。

2．抗病能力下降

危害因素极可能引起人体内发生暂时性的机能改变或者出现人体抵抗力下降，较一般人群更容易患某些疾病，表现为患病率增高和病情加重。

3．引发职业病

危害因素的作用如果达到一定程度，持续一定时间，在防护不好的情况下，将造成特定功能和器质性病理改变，引发职业病，并且可能在不同程度上影响人的劳动能力。

（四）常见职业危害的防护

1．生产性粉尘的危害与防治

（1）生产性粉尘对人体的危害　生产性粉尘进入人体后，根据其性质、沉积的部位和数量的不同，可引起不同的病变。

1）尘肺。长期吸入一定量的某些粉尘可引起尘肺，这是生产性粉尘引起的最严重的危害。

2）粉尘沉着症。吸入某些金属粉尘，如铁、钡、锡等，达到一定量时，对人体会造成危害。

3）有机粉尘可引起变态性病变。某些有机粉尘，如发霉的稻草、羽毛等可引起间质肺炎或外源性过敏性肺泡炎，以及过敏性鼻炎、皮炎、湿疹或支气管哮喘。

4）呼吸系统肿瘤。有些粉尘已被确定为致癌物，如放射性粉尘、石棉、镍、铬、砷等。

5）局部作用。粉尘作用可使呼吸道黏膜受损。经常接触粉尘还可引起皮肤、耳、眼的疾病。粉尘堵塞皮脂腺，可使皮肤干燥，引起毛囊炎、脓皮病等。金属和磨料粉尘可引起角膜损伤，导致角膜混浊。沥青在日光下可引起光感性皮炎。

6）中毒作用。吸入的铅、砷、锰等有毒粉尘，能在支气管和肺泡壁上溶解后被吸收，引起中毒。

（2）粉尘综合治理的八字方针　综合防尘措施可概括为八个字，即"革、水、密、风、管、教、护、检"。

1）"革"：工艺改革。以降低粉尘、无粉尘物料代替高粉尘物料，以不产尘设备、低产尘设备代替高产尘设备，这是减少或消除粉尘污染的根本措施。

2）"水"：湿式作业可以有效地防止粉尘飞扬，如矿山开采的湿式凿岩、铸造业的湿砂造型等。

3）"密"：密闭尘源。使用密闭的生产设备或者将敞口设备改成密闭设备。这是防止和减少粉尘外逸，治理作业场所空气污染的重要措施。

4）"风"：通风排尘。受生产条件限制，设备无法密闭或密闭后仍有粉尘外逸时，要采取通风措施，将产尘点的含尘气体直接抽走，确保作业场所空气中的粉尘浓度符合国家卫生标准。

5）"管"：领导要重视防尘工作，防尘设施要改善，维护管理要加强，确保设备的良好、高效运行。

6）"教"：加强防尘工作的宣传教育，普及防尘知识，使接尘人员对粉尘危害有充分的了解和认识。

7）"护"：受生产条件限制，在粉尘无法控制或高浓度粉尘条件下作业，必须合理、正确地使用防尘口罩、防尘服等个人防护用品。

8）"检"：定期对接尘人员进行体检；对从事特殊作业的人员应发放保健津贴；有作业禁忌证的人员，不得从事接尘作业。

2．生产性毒物的危害和防治

（1）生产性毒物对人体的危害：由于接触生产性毒物引起的中毒，称为职业中毒。生产性毒物可作用于人体的多个系统，表现在如下方面。

1）神经系统。铅、锰中毒可损伤运动神经、感觉神经，引起周围神经炎。震颤常见于锰中毒或急性一氧化碳中毒后遗症。重症中毒时可发生脑水肿。

2）呼吸系统。一次性大量吸入高浓度的有毒气体可引起窒息；长期吸入刺激性气体能引起慢性呼吸道炎症，如鼻炎、咽炎、支气管炎等；长期吸入大量刺激性气体可引起严重的呼吸道病变，如化学性肺水肿和肺炎。

3）血液系统。铅可引起低血色素贫血，苯及三硝基甲苯等毒物可抑制骨髓的造血功能，表现为白细胞和血小板减少，严重者发展为再生障碍性贫血。一氧化碳可与血液中的血红蛋白结合形成碳氧血红蛋白，使组织缺氧。

4）消化系统。汞盐、砷等毒物大量经口进入时，可出现腹痛、恶心、呕吐与出血性肠胃炎。铅及铊中毒时，可出现剧烈的持续性的腹绞痛，并有口腔溃疡、牙龈肿胀、牙齿松动等症状。长期吸入酸雾，可使牙釉质破坏、脱落。四氯化碳、溴苯、三硝基甲苯等可引起急性或慢性肝病。

5）泌尿系统。汞、铀、砷化氢、乙二醇等可引起中毒性肾病，如急性肾功能衰竭、肾病综合征和肾小管综合征等。

6）其他。生产性毒物还可引起皮肤、眼睛、骨骼病变。许多化学物质可引起接触性皮炎、毛囊炎。接触铬、铍的工人皮肤易发生溃疡。如长期接触焦油、沥青、砷等可引起皮肤黑变病，甚至诱发皮肤癌。酸、碱等腐蚀性化学物质可引起刺激性眼结膜炎或角膜炎，严重者可引起化学性灼伤。溴甲烷、有机汞、甲醇等中毒，可造成视神经萎缩，以致失明。有些工业毒物还可诱发白内障。

（2）综合防毒措施：预防职业中毒必须采取综合性的防治措施。

1）消除毒物。从生产工艺流程中消除有毒物质，用无毒物或低毒物代替有毒物，改革能产生有害因素的工艺过程，改造技术设备，实现生产的密闭化、连续化、机械化和自动化，使作业人员脱离或减少直接接触有害物质的机会。

2）密闭、隔离有害物质污染源，控制有害物质逸散。对逸散到作业场所的有害物质要采取通风措施，控制有害物质的飞扬、扩散。

3）加强对有害物质的监测，控制有害物质的浓度，使其低于国家有关标准规定的最高容许浓度。

4）加强对毒物及预防措施的宣传教育。建立健全安全生产责任制、卫生责任制和岗位责任制。

5）加强个人防护。在存在毒物的作业场所作业，应使用防护服、防护面具、防毒面罩、防尘口罩等个人防护用品。

6）提高机体免疫力。因地制宜地开展体育锻炼，注意休息，加强营养，做好季节性多发病的预防。

7）接触毒物作业的人员要定期进行健康检查。必要时实行转岗、换岗作业。

3．生产性噪声的危害与防治

（1）噪声对健康的危害

1）听觉系统：长期接触强烈噪声后，听觉器官首先受害，主要表现为听力下降。噪声引起的听力损伤主要与噪声的强度和接触的时间有关。听力损伤的发展过程首先是生理性反应，后出现病理性反应。生理性听力下降的特点为脱离噪声环境一段时间后即可恢复，而病理性的听力下降则不能完全恢复或完全不能恢复。

2）神经系统：表现出有头痛、头晕、耳鸣、心悸、易疲倦、易激怒及睡眠障碍等神经衰弱综合征。

3）心血管系统：表现出心率加快或减缓，血压不稳（趋向增高），心电图呈缺血型变化的趋势。

4）消化系统：出现胃肠功能紊乱、食欲减退、消瘦、胃液分泌减少、胃肠蠕动减慢。

（2）防止噪声危害的措施

1）控制和消除噪声源。这是防止噪声危害的根本措施。应根据具体情况采取不同的方式解决，对鼓风机、电动机可采取隔离或移出室外；如织机、风动工具可采用改进工艺等技术措施解决，以无梭织机代替有梭织机，以焊接代替铆接，以压铸代替锻造；此外，加强维修减低不必要的附件或松动的附件的撞击噪声。

2）合理规划和设计厂区与厂房。产生强烈噪声的工厂与居民区以及噪声车间和非噪声车间之间应有一定距离（防护带）。

3）控制噪声传播和反射的技术措施有：①吸声——用多孔材料贴敷在墙壁及屋顶表面，或制成尖劈形式悬挂于屋顶或装设在墙壁上，以吸收声能达到降低噪声强度的目的；利用共振原理采用多孔作为吸声的墙壁结构也能取得较好的吸声效果。②消声——消声是防止动力性噪声的主要措施，用于风道和排气道，常用的有阻性消声器、抗性消声器及阻抗复合消声器。③隔声——用一定的材料、结构和装置将声源封闭，以达到控制噪声传播的目的。常见的有隔声室、隔声罩等。④隔振——为了防止通过固体传播的振动性噪声，必须在机器或振动体的基础和地板、墙壁连接处设隔振或减振装置。

4）个体防护。主要保护听觉器官。在作业环境噪声强度比较高或在特殊高噪声条件下工作，佩戴个人防护用品是一项有效的预防措施。

5）定期对接触噪声的工人进行健康检查，特别是听力检查，观察听力变化情况，以便早期发现听力损伤，及时采取有效的防护措施。应进行就业前体检，取得听力的基础材料，并对患有明显听觉器官、心血管及神经系统疾病者，禁止其参加强噪声的工作。就业后半年内进行听力检查，发现有明显听力下降者应及早调离噪声作业，以后应每年进行一次体检。

6）合理安排劳动和休息时间，实行工间休息制度。

4．辐射的危害与防治

（1）作业场所内的放射源对人体的危害　在一些特殊的工作场所，职工有可能接触到放射性物质（放射源）。放射源发出的放射线，可作用于人体的细胞、组织和体液，直接破坏机体结构或使人体神经内分泌系统调节发生障碍。当人体受到超过一定剂量的放射线照射时，便可产生一系列的病变（放射病），严重的可造成死亡。

（2）在有放射源的工作场所工作应采取的防护措施

1）严格遵守执行放射源使用和保管的安全操作规程与制度。

2）严格控制辐射剂量。工作时随时检查辐射剂量，建立个人接受辐射剂量卡，保证在容许的辐射剂量下工作。

3）缩短受照射时间，工作时可实行轮换操作制度。

4）尽量增大与放射源的操作距离，距离越远，受辐射危害越小，如使用机械手远距离操作。

5）采用屏蔽材料（如混凝土、铅）遮挡放射源发出的射线。

6）操作中严格遵守个人卫生防护措施，穿戴工作服、工作帽，防止放射性物质污染皮肤或经口进入体内。

7）加强宣传教育。学习辐射危害的卫生知识和防护措施。非相关操作人员不要盲目进入有放射源警示标志的作业场所。

8）定期体检。对接触放射源的工作人员实行就业前健康检查和定期健康检查制度。

5．高温作业的危害和防治

（1）高温作业对健康的危害　在高温环境下劳动时，如果高温和热辐射超过一定限度，便能对人体产生不良的影响，严重者可发生中暑。中暑可分为先兆中暑、轻症中暑和重症中暑三级。

1）先兆中暑。在高温作业场所劳动一定时间后，出现大量出汗、口渴、头昏、耳鸣、胸闷、心悸、恶心、全身疲乏、四肢无力、注意力不集中等症状，体温正常或略有升高。如能及时离开高温环境，经休息后短时间内症状即可消失。

2）轻症中暑。除上述先兆中暑症状外，尚有下列症候群之一，并被迫不得不停止劳动者：体温在38℃以上，有面色苍白、恶心、呕吐、大量出汗、皮肤湿冷、血压下降、脉搏细弱而快等情况。轻症中暑在4～5小时内可恢复。

3）重症中暑。除上述症状外，出现突然昏倒或痉挛；或皮肤干燥无汗，体温在40℃以上者。

（2）防暑降温措施

1）厂矿企业应结合技术革新，改进生产工艺过程和操作过程，改善工具设备，减少高温部件、产品暴露的时间和面积，避免高温和热辐射对工人的影响。

2）合理安排高温车间的热源。

第一，疏散热源。在不影响生产工艺操作的情况下，应尽可能将各种炉子移到车间外面（主导方向的下风侧）；温度很高的生产品和半成品（如红钢锭、红热的铸件、锻件等），要尽快移运到室外主导风向下风侧；一些不能尽快运出车间的红热部件，在不影响生产工艺过程的情况下，可应用喷雾降温。

第二，新建和扩建的厂矿在合理布置热源方面，对于应用穿堂风的单跨或双跨厂房，应当把热源尽可能布置在主导风向的下风侧，靠着背风面外墙处；室外空气进入车间时，尽可能先通过工人操作地带，然后再通过热源排出。同时，在设计厂房总体布置时，应将热加工车间设在夏季主导风向的下风侧，对热加工车间，尽可能不设计多跨厂房；热源比较集中的三跨厂房，应当把热跨布置在中间。

3）当各种热源发热表面的辐射热和对流热显著影响操作工人时，应尽量采取隔热措施。采取隔热措施后，其外表面温度要求不超过60℃，最好在40℃以下。

4）高温车间的防暑降温，应当先采用自然通风。

5）新建、扩建厂矿高温车间的厂房建筑，为使自然通风畅通，应考虑建筑方位与自然通风的关系，使厂房的纵轴与夏季主导风向垂直，并防止阳光直射到工作地点。

6）除工艺过程的要求或其他特殊需要的车间，应装设全面的机械通风。一般高温车间除可利用自然通风外，还应根据温度、辐射热、气流速度的情况，在局部工作地点使用送风风扇、喷雾风扇等局部送风装置。

7）高温、高湿及放散有害气体的车间，如铬电解、印染、缫丝车间等，应根据工艺特点，采用隔热、自然通风、机械送风及机械排风装置（隔热排雾罩等）。

8）对于特殊高温作业场所，如高温车间的天车，应采用隔热、送风或小型空气调节器等设备（在使用空气调节器时，驾驶室内温度一般不应超过 30℃，风速不应超过 0.5 米/秒），并注意补充新鲜空气。

9）烧砖的轮窑，不要过早出热窑，应尽量提前打开窑门和火眼盖通风，并淋水以加速砖瓦的冷却，再用风扇或喷雾风扇送风及隔热，以降低工作地点的温度和减少辐射热。

10）要采用一些技术要求较高、投资较大的设备时，必须先经过详细了解和设计，才能施工和安装；交工时应有验收制度，以防止效果不良，造成浪费。

小　结

1. 掌握实训实习的概念、重要性，熟知实训实习操作规程和规章制度。
2. 掌握常见安全事故及应急处置措施。
3. 掌握现代企业安全管理的特点、原理、原则和方法。
4. 了解企业安全生产标准化管理、企业安全文化建设、企业安全生产两个体系相关知识。
5. 掌握现场 8S 安全管理概念。
6. 掌握职业病的含义及特点，熟知职业病危害及防护措施，了解《中华人民共和国职业病防治法》。

自 测 题

简答题

1. 什么是实训实习？
2. 简述实训实习的重要性。
3. 实训实习的安全管理制度主要有哪些内容？
4. 实训实习安全管理制度遵循的安全原则有哪些？
5. 机械伤害的类型有哪些？
6. 机械伤害的原因分为哪几个方面？
7. 机械设备的基本安全要求是什么？
8. 机械设备操作人员要遵守的基本操作守则是什么？
9. 机械伤害应急处置措施有哪些？
10. 触电事故主要分为哪两类？触电方式有哪些？

11. 如何预防电气设备触电？
12. 触电事故应急处置措施有哪些？
13. 常见的火灾爆炸事故有哪些？
14. 防火防爆的原理是什么？
15. 火灾爆炸事故应急处置措施有哪些？
16. 生产性粉尘的种类主要分为几类？
17. 生产性粉尘的理化性质包括哪些？
18. 生产性粉尘治理的技术措施有哪些？
19. 现代企业安全管理的原理与原则有哪些？
20. 现代企业安全管理中人机匹配法包括哪些内容？
21. 现代企业安全管理中的全面安全管理

包括哪些内容？

22. 企业安全生产标准化可分为几级？分别由哪级部门负责审核公告？申请时企业分别应具备的条件是什么？

23. 企业开展安全生产标准化的步骤主要包括哪些？

24. 企业安全文化的概念是什么？

25. 企业安全文化建设的基本要素有哪些？

26. 企业安全文化建设的基本步骤有哪些？

27. 简述现场 8S 安全管理的概念。

28. 职业病的含义是什么？

29. 职业病的特点有哪些？

30. 法定职业病的种类包括哪些？

31. 职业危害因素的种类有哪些？

32. 职业危害因素会对人体造成哪些危害？

33. 企业常用防毒措施有哪些？

34. 企业常用防止噪声危害的措施有哪些？

35. 企业常用的防暑降温措施有哪些？

第8章 自 然 灾 害

地球上的自然变异，包括了人类活动导致的自然变异。自然灾害发生于由大气圈、岩石圈、水圈、生物圈共同组成的地球表面环境中。自然变异时刻都在发生，当这种变异给人类社会带来危害时，即构成自然灾害。

自然灾害是指给人类生存带来危害或损害人类生活环境的自然现象。自然灾害的种类繁多，比较常见的有地震、洪水、泥石流、滑坡、雷电、高温、雾霾、冻雨等。这些灾害性事故具有极大的破坏性，极大威胁人身安全。人类可以根据自然灾害发生的规律和特点，采取积极有效的防范措施，尽量减少人员伤亡和财产损失。大学生通过学习自然灾害相关常识，能够在灾难来临时紧急避险，保障自身生命安全，而且在必要时能够对其他社会成员起到一定的救助作用。

第1节 地 震

地震又称地动、地振动，是地壳快速释放能量过程中造成的振动，并在期间产生地震波的一种自然现象。地球上板块与板块之间相互挤压碰撞，造成板块边沿及板块内部产生错动和破裂，是引起地震的主要原因。

一、地震的特点及造成的灾害

（一）地震的特点

地震的发源处称为震源，大多数震源都在地壳和上地幔顶部。

地震按照震源深度可分为三类：浅源地震、中源地震和深源地震。

地震按成因可以分为四种类型：构造地震、火山地震、陷落地震和诱发地震。

（二）地震造成的灾害

地震灾害可分为原生灾害、次生灾害和诱发灾害三类。

1. 原生灾害

原生灾害是指地震直接产生的地表破坏、各类建筑结构的破坏以及由此引发的人员伤亡与经济损失。原生灾害有三种类型：一是对震区内居民生命安全的影响；二是对建筑物的破坏；三是对地面的破坏。

2. 次生灾害

次生灾害是指由地震破坏而间接引起的火灾、水灾、海啸、滑坡、泥石流、爆炸、放射性污染、有毒液体和气体的外溢泄漏等。有时次生灾害造成的损失比原生灾害还大，最常见的次生灾害就是火灾。

3. 诱发灾害

诱发灾害是指因地震而引起的各种社会性灾害。如饥荒、瘟疫、社会动乱及人的心理创伤等。

二、防震、逃生、震后自救的方法和措施

（一）在户外遇到地震

地震时若在户外，千万不能冒险进屋去抢救亲人，要克制感情避免更多伤亡。保护自己，才能在地震过后及时抢救亲人、朋友。

要迅速撤离到安全地带，防止山体滑坡、坍塌和泥石流等地震引起的次生灾害。如果地震时在山坡，千万不要跟着滚石往山下跑，而应躲在山坡上隆岗的背后，同时还要远离陡崖，防止滑坡、泥石流等的威胁。

如果在街上行走时发生地震，最好将携带的皮包或柔软的物品顶在头上，无物品时也可用手护在头上，尽可能做好自我防御的准备，应该迅速离开变压器、电线杆等危险设施和围墙、狭窄巷道等，跑向比较开阔的空旷地带。

地震时如果处在有毒气体的化工厂厂区，要朝污染源的上风处迎风奔跑。如果伤员是毒气中毒，则不要进行人工呼吸，待移动到安全地带后再进行紧急抢救。

（二）在户内遇到地震

地震突发时，若在室内，切不可贸然外逃，特别是居住在高层楼房、建筑物密集的公寓区等，应立即在室内选择较理想的地方躲避，如床下、桌子底下。居住在单元楼内，可选择开放小的卫生间、厨房、储藏室及墙角。

地震时在农村则可逃出户外，但来不及时，最好也在室内避震。正确的避震方法是躲在桌下、床下或其他理想的地方，依靠它们的支撑，挡住砸下的水泥块和砖块等。外逃时，最好头顶被子、枕头或安全帽。

地震突然发生后，必须抓住时机切断电源、关闭煤气、熄灭炉火，以防引发火灾和煤气泄漏等次生灾害。夜间地震时，要尽快向安全地带转移。

地震过后，房内人员应有组织、有秩序地迅速撤离已遭破坏的建筑物。

为防止地震时门框变形打不开门，在防震期间，如家居安全条件允许，最好不要关门。

（三）震后自救

地震发生后，应积极参与救助工作。

抢救伤者时应先暴露其头部，保持呼吸畅通，如有窒息，应立即进行人工呼吸。

一旦被埋压，要设法避开身体上方不结实的倒塌物，并设法用砖石、木棍等支撑残垣断壁，加固环境。

地震是一瞬间发生的，任何人都应先保护自己，再展开救助。先救易，后救难；先救近，后救远。

三、震后善后工作及心理调节的方法和措施

（一）震后灾难心理特征

经多次地震的社会调查发现，震后灾民的心理特征有以下一些特点和规律。

（1）地震灾区灾民的灾难心理影响具有明显的普遍性和共发性。共同的灾难经历和惨痛的现实环境极易产生灾难心理的共鸣，恶劣心境会互相传染，导致整个灾区的情绪低落抑郁。

（2）灾难心理具有长期效应，如灾民恐惧心理长期难以消除，积极的生活态度难以确立等。

（3）灾难心理形成灾民意识。对政府和外来力量具有强烈的依赖性，主要表现在两方面：一方面是等待物质的帮助，另一方面就是需要外来的心理安抚。

（4）地震灾难心理反应的危害性。面对触目惊心的地震灾害，震后的种种灾难心理反应是必然出现的心理现象。地震灾难心理如不及时自我调适或进行外界干预，将带来严重的心理损伤和精神创伤，造成人的心理、行为失衡和失范。这些心理、行为失衡和失范，会使震后初期的灾民自救丧失作用，干扰救灾活动，加重生命和财产损失。

（二）心理调节的方法和措施

震后灾难心理救援工作包括普遍性宣传疏导工作和现场心理救援工作。其中，普遍性宣传疏

导工作包括：

（1）利用各种宣传手段，形成乐观向上、勇战震灾的氛围。

（2）利用文艺演出、知识竞赛等形式向灾害民众介绍救灾和心理调节的卫生常识，增加对突发自然灾害的认知，提高自我调适能力。

（3）利用各种新闻媒介向公众通报本次地震的灾情和震情信息，满足民众的知情权，避免产生误传和谣传。震后灾区灾民心理损伤的精神创伤程度，是由地震的震级大小、破坏程度、死亡人数、民众的素质、社会功能的损失程度等因素来决定的。

第2节　洪水及城市内涝

洪水是由暴雨、急骤融冰化雪、风暴潮等自然因素引起的江河湖海水量迅速增加或水位迅猛上涨的水流现象。内涝是指由于强降水或连续性降水超过城市排水能力致使城市内产生积水灾害的现象。

一、洪水和内涝的特点及造成的灾害

（一）洪水灾害的特点

1. 普遍性与差异性

洪水淹没范围一般受洪水大小、自然地形、地理因素和人为控制等因素约束。洪水灾害的发生不仅是一个点或一条线，而是一个面，连片成灾。洪水所到之处，无论是人员生命还是生产、生活设施；无论是农林作物，还是牲畜、家禽；无论是个人、集体财产，还是国有财产，都毫无例外受到危害，表现出较强的普遍性。但影响洪灾损失的因素很多，因此，在不同淹没区或同一淹没区不同淹没地点，不同受灾对象，其损失程度与大小均不相同，具有差异性。

2. 突变性与规律性

洪水是造成洪水灾害的直接原因。然而，作为自然现象的洪水，它的出现并不以人的意志为转移，具有相当的突发性。因此，洪水灾害也在一定程度上，在一定的时间尺度内，表现出突变性。从历史资料来看，我国洪水灾害也具有其规律性。近 70 年来，我国发生了多次特大洪水，它们都能够在历史上找到与其成因及其分布极为相似的特大洪水。因此，洪水灾害不但具有突变性，而且具有规律性。

3. 随机性与可预测性

洪水灾害的随机性源自于洪水灾害的多样性、差异性及模糊性。由于地貌、气象、下垫面状况的随机性，导致天然河流中洪水过程和洪峰流量的不确定性。洪水灾害的不确定性主要是水文的不确定性，而水文的不确定性也包括两方面：河道水流洪峰流量的不确定性和洪水过程的不确定性，后者主要表现在洪峰位置和洪量的不确定性方面。洪水灾害的可预测性是指洪水灾害发生发展的过程是具有规律性的，并且是可以预测的。但是由于人类目前对洪水灾害还不完全了解，不能准确把握一切时刻、一切地区各种洪水灾害的形成与发展过程，因此某些或某一地区洪水灾害的发生对人类而言具有随机性。

（二）内涝灾害的特点

1. 城市内涝在我国比较普遍

从发生的区域来看，城市内涝以前主要发生在一些沿海地势比较低的地区，现在内陆城市也时有发生。过去城市建设用地面积小，可选择的区域比较大，一般选择地势比较高的地区建设，而现在城市用地十分紧张，可选择的余地少。

2．城市的某些特定地点的发生率较高

随着现代城市的建设，其排水内涝方面也出现许多新问题。例如很多地方的立交桥下，降雨后会积水；过街的地下通道、铁路桥、公路桥也存在类似的情况。

（三）洪灾的危害

1．季节性、区域性和可重复性

从洪灾发生的特征来看，洪水灾害具有明显的季节性、区域性和可重复性。在我国洪灾一般是东部多、西部少，平原地区多、高原和山地少，沿海多、内陆少。洪灾同气候变化一样，有其自身的变化规律，这种变化由各种长短周期组成，使洪水灾害循环往复发生，不易根治。

2．洪灾具有很大的普遍性和破坏性

洪灾不仅对局部受灾区有害，甚至会严重影响相邻流域，造成水系变迁。

3．洪灾具有可防御性

虽然人类不可能根治洪灾，但可以通过各种努力，减少洪灾的影响。

二、预防洪灾的措施及自我保护

（一）预防洪灾的措施

（1）洪水到来时，来不及转移的人员，要就近迅速向山坡、高地、楼房、避洪台等地转移，或者立即爬上屋顶、楼房高层、大树、高墙等高的地方暂避。

（2）如洪水继续上涨，暂避的地方已难自保，则要充分利用准备好的救生器材逃生，或者迅速找一些门板、桌椅、木床、大块的泡沫塑料等能漂浮的材料扎成筏逃生。

（3）如果已被洪水包围，要设法尽快与当地政府防汛部门取得联系，报告自己的方位和险情，积极寻求救援。注意千万不要游泳逃生，不可攀爬带电的电线杆、铁塔，也不要爬到泥坏房的屋顶。

（4）如已被卷入洪水中，一定要尽可能抓住固定的或能漂浮的东西，寻找机会逃生。

（5）发现高压线铁塔倾斜或者电线断头下垂时，一定要迅速远避，防止直接触电或因地面跨步电压触电。

（6）洪水过后，要做好各项卫生防疫工作，预防疫病的流行。

（二）自我防护

（1）听从家长或学校的组织与安排，进行必要的防洪准备，或撤退到相对安全的地方，如防洪大坝上或是当地地势较高的地区。

（2）来不及撤退时，尽量利用一些不怕洪水冲走的材料，堵住房屋门槛的缝隙，减少水的漫入，或是躲到屋顶避水。房屋不够坚固的，要自制木（竹）筏逃生，或是攀上大树避难。离开房屋前，尽量带上一些食品和衣物。

（3）被水冲走或落入水中者，要保持镇定，尽量抓住水中漂流的木板、箱子、衣柜等物。如果离岸较远，周围又没有其他人或船舶，就不要盲目游动，以免消耗体力。

三、灾后善后工作和心理调节方法

灾后工作应注意以下几点。

（1）对灾难中的普通人群进行妥善安置，避免过于集中。在集中安置的情况下建议实施分组管理，最好由熟悉的灾民组成小组，并在每个小组中选派小组长，作为心理救援协调组的联络人。对各小组长进行必要的危机管理培训，负责本小组的心理危机管理，以建立起新的社区心理社会互助网络，及时发现可能出现严重应激症状的人员。

（2）依靠各方力量参与，建立与当地民政部门、学校、社区工作者或志愿者组织等负责灾民安置与服务的部门组织的联系，并对他们开展必要的培训，让他们协助参与、支持心理危机管理工作。

（3）利用大众媒体向灾民宣传心理应激和心理健康知识，宣传应对灾难的有效方法。

（4）心理救援协调组应该积极与救灾指挥部保持密切联系与沟通，协调好与各个救灾部门的关系，保证心理危机管理工作顺利进行。

第3节　泥石流和滑坡逃生

一、泥石流和山体滑坡的特点及危害

（一）泥石流和山体滑坡的特点

泥石流是指在山区或者其他沟谷深壑，地形险峻的地区，因暴雨、暴雪或其他自然灾害而引发的山体滑坡，并携带有大量泥沙以及石块的特殊洪流。泥石流具有突然性以及流速快、流量大、物质容量大和破坏力强等特点。

山体滑坡是指斜坡上的土体或者岩体，受河流冲刷、地下水活动、雨水浸泡、地震及人工切坡等因素影响，在重力作用下，沿着一定的软弱面或者软弱带，整体地或者分散地顺坡向下滑动的自然现象。

（二）泥石流和山体滑坡的危害

1. 泥石流的危害

（1）对居民点的危害：泥石流最常见的危害之一，是冲进乡村、城镇，摧毁房屋、工厂、企事业单位及其他场所设施，淹没人畜、毁坏土地，甚至造成村毁人亡的灾难。

（2）对交通的危害：泥石流可直接埋没车站、铁路、公路，摧毁路基、桥涵等设施，致使交通中断，造成重大的人身伤亡事故。有时泥石流汇入河道，引起河道大幅度变迁，间接毁坏公路、铁路及其他构筑物，甚至迫使道路改线，造成巨大的经济损失。中华人民共和国成立以来，泥石流给我国铁路和公路造成了无法估计的巨大损失。

（3）对水利工程的危害：泥石流对水利工程的危害主要是冲毁水电站、引水渠道及过沟建筑物，淤埋水电站尾水渠，并淤积水库、磨蚀坝面等。

（4）对矿山的危害：泥石流对矿山的危害主要是摧毁矿山及其设施，淤埋矿山坑道、伤害矿山人员、造成停工停产，甚至使矿山报废。

2. 山体滑坡的危害

（1）山体滑坡对乡村最主要的危害是摧毁农田、房舍，伤害人畜，毁坏森林、道路、农业机械设施和水利水电设施等，有时甚至给乡村造成毁灭性灾害。

（2）位于城镇的山体滑坡常常砸埋房屋，伤亡人畜，毁坏田地，摧毁工厂、学校、机关单位等，并毁坏各种设施，造成停电、停水、停工，有时甚至毁灭整个城镇。

（3）发生在工矿区的山体滑坡，可摧毁矿山设施、伤亡职工、毁坏厂房，使矿山停工停产，常常造成重大损失。

二、发生泥石流和山体滑坡时的应对措施和逃生方法

（一）发生泥石流时的应对措施和逃生方法

如果河流突然断流或水势突然加大还夹杂有树枝等，听到深谷或沟内传来类似货车轰鸣或闷

雷般的声音，沟谷深处突然变得昏暗，有轻微震动感等，就要意识到，泥石流即将发生，应立即采取逃生措施。当泥石流发生时，应观察泥石流的规律采取应急措施。泥石流与滑坡、崩塌不同的地方就是流动。泥石流不仅本身能够流动，而且它还具有搬运能力，其浮托能力非常强大，远非流水所能比拟。泥石流是一种类似洪水又胜于洪水的地质灾害。

（1）当前三日及当天的降雨累计达到100毫米左右时，处于危险区内的人员应撤离。

（2）当听到沟内有轰鸣声或河水上涨或突然断流，应意识到泥石流马上就要发生，应立即采取逃生措施。

（3）逃生时不要顺沟向上游或向下游跑，应向沟岸两侧山坡跑，但不要停留在凹坡处。

（二）发生山体滑坡时的应对措施和逃生方法

如果发生山体滑坡，应向滑坡体两侧跑，而不要沿滑坡体滑动的方向跑。如果遭遇到山体滑坡，应躲避在结实的障碍物下面，或蹲在地坎、地沟里。一旦遭遇山体滑坡，山下房屋里的人员一定要立即撤离，不要贪恋财物。只要山体滑坡的危险期还没有过，就不能回到受滑坡影响的地区居住，因为要避免第二次滑坡。即使在山体滑坡结束之后，也要先确认房屋完好安全之后，人员才可以进入。

第4节 雷 电

雷电也称为闪电，它是发生于大气中的一种瞬态（1秒以内）的、大电流（峰值电流平均高达几十千安）、高电压（负地闪头部相对于地面的电位超过十几毫伏）、高功率（其峰值功率可达1亿千瓦）、长距离（几十千米）的放电现象。闪电虽然有强大的功率，可以造成巨大的破坏，但能量很小，其利用价值微不足道。

一、雷电的特点、产生原理和造成的灾害

（一）雷电的特点

雷电是大气中的一种放电现象。雷电具有雷电流幅值大、雷电流陡度大、冲击性强、冲击过电压高的特点。

（二）雷电产生的原理

雷电是伴有闪电和雷鸣的一种雄伟壮观而又有点令人生畏的放电现象。

产生雷电的条件是雷雨云中有积累并形成极性。科学家们对雷雨云的带电机制及电荷的规律分布，进行了大量的观测和试验，积累了许多资料，并提出各种各样的解释，有些论点至今还有争议。

大气中存在着大量的正离子和负离子。在云中的雨滴上，电荷分布是不均匀的，最外边的分子带负电，里层的带正电，内层比外层的电势差约高0.25伏。

（1）当对流发展到一定阶段，云体伸入0℃层以上的高度后，云中就有了过冷水滴、霰粒和冰晶等。

（2）在热带地区，有一些云整个云体都位于0℃以上区域，因而只含有水滴而没有固态水粒子，这种云叫暖云或水云。暖云也会出现雷电现象。在中纬度地区的雷暴云，云体位于0℃等温线以下的部分，就是云的暖区。在云的暖区里也有起电过程发生。

（3）在雷雨云的发展过程中，上述机制在不同的发展阶段分别起作用。但是，最主要的带电机制还是由于水滴冻结造成的。大量观测事实表明，只有当云顶呈现纤维状、丝缕结构时，云彩才发展为雷雨云。经观测发现，雷雨云中存在以冰、雪晶和霰粒为主的大量云粒子，而且大量

电荷的积累即雷雨云迅猛带电机制，必须依靠霰粒生长过程的碰撞、撞冻和摩擦等才能发生。

（三）雷电造成的灾害

雷电的危害一般分为两类：一类是雷直接击在建筑物上发生热效应作用和电动力作用；另一类是雷电的二次作用，即雷电流产生的静电感应和电磁感应。雷电的具体危害表现如下。

（1）雷电流高压效应会产生高达数万伏甚至数十万伏的冲击电压，如此巨大的电压瞬间冲击电气设备，足以击穿绝缘使设备发生短路，导致燃烧、爆炸等直接灾害。

（2）雷电流高热效应会放出几十至上千安的强大电流，并产生大量热能，在雷击点的热量会很高，可导致金属熔化，引发火灾和爆炸。

（3）雷电流机械效应主要表现为被雷击物体发生爆炸、扭曲、崩溃、撕裂等现象导致财产损失和人员伤亡。

（4）雷电流静电感应可使被击物导体感生出与雷电性质相反的大量电荷，当雷电消失电荷来不及流散时，即会产生很高电压从而发生放电现象导致火灾。

（5）雷电流电磁感应会在雷击点周围产生强大的交变电磁场，其感生出的电流可引起变电器局部过热而导致火灾。

（6）雷电波的侵入和防雷装置上的高电压对建筑物的反击作用也会引起配电装置或电气线路断路而燃烧导致火灾。

二、雷电天气注意事项及遭受雷电时的措施

（一）雷电天气注意事项和避险措施

在打雷下雨时，严禁在山顶或者高丘地带停留，忌继续蹚往高处观赏雨景，不能在大树下、电线杆附近躲避，也不要走或站立在空旷的田野里，应尽快躲在低洼处，或尽可能找房屋或干燥的洞穴躲避。

雷雨天气时，不要用金属柄雨伞，摘下金属架眼镜、手表、裤带，若是骑车旅游要尽快离开自行车，亦应远离其他金属制物体，以免产生导电而被雷电击中。

在雷雨天气，不要去江、河、湖边游泳、划船、垂钓等。

在电闪雷鸣、风雨交加之时，若旅游者在旅店休息，应立即关掉室内的电视机、收录机、音响、空调机等电器，以避免产生导电。打雷时，在房间的正中央较为安全，切忌停留在电灯正下面，忌依靠在柱子、墙壁边、门窗边，以避免在打雷时产生感应电而致意外。

雷雨天气发生时，即使在安装了避雷针的情况下，也应该迅速拔掉室内电视、电冰箱以及天线电源的插头，防止空间电磁波干扰造成不必要的损失。此外，从电闪雷鸣的形成和发生过程来看，空旷场地上、建筑物顶上、高大树木下、靠近河湖池沼以及潮湿地区是雷击事故多发区。

（二）遭受雷电时的急救和善后措施

雷电对人的危害与普通高压线路的危害类似，只是危害程度更严重，因此一旦发生这种情况，要立即对伤者进行抢救。人被雷击中后，雷电电流通过人体泄放到大地是一个很短暂的过程，伤者身上是不带电的，这时不必担心施救者被电击。

当发生雷击时，应立即将伤者送往医院。如果当时呼吸、心跳已经停止，应立即就地做人工呼吸和胸外心脏按压，积极进行现场抢救。千万不可因急着运送去医院而不作抢救，否则会因贻误病机而致病死亡。有时候，还应在送往医院的途中继续进行人工呼吸和胸外心脏按压。此外，要注意给患者保温。若有狂躁不安、痉挛抽搐等精神神志症状时，还要为其作头部冷敷。对电灼伤的局部，在急救条件下，只需保持干燥或进行包扎即可。

第5节 高 温

高温天气是指气温在 35℃ 以上时的天气；如果连续几天最高气温都超过 35℃ 时，即可称作"高温热浪"天气。

一、高温的特点和造成的伤害

（一）高温的特点

高温损害是夏季高温环境下容易发生的身体损害。在环境温度变化时，机体通常通过出汗、呼吸、寒战和调节皮肤与内脏器官之间的血流使体温波动范围很小。然而，长期处在高温下或过度的热辐射影响下，就会引起高温损害，如热衰竭、中暑和热痉挛。

（二）高温造成的伤害

高温是一种灾害性天气，特别是持续性高温，对人体的危害很大。

高温会对人们的工作、生活和身体产生不良影响，容易使人疲劳、烦躁和易怒，各类事故相对增多，甚至犯罪率也会上升。

高温天气对人体健康的主要影响是引发中暑。人体在过高环境温度作用下，体温调节机制发生暂时障碍，而发生体内热蓄积，导致中暑。

高温时期是脑血管病、心脏病和呼吸道等疾病的多发期，死亡率相应增高，特别是老年人死亡率的增高更为明显。在高温潮湿无风低气压的环境里，人体排汗受到抑制，体内蓄热量不断增加，心肌耗氧量增加，使心血管处于紧张状态。闷热还可导致人体血管扩张，血液黏稠度增加，易发生脑出血、脑梗死、心肌梗死等症状，严重的可能导致死亡。

在夏季闷热的天气里，还易出现热伤风（夏季感冒）、腹泻和皮肤过敏等疾病。

持续的高温天气还会导致农业生产的高温热害，导致籽粒不饱满、粒重下降，农业的产量将受到较大影响。

二、高温应对措施

高温天气要采取如下措施。

（1）注意收听高温预报，饮食宜清淡。多喝凉开水、冷盐水、白菊花水、绿豆汤等防暑饮品。

（2）高温时外出，应备好太阳镜、遮阳帽、清凉饮料等防暑用品，衣着要宽松舒适，以通风透气性好、吸湿性强的棉织物为宜，尽量少穿化纤品类服装。长时间外出还要准备好防暑药物。

（3）室内要注意保持通风，早晚可在室内适当洒水降温，如在户外工作，可早出晚归，中午多休息。

（4）合理安排作息时间。

（5）出汗后，应用温水冲洗，洗净擦干后，在局部易出痱子的地方适当扑些痱子粉，以保持皮肤干燥。

（6）晒伤皮肤出现肿胀、疼痛时，可将冷水毛巾敷在患处，直至痛感消失。出现水泡时不要挑破，应请医生处理。

（7）一旦发现他人中暑，应尽快将其移到阴凉通风处，用冷水浸湿衣服，裹住身体，并保持通风凉爽或者不停地扇风散热并用冷毛巾擦拭中暑者的身体，直到体温下降到 38℃ 以下。可用冷毛巾敷于头部，饮用含盐凉开水，口服降温药物。

（8）如果中暑者意识比较清醒，应保持坐姿休息，头与肩部给予支撑。如果中暑者已失去意识，应平躺并给中暑者及时补充水分，通常服用口服补液盐，并且越凉越好。应多次少量地喝，不要大口喝，以免呕吐。如果病情严重，需送往医院救治。

（9）对于重症中暑者，应尽快进行物理降温，如在额头上、两腋下和腹股沟等处放置冰袋，以防止水肿，同时用冷水、冰水或者酒精（白酒亦可）擦全身。如果病情严重，应及时送往就近医院治疗。

三、中暑的预防及急救

避免在高温下、通风不良处从事强体力劳动，避免穿不透气的衣服劳动，可进食含盐饮料以不断补充丧失的水和电解质。当无法避免高温下作业时，需改善劳动条件，加强防护措施，尽可能补充丢失的水分和盐分。有易中暑倾向者应避免从事高温下工作。中暑的急救措施如下。

（1）轻者要迅速到阴凉通风处仰卧休息，解开衣扣、腰带，敞开上衣。可服十滴水、仁丹等防治中暑的药品。

（2）如果患者的体温持续上升，可以在澡盆中用温水浸泡下半身，并用湿毛巾擦浴上半身。

（3）如果患者出现意识不清或痉挛，这时应取昏迷体位，即取去枕仰卧位，头偏向一侧，防止呕吐物误吸。在通知急救中心的同时，注意保证患者呼吸道畅通。

第6节 雾 霾

雾霾，就是雾和霾的统称。雾是一种自然现象，是悬浮在贴近地面的大气中的大量微细水滴的水汽凝结物；霾是一种视觉障碍现象，这种现象是由存在于空气中的硫酸、硝酸、灰尘等颗粒物组成的气溶胶系统造成的。当空气湿度增大时，水汽能够凝结，霾就会转化形成雾。霾与雾的区别在于发生霾或者雾时相对湿度的差异，雾的相对湿度是饱和的。雾和霾的混合物引起的恶劣天气被称为雾霾天气。如今我们可以毫不夸张地说，雾霾天气就是一种大气污染状态，它直接反映了大气中各种悬浮颗粒物含量超标。尤其是与雾霾有直接联系的细颗粒物（也称为 PM2.5），它通常被认为是导致雾霾灾害的重要原因。

一、雾霾现状、特点及造成的危害

（一）雾霾现状

气象专家表示，造成雾霾天气偏多、偏重的原因主要有以下三方面。

一是中东部大部地区稳定类大气条件出现频率明显偏多，尤其是华北地区高达 64.5%，为近10 年最高，易造成污染物在近地面层积聚，从而导致雾霾天气多发；

二是我国冬季气溶胶背景浓度高，有利于催生雾霾；

三是雾霾天气形成既受气象条件的影响，也与大气污染物排放增加有关，建议进一步加大大气环境治理和保护力度，特别是要加强多部门会商联动，完善静稳天气条件下大气污染物应急减排方案，以防范和控制重污染天气的出现。

（二）雾霾的特点

雾霾天气是一种大气污染状态，雾霾是对大气中各种悬浮颗粒物含量超标的笼统表述，尤其是 PM2.5（空气动力学当量直径小于等于 2.5 微米的颗粒物）被认为是造成雾霾天气的元凶。随着空气质量的恶化，阴霾天气现象增多，危害加重。我国不少地区把阴霾天气现象并入雾一起作为灾害性天气预警预报，统称为雾霾天气。

（三）雾霾造成的危害

雾霾天气时，大气污染程度较平时严重，空气中的细菌和病毒易导致传染病扩散和多种疾病发生。尤其是城市中空气污染物不易扩散，加重了二氧化硫、一氧化碳、氮氧化物等物质的毒性，严重威胁人的生命和健康。同时，粉尘、烟尘、尘螨也可能悬浮在雾气中，人体吸入这些过敏原，就可能刺激呼吸道，出现咳嗽、闷气、呼吸不畅等哮喘症状。

二、解决雾霾的对策

（一）长效机制

1. 完善空气质量监测

建立空气质量发布体系和重污染天气预警机制。结合实际，设置小型地面空气质量检测点，同时装备流动监测设备，全面反映空气质量真实情况，为空气污染治理做好准备。

2. 出台应急措施

建立应对雾霾等重度空气污染的长效机制。制订空气重污染应急预案，如在雾霾重度污染天气发生时，实施限制公车出行、污染企业停工、大型堆场洒水抑尘、建筑工地停工、学生停止户外活动等应急措施。

3. 加强对扬尘的治理

科研结果表明，扬尘占许多城市环境空气中颗粒物的比例达25%以上。目前，在建工地较多，围挡防尘、车辆冲砂消尘、洒水防尘等措施落实不到位。建议加大对建筑工地、粉料堆场等场所及运输过程的检查、监督和违规处罚力度，以减少扬尘的危害。

4. 深入推进废塑料行业整治

在废塑料行业综合整治的基础上，继续对废塑料加工行业保持高压态势，建立长效监管机制，强化日常监管，防止非法废塑料加工反弹。

5. 严控重污染行业

加大对重污染行业的整治力度，建议使用远程监控系统等设施实施监管，加大检查、监督和违规处罚力度，严格控制污染物排放。

6. 加强公共交通建设，降低汽车尾气排放

进一步加强公交系统建设，公交车和出租车试用混合动力，且优化路线设计、延长通行时间，以此减少私家车出行。同时，还要控制私家车的大量出售，积极制造推广并出售电力环保车辆，加强车辆尾气环保检测，提高车辆尾气检测合格率。

7. 健全考核监管体系

建立空气污染治理考核体系，健全监督监管体系，确认责任主体，制定责任目标；建立主管部门、监督机构、新闻媒体、百姓多方参与的监督监管体系，形成全社会参与空气污染治理的局面。

（二）应对雾霾的注意事项和措施

1. 避免雾天晨练

可以改在太阳出来后再晨练，也可以改为室内锻炼。

2. 尽量减少外出

如果不得不出门时，最好戴上口罩。

3. 患者坚持服药

呼吸病患者和心脑血管病患者在雾霾天更要坚持按时服药。

4. 别把窗户关得太严

可以选择中午阳光较充足、污染物较少的时候短时间开窗通风换气。

5. 尽量远离马路

上下班高峰期和晚上大型汽车进入市区这些时间段，污染物浓度最高。

第7节 冻 雨

冻雨是由冰水混合物组成，与温度低于0℃的物体碰撞立即冻结的降水，是初冬或冬末春初时节见到的一种灾害性天气。低于0℃的雨滴在温度略低于0℃的空气中能够保持过冷状态，其外观同一般雨滴相同，当它落到温度为0℃以下的物体上时，立刻冻结成外表光滑而透明的冰层，称为雨凇。

一、冻雨的形成原理、特点和危害

（一）冻雨的形成原理、特点

冻雨的形成需要有特定的大气温度垂直分布。正常情况下，在对流层内，大气温度的垂直分布是由地面向高空逐步降低的，而出现冻雨则需要大气温度的垂直分布自底向高表现为冷-暖-冷结构，从而使得高空的冰晶落到中层时因环境温度的升高而溶化，当继续下落到低层后又由于环境温度的降低而冷却形成过冷水滴，再降落到地面，就形成冻雨。

冻雨以山地和湖区多见；我国南方多、北方少；潮湿地区多而干旱地区少；山区比平原多，高山最多。据统计，江淮流域的冻雨天气，淮河以北2~3年一遇，淮河以南7~8年一遇。但在山区，山谷和山顶差异较大，山区的部分谷地几乎没有冻雨，而山势较高处几乎年年都有冻雨发生。

（二）冻雨形成的危害

冻雨风光值得观赏，但它毕竟是一种灾害性天气，它所造成的危害是不可忽视的。公路交通因地面结冰而受阻，交通事故也因此增多。大面积田地结冰，会冻坏返青的冬麦，或冻死早春播种的作物幼苗。另外，冻雨还能大面积地破坏幼林、冻伤果树等。

冻雨大量冻结积累后能压断电线和电话线，严重的冻雨会把房子压坍。飞机在有过冷水滴的云层中飞行时，机翼、螺旋桨会积水，影响飞机空气动力性能可能造成失事。

二、遇灾后的处置措施

当冻雨发生时，要及时把电线、电杆、铁塔上的积冰敲刮干净；在机场，要及时清理跑道和飞机上的积冰；对于公路上的积冰，及时撒盐融冰，并组织人力清扫路面。如果发生事故，应当在事发现场设置明显标志。在冻雨天气里，人们应尽量减少外出，如果外出，要采取防寒保暖和防滑措施，行人要注意远离或避让机动车和非机动车辆。司机朋友在冻雨天气里要减速慢行，不要超车、加速、急转弯或者紧急制动，应及时安装轮胎防滑链。

⚐ 小 结

1. 了解常见自然灾害形成的原因及危害。
2. 掌握各类自然灾害发生时的逃生与自救技能。

3．熟练掌握自然灾害中紧急救护的相关知识。

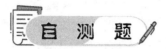

一、名词解释

    1．自然灾害 2．洪水 3．山体滑坡

二、简答题

    1．地震造成的危害包括哪几种类型？

    2．在户外遇到地震时，应如何逃生？

    3．遇到洪水时，应怎样做自我防护？

4．遇到山体滑坡时，应如何逃生？

5．遇到雷电天气时，应注意哪些问题？

6．应对高温的措施有哪些？

7．雾霾的危害包括哪些方面？

8．遇到冻雨的处置措施有哪些？

第9章 意外伤害应急救助

意外伤害是指无意识、意料之外的突发事件造成的人体或心理伤害。随着我国社会经济生活的蓬勃发展,意外伤害也随之频发,特别是大学生这一特殊群体。大学生喜欢户外运动,再加上网络时代对其生活方式的影响,大学生成为意外伤害的高发人群。意外伤害事故的发生,给大学生、家庭、学校和社会带来极大的伤害,是影响校园和谐与稳定的重要原因。做好大学生意外伤害的预防与干预,维护大学校园的教学和生活秩序,是保障大学生身心健康的一项重要的工作。假如你是一名大学生,在学习或生活中,目睹意外伤害事故的发生,你是否迫切希望自己具有力揽狂涛的救助能力呢?如果组织体验野外生活,遇到突发事故,你是否懂得如何去恰如其分地处理呢?在这一章,我们将学习并讨论一些意外伤害的应急救助知识,以备急需。

第1节　生活中的应急救助

案例 9-1

　　学校开春季运动会,同学们热情似火,踊跃参加。运动场上运动健儿们你不让我,我不让你,尽显飒爽英姿,在田径赛项上每个冲刺都带给人们无尽的欢呼。小周眼看就要完成最后一个跨栏,夺得这个赛项的冠军,可是就在最后一跨时,没能跨过跌倒在栏前。小周膝盖上大片皮肤破损,鲜血直流,右前臂在跌倒时往下撑地发出骨骼断裂声,当即晕倒在地。
问题: 若你是一位救助志愿者,你认为小周当前出什么问题了?应该怎么处理?

一、应急救护常识

(一)心肺复苏术

心肺复苏术是针对呼吸、心跳突发停止的患者所采取的应急抢救措施,即用心脏按压或其他方法形成暂时的人工循环,恢复心脏自主搏动和血液循环,用人工或简单器具协助呼吸代替自主呼吸,以达到恢复苏醒和挽救生命的目的。复苏的最终目的是脑功能的恢复。

如果人的心跳、呼吸停止时间超过 4~6 分钟,脑细胞就有可能出现不可逆性死亡,因此必须在 4~6 分钟内维持心跳呼吸,保证人体重要脏器的基本血液和氧气供应。抢救每延迟 1 分钟,抢救成功率就会下降 10%,现场立即实施有效的心肺复苏术可以提高抢救的成功率。

现场抢救步骤(图 9-1)如下。

第一步:评估患者。

1. 判断患者的意识

用双手轻拍患者双肩,问:"同志,醒醒……"确认患者意识是否丧失,若无应答,应立即呼救("来人啊! 我是×××!",并请求旁边专人拨打120! 有条件的可用除颤仪,请求旁人协助)。

2. 判断呼吸

解开上衣看——患者胸部有无起伏;听——有无呼吸音;感觉——口鼻有无出气,约 5 秒,确认呼吸停止(准备抢救车和除颤仪)。

3. 判断有无颈动脉搏动

用右手的中指和食指从气管正中环状软骨(喉结部位),旁开两指,至胸锁乳突肌前缘凹陷

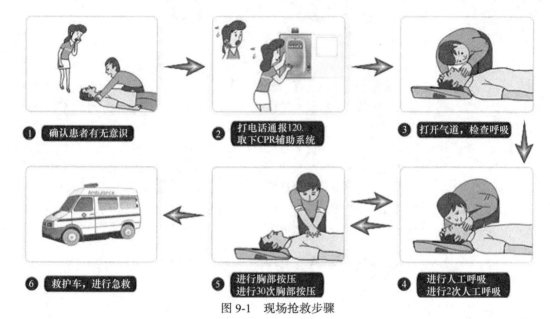

① 确认患者有无意识

② 打电话通报120, 取下CPR辅助系统

③ 打开气道，检查呼吸

⑥ 救护车，进行急救

⑤ 进行胸部按压 进行30次胸部按压

④ 进行人工呼吸 进行2次人工呼吸

图 9-1　现场抢救步骤

处，确认无搏动（数 10 秒）。立即进行心肺复苏术。

复苏体位为：去枕平卧、背部垫硬板、松解裤带。

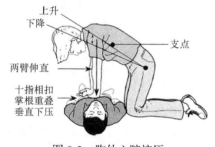

上升

下降

支点

两臂伸直

十指相扣 掌根重叠 垂直下压

图 9-2　胸外心脏按压

2．开放气道

患者置于仰卧位，判断无义齿，头偏向一侧，清理口鼻分泌物，头复位，使用仰头抬颌法，开放气道。

3．人工呼吸

（1）口对口人工呼吸：吹气时捏住患者鼻子，呼气时松开，吹气见胸廓抬起即可，嘴包严患者的口部。

（2）应用简易呼吸器：连接氧气，氧流量为 10 升/分，一手以"CE"手法固定面罩，另一手挤压简易呼吸器，每次送气 400～600 毫升，频率为 8～10 次/分。

CPR 操作要点：按压与人工比例为 30∶2，持续进行 5 周期 2 分钟 CPR（从心脏按压开始至送气结束），再次判断效果，时间不超过 10 秒。

第二步：行心肺复苏术（CPR）。

1．首先行胸外心脏按压（图 9-2）

按压部位为两乳头连线中点（胸骨中下 1/3 交界处），用左手掌跟紧贴患者的胸部，两手重叠、手指相扣，左手五指翘起，双肘关节伸直，用上身重量垂直下压；按压 30 次。

说明：按压和放松时间为 1∶1，按压频率为 100～120 次/分，按压深度为 5～6 厘米，对儿童及婴儿的按压幅度至少为胸部前后径的 1/3。

第三步：判断复苏是否有效。

可扪及颈动脉搏动；收缩压达 60 毫米汞柱以上；瞳孔由大缩小；对光反射恢复；口唇指甲由紫绀变红润；自主呼吸恢复。

结束后，整理患者，密切监测患者生命体征变化。

（二）创伤急救基本知识

1. 止血

止血目的：控制出血，保存有效的血容量，防止发生休克，挽救生命。

止血方法如下：

（1）加压包扎：非较大动脉出血的尽可能不用止血带，尽量采取加压包扎。

（2）止血带：用橡皮管止血带要注意捆扎部位的重要神经。上臂止血带不要扎在中、下 1/3 段，应扎在上 1/3 段；下肢止血带应扎在大腿中、下 2/3 段。在前臂和小腿扎止血带起不到止血效果，还可能加重出血。扎止血带持续时间不能超过 1 小时。

（3）体表手指压迫止血法：用手指或手掌压迫相应动脉点止血（图 9-3）。

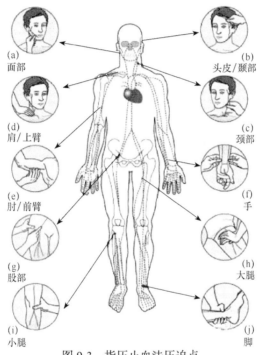

图 9-3　指压止血法压迫点

2. 包扎

包扎的目的：保护伤口，防止进一步被污染，减少感染机会；减少出血，预防休克；保护内脏和血管、神经、肌腱等重要组织。

（1）绷带包扎方法（图 9-4）

1）环形包扎法：适用于额部、手腕和小腿下部粗细均匀的部位。

2）螺旋形包扎法：用于肢体粗细相差不多的部位，如上臂、大腿下段和手指。

3）转折包扎法：用于包扎前臂、大腿和小腿等粗细相差较大的部位。

4）"8"字包扎法：适用于关节部位包扎。

5）大悬臂带：用于上肢损伤，但锁骨和肱骨骨折不能使用。

6）小悬臂带：用于锁骨和肱骨骨折。

（2）三角巾包扎法：对较大创面、固定夹板、手臂悬吊等伤员，需应用三角巾包扎法。

1）普通头部包扎。先将三角巾底边折压，把三角巾底边放于前倾拉到脑后，相交后先打一

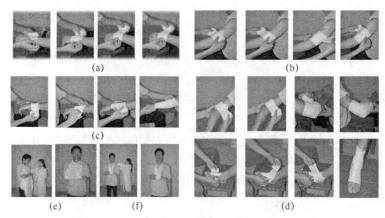

图 9-4　绷带包扎方法

（a）环形包扎法；（b）螺旋形包扎法；（c）转折包扎法；（d）"8"字包扎法；（e）大悬臂带；（f）小悬臂带

半结，再绕至前额继续打结（图 9-5）。

　　2）头顶帽式包扎。将三角巾顶角和底边中央各打一结成风帽状。顶角放于额前，底边结放在后脑勺下方，包住头部，两角往面部拉紧向外反折包绕下颌。①将三角巾的底边缝成约两横指宽，边缘置于伤员前额齐眉，顶角向后位于脑后（图 9-6）。②三角巾的两底角经两耳上方拉向头后部交叉并压住顶角，再绕回前额相遇打结（图 9-7）。③顶角拉近，掖入头后部交叉处内（图 9-8）。

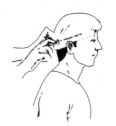

图 9-5　普通头部包扎

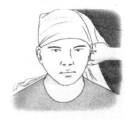

图 9-6　三角巾边缘置于伤员前额齐眉

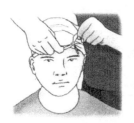

图 9-7　三角巾绕回前额打结

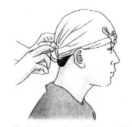

图 9-8　三角巾掖入头后部交叉处内

　　3）普通面部包扎。将三角巾顶角打一结，适当位置剪孔（眼、鼻处）。打结处放于头顶处，三角巾罩于面部，剪孔处正好露出眼、鼻；三角巾左右两角拉到颈后并在前面打结（图 9-9）。

　　4）肩部包扎（图 9-10）。①三角巾折叠成燕尾式，燕尾夹角约 90°，大片在后压小片，放于肩上。②燕尾夹角对准侧颈部。③燕尾底边两角包绕上肩上部并打结。④拉紧两燕尾角，分别经胸、背部至对侧腋下打结。

　　5）胸部包扎（图 9-11）。将三角巾顶角向上，贴于局部，如左胸受伤，则顶角放在右肩上，底边扯到背后在后面打结，再将左角拉到肩部与顶角打结。背部包扎与胸部包扎相同，位置相反，结打于胸部。①三角巾折叠成燕尾式，燕尾夹角约 100°，置于胸前，夹角对准胸骨上凹。②两

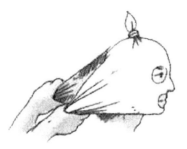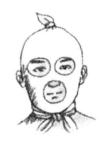

图 9-9　普通面部包扎

燕尾角过肩于背后，将燕尾顶角系带，围绕胸部并在背后打结。③将一燕尾角系带拉紧绕横带后上提再与另一燕尾角打结。④背部包扎时，把燕尾巾调到背部即可。

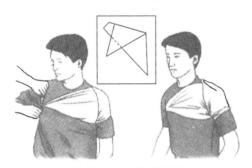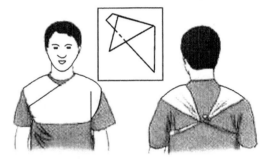

图 9-10　肩部包扎　　　　　　　　　图 9-11　胸部包扎

6）腹部包扎。三角巾底边向上，顶角向下横放在腹部。两底角围绕到腰部后打结。顶角由两肋间拉向后面与两底角在连接处打结（图 9-12）。

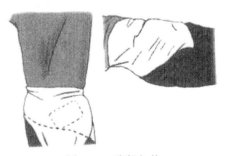

3．固定

（1）各部位的固定方法

1）颈椎固定：可用颈托、充气领圈固定。现场急救时，使伤员平卧，头部中立位，头两侧置支撑物，用布带固定，勿使头转动。

2）胸腰椎骨折：平卧在木板上，躯干用 2～3 根布

图 9-12　腹部包扎

带固定在担架上。

3）骨盆骨折：平卧在木板上，用宽布带横跨两侧髂嵴固定在担架上。

4）股骨骨折：要用上、下超关节木板固定，上段固定到腰部，下段固定到踝关节。突发交通事故、工伤事故，现场急救无固定材料时可就地取材，因陋就简。如果实在找不到固定材料可将健侧下肢与断肢捆扎在一起。

5）小腿骨折：搬运前临时固定比较容易，可用硬纸板、三夹板或小木条固定。开放性骨折断端穿出皮外时，不要把骨折端推回到伤口内。

6）肱骨骨折：肱骨伸直型髁上骨折易伤及肱动脉，中下 1/3 交界处骨折易伤及桡神经。上 1/3 段骨折要用超肩夹板固定，中、下段骨折在固定上臂的同时要固定前臂，伸直型髁上骨折压迫肱动脉时要立即手术。

7）前臂骨折：作为临时固定，可用前臂夹板、纸板，用 16 开的杂志也可以。

8）手指固定：应处于功能位，特殊情况例外。不要扎得太紧，以免影响血运。

（2）固定注意事项

1）固定材料要平整，被固定的肢体要缠上柔软的衬垫，以防皮肤受压。

2）固定松紧要适当，太松易滑脱起不到固定作用，太紧影响血运，特别是小腿和前臂，伤后肿胀加之固定太紧易导致骨筋膜室综合征和伏克曼氏挛缩。

4. 搬运

创伤急救中的搬运包括如何将伤病员从受伤的现场搬出，以及现场救护后如何搬运到救护车或其他运送工具内的过程。如搬运方法不当，容易加重伤员痛苦，加重损伤，甚至致残、致死。

（1）徒手搬运方法：此方法一般用于搬运距离较近，伤情较轻，无骨折伤员的搬运。

1）拖行法：现场环境危险，必须将伤员转移到安全区域，且不能使用其他方法时采用此法。拖行法可分为腋下拖行和衣服下拖行两种。

2）扶行法：适用于伤势轻微，并能行走的伤员。

3）抱持法：适用于儿童或体重较轻的伤员。

4）爬行法（图9-13）：适用于在狭小空间或火灾烟雾现场的伤员。

5）平托式（图9-14）：适用于骨盆骨折、脊柱骨折的伤员。

6）背负法：适用于清醒、伤势轻、体重较轻的伤员。注意：昏迷、骨折或有胸腹部严重创伤的伤员禁用。

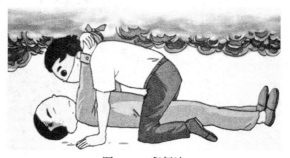

图9-13　爬行法

（2）担架搬运方法：可以现场自制的担架有木板、椅子、竹竿、毛毯、绳索、衣物担架等。

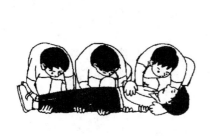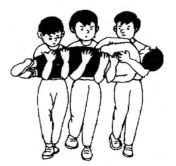

图9-14　平托式

搬运要点：将伤员固定在担架上，头部向后，以便观察伤员病情变化；抬担架者步调一致，搬运过程中维持伤员水平状态。

担架搬运方法主要包括铲式担架搬运、脊柱固定搬运、毛毯搬运（图9-15）等。

二、窒息的处理

（一）异物误吸

吸入异物是最常见的气道梗阻原因，也就是常说的误吸。其中，老年人和孩子的发生概率更高。日常引起气道梗阻的主要异物有糖果、果冻、花生、葡萄、面条、黄豆、纽扣等。

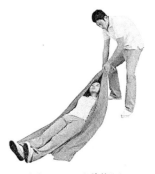

图 9-15　毛毯搬运

发生气道梗阻后，误吸者多表现出剧烈的咳嗽或者呕吐，伴有呼吸困难。如果吸入的物体较大，误吸者常会因为极度痛苦，不由自主地将拇指和食指呈"V"形紧贴于颈前喉部。这个时候，误吸者可能还会出现面部、口唇青紫发绀的症状。症状重的可能不能说话、不能咳嗽、不能呼吸、面色灰暗、昏迷倒地，直至死亡。

如果来不及到医院，最为有效的方法是采用海姆立克急救手法（图 9-16）。其操作要点是冲击吸入异物者的腹部及膈下的软组织，以此产生向上的压力，进而挤压肺部的残留气体形成向上的气流，使堵在气管中的异物向外冲击。

如果有人出现了气道梗阻，施救者应站在被救者的身后，用双手环绕患者腰间，一手握拳置于其脐上两横指处，另一手握紧拳放在这只手上，紧抱误吸者，利用拳头的冲击力向后、向上挤压其腹部，直到将吸入物挤至口腔。

如果是婴幼儿发生了气道梗阻，则要采取背部叩击法（图 9-17）。操作要点是用一只胳膊支撑婴幼儿，使其面朝下并呈头低脚高姿势。另一只手在孩子背部两肩胛骨之间拍击 5～6 次后，再托住颈部将孩子翻转成仰面头低脚高姿势，用食、中指按压其胸骨下端 5～6 次。反复进行拍背及压胸直至异物咳出。

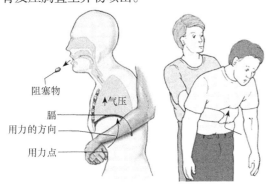

阻塞物
气压
膈
用力的方向
用力点

图 9-16　海姆立克急救手法

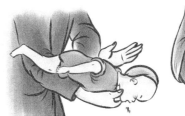
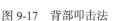

图 9-17　背部叩击法

如果是自己误吸了异物，身边没有他人，就应尽快实施自救。具体方法是一手握拳，将拇指侧置于腹部肚脐正上方两指，另一手紧握住此拳，双手同时快速向内、向上冲击 5 次以上，或者将上腹部压在坚硬物上，如桌边、椅背或栏杆处，连续向内、向上冲击，重复操作直到异物吐出。

（二）溺水

溺水又称淹溺，是人淹没于水或其他液体介质中并受到伤害的状况。人淹没于水中，由于呼吸道被水、污泥、杂草等杂质阻塞，喉头、气管发生反射性痉挛，引起窒息和缺氧，称为溺水。

（1）溺水：常发生在以下情景。

1）水边玩耍，下水摸鱼虾，捡落入水中的物品；

2）游泳时抽筋或在水中打闹；

3）有时因潜入到浅水而造成头部损伤或心脏病发作或中风引起意识丧失；

4）井边打水不慎落入井中，雨天掉入沟坑、河道；

5）贸然下水救人；

6）偶有投水自杀者，意外事故如遇有洪水、船只沉翻等也是重要原因。

淹溺患者表现神志丧失、呼吸停止及大动脉搏动消失，处于临床死亡状态。其皮肤发绀，颜面肿胀，球结膜充血，口鼻充满泡沫或泥污；腹部膨隆，四肢厥冷。

（2）溺水的急救措施：需注意以下方面。

1）迅速检查患者。包括意识检查、呼吸心搏检查、外伤检查；对于发生溺水的患者，无论当前情况如何，都应去医院进一步诊疗，在救援的同时呼叫救护车或迅速送患者去医院，并在途中密切观察。

2）对意识清醒患者的救援。保暖措施，脱去患者的湿衣服，擦干身体表面的水，换上干衣服，以减少体表水分蒸发带走热量。有条件时可用毛毯等物包裹身体保暖，还可充分按摩四肢，促进血液循环，并可酌情给予热饮料。

3）对意识丧失但有呼吸心跳患者的现场急救。此时除保暖外，对于呼吸微弱同时有发绀表现的患者可以采取口对口人工呼吸。对呼吸正常的患者要保持呼吸道通畅，应使患者成为稳定侧卧位，这样可以防止患者因呕吐物造成呼吸道堵塞的发生。

4）有心跳无呼吸患者的现场急救。需要立即实施心肺复苏。

5）无心搏患者的现场急救。实施心肺复苏。

（三）电击

一定量的电流或电能量（静电）通过人体引起不同程度的组织损伤或功能障碍，甚至发生死亡，这种现象称为电击。

电击的常见原因是人体直接接触电源，或在高电压和超高压电场中，电流或静电电荷经空气或其他介质电击人体。意外电击常发生于违反用电操作规程者。雷击常见于农村旷野。

触电后，轻者出现痛性肌肉收缩、惊恐、面色苍白、头晕头痛、心悸等；重者可导致严重的非自主的肌肉收缩，癫痫发作，心室纤维震颤或因中枢神经系统损伤或肌肉麻痹所致的呼吸停止。触电者的皮肤可呈现界限分明的电灼伤并且深及下深部组织，高压电可引起电流的电源点与接地点之间的肌肉或其他内部组织的凝固坏死；脱臼，脊椎或其他骨折，钝伤或神态丧失可因强烈的肌肉收缩或继发于电休克（如电流使人惊吓而摔倒）所致。

电击的急救处理步骤：第一步为拉开电闸，切断电源，使触电者脱离电源。应用干燥的木器、竹竿、扁担、橡胶制器、塑料制品等不导电物品将触电者与电线或电器分开，或用木制长柄的刀斧砍断带电电线。若可能为高压电线，则在切断电源前最好不要去接近触电者。

第二步立即施行心、肺、脑复苏：触电者脱离电源后应立即检查触电者的心肺情况。触电者往往昏迷，呼吸停止或不规则，心搏停止或减弱。对呼吸已停止者，救助者应立即施行持续的人工呼吸。触电者已发生心搏骤停但尚有呼吸者，应立即进行胸外心脏按压。

三、运动伤害处理

（一）软组织挫伤

软组织挫伤系指人体运动系统皮肤以下骨骼之外的肌肉、韧带、筋膜、肌腱、滑膜、脂肪、关节囊等组织以及周围神经、血管的不同情况的损伤。当软组织受到钝性或锐性暴力损伤时，可以引起局部软组织，包括皮肤、皮下组织、肌肉（其中包含有神经、血管和淋巴组织）的挫伤或

（和）裂伤。

软组织挫伤多因扭、挫、跌扑或撞击，造成机体局部皮下软组织受伤。

软组织挫伤常表现为：疼痛，其疼痛程度与暴力的性质和程度，受伤部位神经的分布及炎症反应的强弱有关；肿胀是因局部软组织内出血或（和）炎性反应渗出所致；肢体功能或活动的障碍；据损伤的暴力性质和程度可以有不同深度的伤口或皮肤擦伤等。

软组织挫伤通常可以镇痛、理疗、制动等方法治疗。在受伤 24 小时内，局部可用冷敷，可以使皮毛血管收缩，组织水肿消退，起到止血、消肿、止痛的作用。采用早期敷药方法治疗，是中医伤科治疗的特色之一。患者往往在敷药后就能即时消肿止痛。敷药时的绷带固定，不仅能保持关节与受伤韧带松弛的位置，暂时限制肢体活动，还有利于损伤韧带的修复，大大缩短了治疗时间。

（二）气胸

气胸是指气体进入胸膜腔，造成积气状态。气胸多因肺部疾病或外力影响使肺组织和脏层胸膜破裂，或靠近肺表面的细微气肿泡破裂，肺和支气管内的空气逸入胸膜腔。严重者可危及生命，及时处理可治愈。

诱发气胸的因素为剧烈运动、咳嗽、提重物或上臂高举、举重运动、用力解大便和钝器伤等。当剧烈咳嗽或用力解大便时，肺泡内压力升高，致使原有病损或缺陷的肺组织破裂引起气胸。

典型症状为突发性胸痛，继之有胸闷和呼吸困难，伴有刺激性咳嗽。这种胸痛常为针刺样或刀割样，持续时间很短暂。刺激性干咳因气体刺激胸膜所致。大多数起病急骤，气胸量大，若伴肺部原有病变者，则气促明显。部分患者在气胸发生前有剧烈咳嗽、用力屏气大便或提重物等诱因，但不少患者在正常活动或安静休息时发病。

气胸患者应绝对卧床休息，充分吸氧，尽量少讲话，使肺活动减少，以利于气体吸收和肺的复张。此方法适用于首次发作，不伴有呼吸困难者。呼吸困难明显、肺压缩程度较重的患者，可用排气疗法，行胸膜粘连术等。

（三）骨折

骨折是指骨结构的连续性完全或部分断裂。患者常为一个部位骨折，少数为多发性骨折。经及时恰当处理，多数患者能恢复原来的功能，少数患者可遗留不同程度的后遗症。

发生骨折的主要原因如下。

（1）直接暴力：暴力直接作用于骨骼某一部位而使受伤部位发生骨折，常伴不同程度软组织损伤。如车轮撞击小腿，于撞击处发生胫腓骨骨干骨折。

（2）间接暴力：通过纵向传导、杠杆作用或扭转作用使远处发生骨折。如从高处跌落足部着地时，躯干因重力关系急剧向前屈曲，胸腰脊柱交界处的椎体发生压缩性或爆裂骨折。

（3）积累性劳损：长期、反复、轻微的直接或间接损伤可致使肢体某一特定部位骨折，又称疲劳骨折，如远距离行走易致第二、三跖骨及腓骨下 1/3 骨干骨折。

骨折患者的典型表现是伤后出现局部变形、肢体等出现异常运动、移动肢体时可听到骨擦音。此外，还表现为伤口剧痛，局部肿胀、淤血，伤后出现运动障碍。

治疗骨折的最终目的是使受伤肢体最大限度地恢复功能。因此，在骨折治疗中，由专科医师实施复位、固定、功能锻炼这三个基本原则十分重要。

（四）关节脱位

关节脱位也称脱臼，是指构成关节的上下两个骨端失去了正常的位置，发生了错位。

关节脱位多因暴力作用所致，以肩、肘、下颌及手指关节最易发生脱位。临床上可分损伤性脱位、先天性脱位及病理性脱位等几种情形。

关节脱位的表现：一是关节处疼痛剧烈、周围肿胀，可有血肿；二是关节的正常活动丧失，出现功能障碍；三是关节部位出现畸形。

治疗原则：伤后在麻醉下尽早手法复位，适当固定，以利软组织修复；及时活动，以恢复关节功能。

治疗步骤：①复位。以手法复位为主。②固定。复位后，将关节固定在稳定的位置上，固定时间为 2～3 周。③功能锻炼。固定期间，应经常进行关节周围肌肉的舒缩活动和患肢其他关节的主动运动，以促进血液循环、消除肿胀；避免肌肉萎缩和关节僵硬。

（五）肌肉拉伤

因肌肉主动强烈的收缩或被动过度的拉长所造成的肌肉微细损伤、肌肉部分撕裂或完全断裂，称为肌肉拉伤。

在体育运动中，由于准备活动不当，某部位肌肉的生理机能尚未达到适应运动所需的状态；训练水平不够，肌肉的弹性和力量较差；疲劳或过度负荷，使肌肉的机能下降、力量减弱、协调性降低；错误的技术动作或运动时注意力不集中，动作过猛或粗暴；气温过低湿度太大，场地或器械的质量不良等，都可以引起肌肉拉伤。

肌肉拉伤后，拉伤部位剧痛，用手可摸到肌肉紧张形成的索条状硬块，触疼明显，局部肿胀或皮下出血，活动明显受到限制。

肌肉拉伤后，要立即进行冷处理，用冷水冲局部或用毛巾包裹冰块冷敷，然后用绷带适当用力包裹损伤部位，防止肿胀。在放松损伤部位肌肉并抬高伤肢的同时，可服用一些止疼、止血类药物。24～48 小时后拆除包扎。根据伤情，可外贴活血和消肿胀药物，适当热敷或用较轻的手法对损伤局部进行按摩。怀疑有肌肉、肌腱完全断裂者，应在局部加压包扎、固定患肢后，立即送医院确诊，必要时还要接受手术治疗。

（六）运动后肌肉酸痛

运动后肌肉酸痛指长时间没有进行运动而突然进行运动时或者是一次剧烈运动后，感觉到身体肌肉酸痛难忍。

肌肉剧烈运动时氧气供应不足，靠肌糖元无氧分解释放能量供肌肉收缩。肌糖元无氧分解时可产生一种叫做乳酸的酸性代谢产物，如果不能及时排出，乳酸就在肌肉和血液中累积。人体组织在缺血、缺氧和酸性物质的刺激，以及运动引起的肌肉本身的损伤或肌肉痉挛等因素作用下，都会导致肌肉酸痛。

肌肉酸痛的防治措施如下：

（1）在刚开始锻炼时，运动量应由小到大、由慢到快，循序渐进，不可进行爆发式运动，否则坚持时间久了，乳酸就会堆积。

（2）在开始运动前就应该做好热身准备，拉拉韧带、拍拍肌肉等。

（3）当出现肌肉酸痛时，可适当地减少局部肌肉的运动，可采用变换肢体练习的方式，缓解局部肌肉的酸痛和消除疲劳，如从开始的长跑换成引体向上等。

（4）运动完，比如长跑完，不要立马坐着不动，最好慢步走半圈，调整气息，缓解肌肉紧绷。

（5）回到宿舍后，让身边的人帮忙按捏肌肉；或者用热毛巾敷酸痛的肌肉。这样做可以加速血液循环，加速乳酸代谢。

（6）洗个热水澡，放松身心，但是一定要先休息一会再去洗澡，不要运动完就立即洗澡。

（7）在饮食上多吃蔬菜、碱性食物，以中和酸性。

（8）针对于那些长时间未锻炼因突然运动而感到肌肉酸痛的，建议多加强平时锻炼。

四、晕厥症的处理

（一）晕厥

晕厥（昏厥）是指由于一时性广泛性脑供血不足所致的短暂意识丧失状态，发作时的患者因肌张力消失不能保持正常姿势而倒地。一般为突然发作，迅速恢复，少有后遗症。意识丧失时间一般为 20～30 秒。

1. 病因

（1）单纯性晕厥，由空腹、疼痛、恐惧、失眠、疲劳、情绪紧张所引起（较为常见）。

（2）体位性低血压，如人由蹲位立即变成站位。

（3）低血糖。

（4）重症贫血。

（5）心脑血管疾病。

2. 现场判断

（1）晕厥。一时性意识丧失，但可迅速恢复。

（2）昏迷。意识丧失时间较长，恢复较难。

（3）休克。休克早期无意识障碍，周围循环衰竭征象较明显而持久。压迫前臂或下垂前臂，若手臂静脉怒张鼓起则是晕厥，否则是休克。压迫指甲背部 3 秒，放松，若血色恢复则是晕厥，否则是休克。

3. 急救处理

（1）保持室内空气新鲜，放松衣领、腰带，促醒（掐人中；嗅清凉油、风油精）。

（2）醒后根据疾病史处理。

（3）如有外伤及时止血包扎。

4. 救治的有效指标

（1）意识逐渐清醒。

（2）头晕，恶心和脸色苍白好转。

（3）全身酸软好转。

5. 预防措施

保持良好的生活方式。慢性疾病患者定期随访。随身携带急救药品。

6. 注意事项

（1）未明确情况前，不可剧烈摇晃意识不清的患者。

（2）患者发生不明原因的晕厥，意识不能迅速恢复时，必须呼叫 120。

（3）救助者要注意观察患者，如心脏、呼吸骤停，则行心肺复苏。

小结：晕厥休克莫混淆，领口放松要记牢，低糖补充糖饮料，休克致命勿小瞧。

（二）癔症

癔症也称歇斯底里症，是神经官能症的一种类型。

常见原因有精神刺激、心理素质、遗传因素、其他易感因素（如文化水平低、迷信观念重，以及完全依赖丈夫供养的妇女，或是青春期、更年期的妇女）。

癔症的表现可谓多种多样，既可有运动、感觉等障碍的类似神经系统疾病的症状，又可有各种内脏病变的类似各科疾病的症状，也可有短期发作的精神症状（变态心理症状）。

1. 癔症的分类

根据不同的情况，可将癔症分为两种类型。

（1）癔症性精神障碍：癔症性精神障碍的症状多种多样，但其症状呈现尽情发泄和表演的特点，使人印象很深，有的亦可出现许多幼稚性动作、行为，甚或离家出走、到处游荡等。具有情感反应强烈、表情夸张、寻求别人经常注意和自我中心等表演性人格特征的人在受到挫折、出现心理冲突或接受暗示后容易产生癔症。

（2）癔症性躯体障碍：癔症性躯体障碍包括感觉障碍、运动障碍、躯体化障碍。

2. 癔症的治疗

癔症的治疗主要是保持镇静，将患者安置在肃静的房间，不要惊慌喧嚷。尤其不能谈论病的轻重，免得患者听了更不容易恢复常态。

用语言暗示，对患者进行诱导，告诉患者此病不要紧，慢慢就会好的。忌让过多的人前来看望患者，这样会使暗示达不到预期的效果。

必要时可以吃点医生开的镇静药，也可吸入氨液，或给予适当的针灸，并让其安静入睡。

（三）癫痫

癫痫俗称"羊角风"或"羊癫风"，是大脑神经元突发性异常放电，导致短暂的大脑功能障碍的一种慢性疾病。

癫痫的病因复杂多样，包括遗传因素、脑部疾病（先天性脑发育异常、颅内感染、颅脑外伤、脑血管病、变性疾病）、全身或系统性疾病（缺氧、代谢性疾病、内分泌疾病、心血管疾病、中毒性疾病）等。

癫痫发作的表现复杂多样，可表现为发作性运动，感觉、自主神经、意识及精神障碍（图 9-18）。

有先兆发作的患者应及时告知家属或周围人，有条件时可将患者扶至床上，来不及者可顺势使其躺倒，防止意识突然丧失而跌伤，迅速移开周围硬物、锐器，减少发作时对身体的伤害。迅速松开患者衣领，使其头转向一侧，以利于分泌物及呕吐物从口腔排出，防止流入气管引起呛咳窒息。不要向患者口中塞任何东西，不要灌药，防止窒息。不要去掐患者的人中，这样对患者毫无益处。不要在患者抽搐期间强制性按压患者四肢，过分用力可造成骨折和肌肉拉伤，增加患者的痛苦。癫痫发作一般在 5 分钟之内可以自行缓解。如果连续发作或频繁发作时应迅速把患者送往医院（图 9-19）。

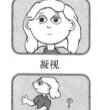

凝视　　　　咀嚼　　　　摸索

漫无目的　　颤抖　　　　胡言乱语

图 9-18　癫痫常见症状

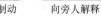

不要强行制动　　向旁人解释　　阻挡可能的环境伤害

轻声安抚　　　记录发作时间　　保持在患者身旁
直至发作结束

图 9-19　癫痫处理步骤

（四）低血糖

低血糖是一组多种病因引起的以静脉血浆葡萄糖（简称血糖）浓度过低（成年人空腹血糖浓

度低于 2.8 毫摩尔/升，糖尿病患者血糖值不大于 3.9 毫摩尔/升），临床上以交感神经兴奋和脑细胞缺氧为主要特点的综合征。

临床上反复发生空腹低血糖症提示有器质性疾病，如内源性胰岛素分泌过多、药物性、重症疾病、胰岛素拮抗激素缺乏、胰外肿瘤；餐后引起的反应性低血糖症，多见于功能性疾病，如糖类代谢酶的先天性缺乏、特发性、滋养性、2 型糖尿病早期。

低血糖呈发作性，时间和频率随病因不同而异，症状千变万化。通常表现为出汗、饥饿、心慌、颤抖、面色苍白等，严重者还可出现精神不集中、躁动、易怒甚至昏迷等。

低血糖治疗包括两方面：一是解除低血糖症状，二是纠正导致低血糖症的各种潜在原因。对于轻中度低血糖，口服糖水、含糖饮料，或进食糖果、饼干、面包、馒头等即可缓解。对于药物性低血糖，应及时停用相关药物。神志不清者，切忌喂食以免呼吸道窒息。

（五）中暑

中暑是指长时间暴露在高温环境中或在炎热环境中进行体力活动引起机体体温调节功能紊乱所致的一组临床症候群。

中暑原因有环境因素，如在高温作业的车间工作、农业及露天作业；个人体质因素，如家族性皮肤遗传疾病，引起散热困难，或因周围循环不足，引起虚脱或短暂晕厥。

中暑表现为：先兆中暑、轻症中暑者口渴、食欲不振、头痛、头昏、多汗、疲乏、虚弱、恶心及呕吐，心悸、脸色干红或苍白、注意力涣散、动作不协调，体温正常或升高等；重症中暑包括热痉挛、热衰竭、热射病等，表现症状轻重各不相同。

中暑的治疗包括停止活动并在凉爽、通风的环境中休息，也可服用仁丹、十滴水、藿香正气水等中药。此外，患者应躺下，抬高下肢 15～30 厘米，用湿的凉毛巾放置于患者的头部和躯干部以降温，或将冰袋置于患者的腋下、颈侧和腹股沟处。30 分钟内患者情况没有改善，则寻求医学救助。

五、中毒的处理

（一）中毒的相关知识

当外界某化学物质进入人体后，与人体组织发生反应，引起人体发生暂时或持久性损害的过程称为中毒。凡能引起中毒的物质统称为毒物。毒物包括化学性毒物和生物性毒物两大类，前者为化学物质如药物、工业毒物、军用毒物等，后者又分为动物性毒物（蛇毒、河鲀毒素等）和植物性毒物（如苦杏仁、毒蘑菇等）。

1. 病因及分类

生活中的中毒有意外中毒、他杀中毒（投毒）、自杀中毒、滥用药物导致的中毒以及环境污染导致的中毒。在临床上可以分为急性中毒（毒物进入体内后 24 小时内发病）、慢性中毒（毒物进入体内后 2 个月后发病）、亚急性中毒（介于急性和慢性中毒之间）。其中急性中毒起病突然，病情发展快，可能很快危及患者生命，必须尽快甄别并采取紧急救治措施。

2. 毒物进入体内的途径

（1）经口进入体内：①误服毒物；②遭到投毒；③主动服毒（自杀）。

（2）经呼吸道进入体内：吸入毒气或含毒的气溶胶（空气中悬浮的微粒）。由于人的气体交换面积很大（60～120 平方米），毒物能在短时间大量进入体内，故经呼吸中毒者往往病情危重，危险性大。

（3）经皮肤、黏膜进入体内：皮肤有破损；毒物在皮肤上长时间停留，特别是脂溶性毒物；天热出汗时皮肤毛孔扩张。黏膜是薄弱环节，一旦染毒则毒物容易进入体内。

（4）经注射进入体内：①吸毒者自己为自己注射；②医疗意外，误将错误种类或剂量的药物注入患者体内。

3．现场自救

（1）不要贸然进入中毒现场。进入中毒现场前应做详细的环境危险评估，同时做好防护准备。

（2）迅速帮助患者脱离中毒环境。如对一氧化碳中毒的患者，要立即把患者移至室外或打开门窗，通风换气；对皮肤染毒者，要脱去染毒衣物并用大量清水反复冲洗患者，腐蚀性毒物的冲洗时间不能少于20分钟，以消除皮肤上的残留毒物，防止毒物继续造成伤害或进入体内。

（3）减少毒物吸收及加速毒物排出。这一点尤为重要，一旦怀疑中毒，就要尽快采取排毒措施，排出的毒物越多，毒物吸收的就越少，中毒就越轻，就能保住生命。能够采取的措施主要有催吐和导泻。

（4）提供生命支持。保持患者呼吸道通畅，对昏迷者应采取稳定侧卧位，防止发生窒息；对心搏、呼吸停止者立即实施心肺复苏，在不中断心肺复苏的情况下送患者去医院。

（5）尽快送患者去医院。对于现场无法救治的急性中毒要争分夺秒地送患者去医院，千万不要耽搁，为了节省时间，很多抢救措施应在送医院的途中进行。

（6）为进一步检查提供证据。一旦怀疑是中毒，现场急救时要尽可能收集和保留可疑毒物和含毒标本，如患者身边剩下的药片及药瓶、患者的呕吐物及排泄物等，迅速送检，为患者入院后的诊断提供证据。

（二）煤气中毒

煤气中毒，即一氧化碳中毒，是指吸入过量一氧化碳引起的中毒。其中毒机理是一氧化碳与血红蛋白的亲合力比氧与血红蛋白的亲合力高200～300倍，所以一氧化碳极易与血红蛋白结合，形成碳氧血红蛋白，使血红蛋白丧失携氧的能力和作用，造成组织窒息。一氧化碳对全身的组织细胞均有毒性作用，尤其对大脑皮质的影响最为严重。

1．中毒原因

（1）生活用煤不装烟筒，或是装了烟筒但却被堵塞、漏气，从而使室内一氧化碳浓度增高。

（2）室内用炭火锅烤肉、烧烤用餐，而门窗紧闭通风不良，容易造成一氧化碳停留时间过长。

（3）火灾或爆炸之后现场会产生大量一氧化碳。

（4）冬天在门窗紧闭的小汽车内连续发动汽车，产生大量含一氧化碳的废气。

（5）煤气热水器安装使用不当，未加鼓风机，氧气含量较少。

（6）自制土暖气取暖，虽与煤炉分室而居，但发生泄漏、倒风引起煤气中毒。

（7）小区居民使用管道煤气，管道中一氧化碳浓度为25%～30%，如果管道漏气、开关不紧或烧煮中火焰被水扑灭后，煤气大量溢出而造成中毒。

（8）其他，如矿井下爆破产生的炮烟，化肥厂使用煤气为原料，以及设备故障、管道漏气等均可产生一氧化碳引起中毒。

2．中毒表现

煤气中毒时患者最初感觉为头痛、头昏、恶心、呕吐、软弱无力，当意识到中毒时，常挣扎下床开门、开窗，但一般仅有少数人能打开门，大部分患者迅速发生抽搐、昏迷，两颊、前胸皮肤及口唇呈樱桃红色，如救治不及时，会很快因呼吸抑制而死亡。

3．现场急救

（1）入室前用湿毛巾捂住口鼻，入室后立即打开门窗，将患者移至通风良好、空气新鲜的地方，注意保暖。

（2）松解衣扣，保持呼吸道通畅，清除口鼻分泌物，如发现呼吸骤停，应立即行口对口人工呼吸，并做出胸外心脏按压。

（3）立即进行针刺治疗，取穴为人中、十宣、合谷、涌泉、足三里等。轻、中度中毒者，针刺后可以逐渐苏醒。

（4）立即给氧，有条件应立即转医院高压氧舱室做高压氧治疗，尤适用于中、重度煤气中毒患者，不仅可使患者苏醒，还可减少后遗症。

六、生活方式病处理

（一）过敏性疾病

1. 荨麻疹

荨麻疹，俗称风团、风疹团、风疙瘩、风团，是各种因素致使皮肤黏膜血管发生暂时性炎性充血与大量液体渗出造成的局部水肿性损害。荨麻疹可分为急性荨麻疹、慢性荨麻疹、血管神经性水肿与丘疹状荨麻疹等。

约 75% 的患者不能找到原因，尤其是慢性荨麻疹，其可由各种内源性或外源性的复杂因子引起。常见的病因有药物、食物、感染、吸入物、物理及化学因素、遗传因素、精神因素及内分泌的改变引起的内科疾病。

患者表现为迅速出现风团，常发痒或有麻刺感。风团骤起骤消，一两小时或几小时，最多 1～2 天内自然消失，但别处常有新损害陆续出现，风团已消失处在 24 小时内一般不再发生新损害。风团消失后，皮肤恢复正常，有时有暂时色素斑的称为有色素沉着荨麻疹。

荨麻疹的治疗要迅速找到并脱离致敏原，抗组织胺药物是治疗各种荨麻疹患者的重要药物，可以控制大多数患者症状。因该药易昏倦而导致事故发生，故高空作业的工人、驾驶员等职业慎用。抗组织胺药物的种类很多，结合实际可选用扑尔敏、赛庚啶、特非那定、氯雷他定等。此外，钙剂可降低皮肤敏感性，可酌情应用于荨麻疹的防治。

2. 痤疮

痤疮是一种常见的累及毛囊皮脂腺的慢性炎症性疾病。痤疮与主要内分泌因素、毛囊皮脂腺导管角化异常、感染因素、免疫学因素、遗传、饮食、药物、胃肠功能障碍、内分泌紊乱、机械性刺激、化妆品、不良卫生习惯及某些职业等因素有关。

痤疮主要发生在面部，也可见于胸背部，只有少数患者可侵犯四肢和臀部形成泛发性痤疮。其表现为皮脂溢出、粉刺，自觉轻微痒痛，时轻时重，反复发作，青春期后逐渐缓解自愈。

痤疮治疗目的是抑制毛囊皮脂腺管异常角化、抗雄激素、减少皮脂分泌、抑制微生物增殖、抗炎等。应调整饮食结构，多吃新鲜果蔬及富含维生素的食品，少吃辛辣刺激性食物，控制脂肪和糖类饮食；禁止用手挤压；宜用温水及中性肥皂清洗颜面；避免使用油性化妆品，必要时可用粉质护肤品。

治疗痤疮可合理选用抗生素、过氧苯甲酰、维 A 酸类等外用药物。内服维生素类、维 A 酸类、锌制剂、抗生素、抗雄性激素、糖皮质激素类药物可有一定控制作用；清除粉刺、紫外线照射、激光疗法等理疗及药物面膜和石膏面膜亦可采用，蜡疗、蒸汽浴对结节性痤疮有效。

3. 湿疹

湿疹是由多种内、外因素引起的一种急性或慢性皮肤炎症，急性期往往具有渗出倾向。病因较复杂，一般认为由内在因素与外在因素相互作用导致。

过敏体质是本病的主要因素，与遗传有关，可随年龄、环境变化而改变；神经精神因素、某些食物可诱发或加重病情；内分泌、代谢及胃肠功能障碍，以及慢性感染病灶等与发病也有关系。生活环境、气候条件、外界刺激均可诱发湿疹。

根据皮损表现，湿疹可分为急性、亚急性、慢性三种类型。

急性湿疹皮损呈多形性，常融合成片，境界不清；多对称分布，自觉剧烈瘙痒。亚急性湿疹皮损范围缩小、红肿减轻、渗出减少，皮损以鳞屑、结痂为主，自觉瘙痒程度有所减轻。久治不愈者可发展为慢性湿疹。慢性湿疹可发生于体表任何部位，表现为皮肤浸润、肥厚，表面粗糙，呈棕红色或略带灰色，可有抓痕、血痂、色素沉着或色素减退；病情时轻时重，易复发，自觉瘙痒。

湿疹的治疗需详细了解病史，祛除病因；保持皮肤清洁，避免外界各种刺激如搔抓、肥皂洗、热水烫，避免辛辣刺激性食物等。

局部治疗范围小的皮损可用肤疾宁硬膏或炉甘石洗剂等。全身治疗可用抗组胺类药物及镇静药，必要时两种配合或交替使用；有合并感染时应及时选用有效抗生素。

（二）消化系统疾病

1. 胃炎

胃炎是胃黏膜炎症的统称，分为急性和慢性两类。急性胃炎分为急性单纯性胃炎、急性糜烂性胃炎、急性腐蚀性胃炎和急性化脓性胃炎。急性胃炎的病因包括理化因素、微生物感染或细菌毒素等。精神神经功能障碍、应激状态或各种因素所致的机体变态反应均可作为内源性刺激因子，引起胃粘黏膜的急性炎症损害。慢性胃炎主要由幽门螺旋杆菌感染及自身免疫性因素引起。

急性胃炎发病急骤，轻者食欲不振、腹痛、恶心、呕吐；重者出现呕血、黑便、脱水、电解质及酸碱平衡紊乱。慢性胃炎缺乏特异性症状。萎缩性胃炎有贫血、消瘦、舌炎、腹泻等症状。

急性胃炎尽量卧床休息，补充丢失的体液及电解质。必要时可用止吐药，如胃复安、溴米那普鲁卡因（爱茂尔）等；解痉药，如颠茄合剂、山莨菪碱（654-2）或阿托品等；止泻药，如蒙脱石散（思密达）、泻停封胶囊，或用胃炎颗粒（庆大霉素普鲁卡因维生素 B_{12} 颗粒）。慢性胃炎尚无特效疗法。应注意避免引起急性胃炎的因素，如戒除烟酒，避免服用对胃有刺激性的食物及药物，避免情绪应激。饮食宜少吃多餐，以软食为主，避免生冷及刺激性食物。同时考虑根除幽门螺旋杆菌以减少胃炎复发。

2. 胆囊炎

胆囊炎是细菌性感染或化学性刺激引起的胆囊炎性病变。患者常在进食油腻晚餐后半夜发病。表现为右上腹持续性疼痛、阵发性加剧，可向右肩背放射；常伴发热、恶心呕吐，但寒战少见，黄疸轻。腹部检查发现右上腹饱满，胆囊区腹肌紧张，有明显压痛、反跳痛。慢性胆囊炎症状、体征不典型。

胆囊炎治疗要注意卧床休息，给易消化的流质饮食，忌油腻食物，严重者禁食、胃肠减压，静脉补充营养、水及电解质。腹痛患者可用解痉、镇痛药物治疗，如阿托品或山莨菪碱（654-2）肌注，杜冷丁或美散痛等镇痛，不宜用吗啡。同时需同步抗菌治疗，可选用氨苄青霉素、环丙沙星、甲硝唑，最好根据细菌培养及药敏试验结果选择抗生素。舒胆通、消炎利胆片或清肝利胆口服液口服等利胆治疗发作缓解后方可应用。发生坏死、化脓、穿孔、嵌顿结石者，应及时手术治疗，行胆囊切除或胆囊造瘘。

3. 便秘

便秘是常见症状，不是一种疾病，主要是指排便次数减少、粪便量减少、粪便干结、排便费力等。须结合粪便的性状、本人平时排便习惯和排便有无困难作出判断。

便秘有器质性的，如肠道疾患、内分泌代谢性疾患、神经系统等病变；也有功能性的，如排便动力缺乏、结肠痉挛、直肠排便反射迟钝或丧失、进食过少或食品过精细、饮食中含纤维素不足、精神过度紧张或抑郁等。某些药物也可导致便秘，如滥用泻药、阿片类药物、抗胆碱药物、金属制剂、神经节阻断剂、镇静剂、抗忧郁剂等均可导致便秘。

慢性便秘可表现为排便困难，粪便干结，数天甚至 1 周才排便一次，排便时可有左腹痉挛性痛与下坠感，部分有口苦、食欲减退、腹胀、下腹不适、排气多或有头晕、头痛、疲乏等神经官能症状。

便秘应根据具体情况综合施治。治疗原则应包括积极寻找病因，针对病因治疗。鼓励患者做力所能及的运动，多吃果蔬、蜂蜜，养成每天定时排便的习惯，或选用莫沙必利等胃肠动力剂、导泻剂等。有心理障碍者应进行相应治疗。不同类型的便秘，可酌情选用开塞露、果导片、硫酸镁、芦荟胶囊、番泻叶等缓泻药，须注意副作用，必要时可用肥皂水等灌肠。

4. 痔疮

痔疮是直肠末端黏膜、肛管皮肤下痔静脉丛屈曲和扩张而形成的柔软静脉团。任何年龄均可发病，以 20～40 岁多见。痔疮占所有肛肠疾病中的 87.25%，包括内痔、外痔、混合痔。肛门黏膜之内的称为内痔，膨出在肛门皮肤之外的称为外痔。

无痛性间断性便后出鲜血是痔疮的特点，也是内痔和混合痔的早期症状。常在便池中滴入鲜血或便纸上发现染血。重者为喷射状，可因排便时用力过猛擦破黏膜引起，便血可自行停止。便秘、粪便干硬、饮酒及食刺激性食物是出血的诱因。

内痔或混合痔发展到一定时期即可脱出肛门外。单纯性内痔无疼，少数有坠胀感，外痔有明显疼痛，排便、走、坐、咳嗽均能引起疼痛。

除非痔引起临床症状，否则一般不需要治疗。痔疮的防治主要在于改变不良生活习惯或饮食习惯。可以多饮水及摄入一些有利于通便的果蔬。早期痔疮可以外用马应龙痔疮膏，或服用一些凉血中成药，如槐角丸、三七化痔丸及痔速宁等。服用软便剂可减轻便秘和便秘伴有的排便费劲。大的内痔和对注射硬化治疗无效的痔疮可采用橡皮筋结扎治疗；还可应用激光、红外线、电流及手术切除进行治疗。发生血凝块而引起疼痛，可用坐浴、局麻软膏或局部压迫治疗。

（三）神经、精神系统疾病

1. 失眠

失眠是指患者对睡眠时间和（或）质量不满足并影响日间社会功能的一种主观体验，又称入睡和维持睡眠障碍，为各种原因引起入睡困难、睡眠深度或频度过短、早醒及睡眠时间不足或质量差等。

失眠按病因可划分为原发性和继发性两类。

（1）原发性失眠：原发性失眠通常缺少明确病因，或在排除可能引起失眠的病因后仍遗留失眠症状，主要包括心理生理性失眠、特发性失眠和主观性失眠三种类型。

（2）继发性失眠：继发性失眠包括由于躯体疾病、精神障碍、药物滥用等引起的失眠，以及与睡眠呼吸紊乱、睡眠运动障碍等相关的失眠。失眠常与其他疾病同时发生，有时很难确定这些疾病与失眠之间的因果关系。

失眠也可源于不良习惯，如有睡眠强迫症，习惯分段睡，在床上念书、吃东西、看电视、喝咖啡或茶，枕头过高，枕着手睡，被子蒙头，张口呼吸等。

失眠患者的临床表现主要有以下方面：入睡困难、睡眠浅容易做梦、睡眠感觉障碍、睡眠质量下降和睡眠时间减少；记忆功能、注意功能、计划功能下降从而导致白天困倦，工作能力下降，在停止工作时容易出现日间嗜睡现象；胸闷、心悸、血压不稳定，周围血管收缩扩展障碍；便秘或腹泻、胃部闷胀；颈肩部肌肉紧张、头痛和腰痛；情绪控制能力减低，容易生气或者不开心；男性容易出现阳痿，女性常出现性功能降低等表现；短期内体重降低，免疫功能降低，内分泌功能紊乱等。

失眠的治疗尽可能明确病因，达到以下目的：改善睡眠质量和（或）增加有效睡眠时间；恢复社会功能，提高患者的生活质量。

应强调睡眠健康教育的重要性，即在建立良好睡眠卫生习惯的基础上，开展心理行为治疗、药物治疗和传统医学治疗。治疗失眠的药物主要包括苯二氮卓类受体激动剂，建议到专科医师处就诊，根据医师开出的处方服药。

2. 颈椎病

颈椎病又称颈椎综合征，是颈椎骨关节炎、增生性颈椎炎、颈神经根综合征、颈椎间盘脱出症的总称，是一种以退行性病理改变为基础的疾患。

颈椎退行性改变是颈椎病发病的主要原因。其中椎间盘的退变尤为重要，是颈椎诸结构退变的首发因素，并由此演变出一系列颈椎病的病理解剖及病理生理改变。

颈椎椎管发育性狭窄，因不良的睡眠体位、不当的工作姿势、不适当的体育锻炼导致慢性劳损。此外，颈椎的先天性畸形等也是颈椎病产生的重要原因。

颈椎病按照其发病原因不同可分为神经根型、脊髓型、椎动脉型、交感神经型、食管压迫型及颈型颈椎病六类。颈椎病的临床症状较为复杂，不同的分型有其自身特点，主要有颈背疼痛、上肢无力、手指发麻、下肢乏力、行走困难、头晕、恶心、呕吐，甚至视物模糊、心动过速及吞咽困难等。颈椎病的临床症状与病变部位、组织受累程度及个体差异有一定关系。

颈椎病的治疗需要根据临床分型综合施治。

药物治疗可选择性应用止痛剂、镇静剂、维生素（如维生素 B_1、维生素 B_{12}），对症状的缓解有一定的效果。

各类型颈椎病症状基本缓解或呈慢性状态时，可开始医疗体操等运动治疗以促进症状的进一步消除及巩固疗效。症状急性发作期宜局部休息，不宜增加运动刺激。有较明显或进行性脊髓受压症状时禁忌运动，特别应禁忌颈椎后仰运动。椎动脉型颈椎病颈部旋转运动时宜轻柔缓慢，幅度要适当控制。

牵引疗法在过去是治疗颈椎病的首选方法之一，但近年来发现，许多颈椎病患者在使用牵引疗法之后，特别是那种长时间使用牵引疗法的患者，颈椎病不但没有减轻，反而加重。牵引不但不能促进颈椎生理曲度的恢复，相反牵引拉直了颈椎，反而弱化颈椎生理曲度，故颈椎病应慎用牵引疗法。

手法按摩推拿疗法是颈椎病较为有效的治疗措施。在颈椎病的治疗中，理疗可起到多种作用。温热敷治疗可改善血循环，缓解肌肉痉挛，消除肿胀以减轻症状，有助于手法治疗后使患椎稳定。可用热毛巾和热水袋局部外敷，急性期患者疼痛症状较重时不宜做温热敷治疗。

严重有神经根或脊髓压迫者，必要时可进行手术治疗。

3. 五官疾病

（1）口角炎

口角炎是各种因素引起的口角部位皮肤及其临近黏膜的急性或慢性炎症。发病的原因有机械因素，如牙齿位置不合适；营养缺乏，核黄素缺乏，铁、蛋白质供给不足及多种维生素（如烟酸、维生素 B_6 等）缺乏可致本病。感染病原菌多为低毒性的化脓球菌或白色念珠菌。某些皮肤病，如异位性皮炎、脂溢性皮炎、流涎病浸润口角可引起本病；咬指、咬笔杆等也可引起本病。

口角炎最初为唇干燥，口角处红斑、水肿、渗液、结痂。转入慢性时局部黏膜皮肤湿润、皲裂、粗糙脱屑，发生以口角向外的放射性皱纹。因营养不良、贫血、核黄素缺乏引起的口角炎可伴有口腔、舌及阴部黏膜损害，如光面舌、阴囊皮肤发红及相应的全身症状；自觉有烧灼感。

口角炎的治疗要积极寻找病因。营养不良性口角炎一般应给维生素 B_2，同时口服复合维生素 B。加强局部护理，口角局部可用龙胆紫涂抹，保持清洁卫生。牙合间距离过短者须矫形修复。继发有细菌或真菌感染者应合理选用相应抗生素内服或外用。

（2）口腔溃疡

口腔溃疡又称为"口疮"，是发生在口腔黏膜上的浅表性溃疡，好发于 20～45 岁的女性，男女之比约为 2：3，大小可从米粒至黄豆大小，圆形或卵圆形，溃疡面为凹、周围充血；因刺激性食物引发疼痛，一般一至两个星期自愈。口腔溃疡诱因可能是局部创伤、精神紧张、食物、药物、激素水平改变及维生素或微量元素缺乏。系统性疾病、遗传、免疫及微生物在口腔溃疡的发生、发展中可能起重要作用。口腔溃疡在很大程度上与个人身体素质有关，尽量避免诱发因素，可降低发生率。

口腔溃疡好发于口腔黏膜角化差的部位，溃疡呈圆形或椭圆形，大小、数目不等，散在分布，边缘整齐，周围有红晕，感疼痛，有自限性及复发史，愈后不留瘢痕。疱疹样口疮溃疡小且数目可多达 20 个以上，分布较广泛，无成簇及融合现象，患者有疼痛及伴有头痛、低热等全身症状，愈后不留瘢痕。

口腔溃疡需要积极寻找病因，局部治疗主要是消炎、止痛，促进溃疡愈合。可根据病情选用含漱剂（先生地含漱液）、含片（如西地碘含片）、散剂（锡类散、冰硼散、西瓜霜喷剂等）、药膜（地塞米松贴片等）、止痛剂、烧灼法、局部封闭、激光治疗等。全身治疗可酌情应用免疫抑制剂、免疫调节剂和增加剂，如左旋咪唑、丙种球蛋白、转移因子、维生素（如维生素 C 或 B 族维生素）、女性激素、微量元素等。

（3）齿病

1）牙周炎。牙周炎是累及牙周支持组织（牙龈、牙周膜、牙槽骨和牙骨质）的慢性感染性疾病，引发牙周支持组织的炎性破坏。牙周炎分为慢性牙周炎、侵袭性牙周炎、反映全身疾病的牙周炎和坏死性牙周病。

引起牙周炎的病因很多，可由不良习惯引发，如偏嚼习惯、偏食习惯、夜磨牙、紧咬牙、咬嘴唇、咬笔、咬指甲、张口呼吸、吸烟习惯、职业习惯等。局部因素是主要的，全身因素在牙周病的发展中属于促进因子，包括内分泌失调，维生素 C 的缺乏，维生素 D 和钙、磷的缺乏或不平衡，营养不良等。白血病患者常出现牙龈肿胀、溃疡、出血等。血友病可发生牙龈自发性出血等。某些药物的长期服用如苯妥英钠可使牙龈发生纤维性增生；某些类型的牙周病如青少年牙周炎患者往往有家族史，须考虑遗传因素。

牙周炎早期自觉症状不明显，偶有牙龈出血或口臭的表现。可见龈缘、龈乳头和附着龈肿胀、质松软。随着炎症扩散，出现牙周袋、牙周溢脓、牙齿松动等现象。常感咬合无力、钝痛，局部剧烈跳痛，有时同时出现多个部位的脓肿。

牙周炎的治疗应分阶段进行。治疗的目标是：去除病因，消除炎症；恢复软组织及骨的生理外形；恢复功能，保持长久疗效；促进牙周组织再生；满足美学需要。

2）智齿。智齿是指人类口腔内牙槽骨上最里面的第三颗磨牙。由于它萌出时间较晚，一般在16～25岁萌出，此时人的生理、心理发育都接近成熟，是有"智慧到来"的象征，因此被俗称为"智齿"。

长智齿常常会由于智齿萌出不完全，牙冠的一部分被牙龈包绕，形成盲袋，食物残渣易进难出，导致冠周软组织红肿、盲袋积脓，会有疼痛、开口困难、发热、头疼、扁桃体肿大等。长智齿时常因萌出位置不足，导致智齿萌出不全而异位或阻生，牙冠部分外露于牙龈之外，部分被牙龈覆盖。夏季天气炎热，容易上火，可诱发智齿冠周炎滋生。

全身抵抗力下降、细菌毒力增强时，可引起牙冠周围组织炎症。智齿冠周炎发病初期，由于症状轻微，常被患者忽视而延误治疗，致使炎症迅速发展，病情加重。

人们常在长智齿发炎时考虑拔掉智齿，但是情况好转后就置之不理。切记不要抱侥幸心理，建议尽量在无炎症发作时予以拔除或参考医生意见。

（4）睑缘炎

睑缘炎是睑缘皮肤、睫毛毛囊及其腺体的亚急性、慢性炎症。根据临床的不同特点，睑缘炎可以分为三类：鳞屑性、溃疡性、眦部睑缘炎。鳞屑性睑缘炎是由于眼睑皮脂腺及睑板腺分泌旺盛，以致皮脂溢出而发生轻度感染。各种理化刺激（如风、尘、烟、热等）、全身抵抗力降低、营养不良、睡眠不足、屈光不正以及视力疲劳等，加之眼部不卫生，都是其致病因素。溃疡性睑缘炎常为金黄色葡萄球菌感染引起睫毛毛囊、Zeis和Moll腺体的急性或化脓性炎症。眦部睑缘炎为摩-阿双杆菌感染，常为双眼病变，限于眦部，以外眦部最为常见，常与体质差或贫血、结核、缺乏核黄素等有关。

鳞屑性睑缘炎常觉刺疼、干燥感、奇痒。睑缘充血，睫毛及睑缘表面附着上皮鳞屑，睑缘表面可有点状皮脂溢出，皮脂集于睫毛根端，形成黄色蜡样分泌物，干后结痂，鳞屑与痂皮除去后，露出充血之睑缘表面。溃疡性睑缘炎睑缘皮脂腺分泌很多，干后结痂，并将睫毛粘着成束，痂皮除去后，睫毛根部可见出血性溃疡及小脓包，附近疤痕收缩，形成倒睫或睫毛乱，刺激角膜；病变长期拖延，可使睑缘肥厚变形。眦部睑缘炎睑缘及附近皮肤显著充血糜烂，自觉干燥刺痒和异物感，常合并慢性结膜炎。

睑缘炎应除去病因，避免一切刺激因素，矫正屈光不正，注意营养，锻炼身体，治疗全身其他慢性病，以提高机体素质。局部可蘸3%～4%碳酸氢钠溶液或温生理盐水，除去痂皮使睑皮脂腺及睑板腺的过剩分泌排泄通畅。睑缘涂用抗生素软膏。溃疡性睑缘炎应每日清除痂皮，并拔除受累睫毛，也可用各种抗生素或者磺胺眼膏搽涂，要求彻底治疗。眦部睑缘炎眼部勤点0.25%～0.5%硫酸锌溶液或涂布抗生素眼膏具有特殊治疗功效。

第2节 野外求生及救助措施

案例9-2

小韩带着女朋友利用五一假期出去放松心情、拓展视野，于是和一群驴友组团到了云南某山区旅游。由于突然下雨，他和女朋友与队伍走散了。眼看着天逐渐变黑，天气也变冷，他们又没有带多余的衣服，如果还找不到队伍就要在山里驻扎下来，面临着取暖、饮食等问题需要解决。

问题：如果你遇到同样的情况，你会如何处理？

一、野外生存的概述

曾经有人说：体育课最可悲的事情是用鞭子把学生赶到操场上，我们现在的一些体育课教学内容，学生不喜欢，又没有实际的锻炼作用，结果学生很不乐意地学了一些可能出了校园就一辈子用不上的东西。我们的目的是在学校阶段化教育结束后，让学生学会如何锻炼，并把体育锻炼培养成为他们一个基本的生活习惯。

野外生存生活训练是一种全新的体育课内容，把原有的仅限于学校体育课堂的、竞技性很强的跑、跳、投、攀爬、跨越等基本内容，扩展到社会和大自然中，不仅打破了体育课程长期以来形成的封闭格局，而且还将丰富和完善我国高校体育的课程体系，使学生在增长知识、锻炼身体、陶冶情操之余，学会学习、学会生存、学会做人，促进学生德智体美全面发展。

野外生存是指人在非生活环境下，最大限度地维持生命力的行为。

野外生存生活训练是指在远离居民点的山区、丛林、荒漠、高原、孤岛等野外环境中，在不完全依靠外部提供生存、生活的物质条件下，依靠个人、集体的努力保存生命、维持健康生活能力的训练。它以自身的挑战性、冒险性、趣味性和实用性等特点而引起了人们广泛的兴趣，目前它已作为一种崭新的体育课程模式，被引进高校体育课程体系之中。

作为高校体育课程的拓展，野外生存生活训练，以"你可以做到，只是你从未体验过"为口号，以野外生存生活教学和实践为主要手段，强调健身性、趣味性和实用性。

我国教育部于 2002 年 7 月至 2006 年 7 月，在全国部分高校进行实验；2007 年 7 月开始，在全国各高校推广野外生存生活训练课程。

野外生存行为一般分为主动性和被动性两种。被动性的野外生存，往往由一些意外所致，如迷路、自然灾害、战争、飞机失事等。虽不常见，但不能完全避免。谁也不敢断言自己的一生中不会发生意外。所以，学习和掌握一些野外生存的知识和技能是很有必要的。主动性的野外生存活动是指一些爱好者有准备、有计划地开展这项活动。背起背包就走、饿了就找东西吃、困了就找地方睡是其显著特征。

人类本身也是动物，而动物本来是能够在野外生存的。

1. 科技进步与人类生存能力的下降

人类的进步所带来的优裕生活条件和环境，使人类的生活能力不断下降。

科技的进步无可非议。然而，人类原始的逆境生存本领绝对没到可有可无的程度。近年来，面对自然的或人为的各种"突发事件"，许多人往往是束手无策的。

因此，发掘和发挥人类的生存能力，历练现代人的意志，挖掘现代人的潜能，提高现代人的环境意识，增强人们的体质，调节和净化人的心灵，是开展野外生存训练的真正价值所在。

2. 野外活动有益于身心健康

野外生存训练不仅可以达到锻炼身体、增强体质的目的，更重要的还是一个磨炼意志、陶冶情操、放松心境、提高素养的过程。在非正常的野外恶劣环境中，你可以更清楚地认识自己、认识朋友、认识集体和团队的力量，尽最大努力来发掘自身的潜能；同时学会懂得相互依赖、团结协作，从而增进友情、完善自我。

3. 野外活动是人生一大课堂

人类除了本能之外的很多知识、技能都是从大自然中学到的。大自然让人们明白什么叫"物竞天择"，懂得怎样才能"适者生存"，甚至教你怎样对待工作、对待生活、对待人生。

野外生存体验可以激发你热爱祖国、爱惜生命、珍惜动植物资源、保护环境的热情。

４．生存训练与自我拓展

野外生存训练中，人们不仅学会寻找食物、生火做饭、搭建帐篷以及定方向、打绳结、自我救护和救护别人等野外基本技能，还要去拓展、开发人类的头脑和身体内部蕴藏着的巨大能量——潜能。做一些自己从来没做过也从不想做、从不敢做的事情。

在野外的大自然环境中生活，能够使人们的胸怀宽阔、大度、包容，危险使你懂得生命的可贵、利益的渺小，恶劣的环境使你必须积极、乐观、勇敢地面对，使你逐步地具备乐观、大度、积极、勇敢的性格特征，培养相互协作、战胜困难、共渡难关的团队精神。

二、野 外 取 暖

有的人喜欢去郊外或野外踏青，殊不知野外环境复杂，如果在野外过夜，要当心野兽的攻击和寒气的侵袭。尽管现在野兽少了很多，但夜晚的凉气很多人受不了，因此在野外取暖就成了必须考虑的问题。

（一）野外取暖的方法

野外取暖的方法比较好的有携带优质帐篷、利用较大多层的树叶保暖、及时生一堆火、找茂密的灌木丛，以及人和人紧挨着一起，用身体取暖等。

１．携带优质帐篷

要去野外应该提前带上质量好的、能隔风挡雨防寒的帐篷，以备不时之需。因为风云突变，下雨或寒流到来时，人们很难适应。所以如果在野外不管待多长时间、走多远都要随身携带好一些的帐篷。

２．利用树叶保暖

如果没准备帐篷，那就得动手找到能保暖的东西。野外植物众多，可以找很大很厚的枝叶，多折一些盖在自己身上，尽量盖严实一些，能起到一定的保暖作用。注意看看枝叶上有没有虫子和树胶之类，以防蚊虫叮咬。

３．及时生火

古时人们就会钻木取火，我们应该向前辈学习。在野外比较差的环境下，要生存就要吃好休息好。因此，及时生一堆火，既能弄熟食物，也能起到很好的取暖效果。注意要多找一些干柴来，不要让火着一会儿就灭了。

４．找茂密的灌木丛

野外灌木丛很多而且很密实，想取暖可以躲到里面去。尽量找一些干燥的、茂盛的灌木丛，这样保暖效果好。特别留意别和其他动物"抢"栖息地，很多时候动物们也需要找地方睡觉。

５．人和人紧挨着用身体取暖

如果多人一块儿在野外，不妨紧紧挨在一起，这样可用彼此身体的热度来温暖大家。当然，这不是长久之计，还是先用上面的方法为好。

（二）野外用火注意事项

１．在进行徒步露营活动之前须知晓用火的限制

很多时候，景区或者徒步区域的管理人员都会给出一些用火方面的要求，特别是在容易引发火灾的季节更应该要多注意。

在徒步的沿途，应该要多注意关于野外火灾和森林防火的指示张贴、标志等。要注意的是，有些地区，在火灾多发季节，对于火灾的控制会更加严格。对于徒步者来说，有责任去了解这些要求。

2．收集材料

只收集一些掉落的树枝等材料，最好是从远离营地的地方收集。否则的话，经过一段时间后，营地的周围将会呈现一种很不自然的光秃秃的状态。千万不要砍伐活着的树木或者从长着的树木上掰掉树枝，也不要从死掉的树木上去采树枝。因为会有很多野生动物会使用这些地方。

3．在允许生火的地方，应该使用已有的火塘

仅仅在紧急情况下，才可以新建一个火塘。如果条件许可的话，在用完之后也应该恢复原状。如果火塘原来就有，那么在离开时也应该把它清理干净。

4．不要使用太高太厚的火堆

大量的柴火很少会完全燃烧，一般会留下黑炭等篝火遗迹，会影响生物的再循环。

5．火塘附近，应该把所有可能燃烧的材料都移开

最理想的情况下，你用来烧火的地方应该是不可燃的，例如泥土、石头、沙子等材料（经常可以在河边找到这些材料）。持续的热量将会使本来健康的土壤变得很贫瘠，所以应该注意选择用火地点。

如果是在紧急情况下生火用来救命的话，那么没有考虑到土壤的继续利用还是可以理解的。但是，尽量不要破坏自然景观。在这种时候，生火器和防水火柴就将是有用的东西了。还可以使用火堆和替代火圈。可以用工具，使用矿化土壤（砂子、浅色的贫瘠土壤）做一个 15～20 厘米高的圆形平台，用这个作为生火的地方。如果条件允许的话，可以将这个平台建在一个平坦的岩石上。这主要是为了避免损害任何能够生长植物的土壤。在用完火之后，可以很容易就将这个生火平台给推掉。有些人甚至将一些类似烤肉盘的东西带出去，作为移动的生火平台。

6．带走留下的灰烬

挑拣出任何在火圈内可以找到的木炭，将它们压碎带走，并且播散在比较大的范围内。拆掉任何建造的生活的东西，不要留下任何木块之类的东西。这对于消除野外用火带来的长久影响来说是一种负责任的行为。

三、野 外 饮 食

野外给养最重要的是食物和水。自然界可以给人类提供大量的食物和饮用水资源，关键是要学会怎样去利用它们。

一般情况下，只有当生命确实受到饥饿的威胁时，才可以利用野外的植物来食用。

（一）植物性食物

判断植物是否有毒，首先是闻一下植物的气味，有水果气味的植物最好不要吃。

其次是将植物捣烂，用其汁液涂抹手腕内侧，十分钟内没有红肿和瘙痒感觉的一般没有剧毒。

最后是用嘴来品尝，先舔一下植物的汁液，看看是否有发木发麻的感觉（发苦不一定有毒）；如果一切正常，就可以少吃一点，并在咀嚼时感觉是否有不良反应，植物纤维是可以吞下的。

1．可食用的野菜

苣荬菜（俗名为曲麻菜、丘么菜、败酱草）、蒲公英、苋菜、灰菜、荠菜、荞子菜、委陵菜、山芹菜、马齿苋、小根蒜。

2．蕨菜

野菜中口味、营养、保健俱佳的佼佼者，是著名的山珍。

3．可食用的根、茎、叶、花

山药、桔梗、竹、刺嫩芽、香椿、山豌豆、槐花。

4．果实类食物

榆钱、野山梨、稠李、野生猕猴桃、山里红、山杏、芡、菱、山葡萄、桑葚、龙葵、野莓。

5．可食用的种子

山胡桃、板栗、松子、山绿豆、野大豆、皂角、荞麦。

6．其他可食植物及可食部位

野燕麦（种子）、水稗草（种子）、荸荠、野百合、野葱、椰子（汁、肉）、黄花菜（花蕾）、菊芋、车前（全株）、枸杞（嫩叶、果实）、酸浆（果实）、薄荷（嫩茎）、黑枣子、龙须菜（全株）、睡莲（种子、地下茎）、银杏（果仁）、榛子（果仁）、芦苇（芽、嫩茎）、棕榈（嫩茎、叶）、木瓜（浆果、嫩茎、叶）、蒲草（嫩茎、叶）、牧羊草（嫩茎、叶）、防风（根）、樱桃（嫩叶、果实）、杜松（果实）、辣根（全株）。

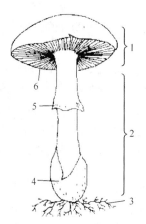

图 9-20　伞菌模式图
1．菌盖；2．菌柄；3．菌丝体；
4．菌托；5．菌环；6．菌褶

（二）真菌类（蘑菇）食物

蘑菇营养丰富，美味可口。但是蘑菇中有许多是有毒的，有的甚至是剧毒。因此，采食蘑菇要十分小心，宁可挨饿，也不可冒险，不了解的坚决不吃。

1．鉴定蘑菇的基本方法

蘑菇的基本形态和各部位的名称（图 9-20）。

2．可以安全食用的野生蘑菇

（1）侧耳科：菌体多近扇形，大部分生长在树木上，除鳞皮扇菇外，尚无有毒记载，是野外可放心食用的菌类。常见品种：阿魏侧耳、白岭侧耳、白黄侧耳、长柄侧耳等。

（2）白菇科：种类较多，80%没有有毒记载，60%可以食用。松口菇、金针菇、草菇、口蘑等是常见品种。

（3）牛肝菌科：85%没有有毒记载。但是部分种类能引起腹泻，不易大量食用。

（4）猴头菌：我国著名山珍，现已多有栽培。

（5）鬼笔科：伞盖钟状，菌柄长，笔杆状。

（6）马勃科：尚无有毒记载。成体适口性差，故多食幼体。部分种类十分鲜美。

（7）赤菌科：菌盖扁平，不规则圆形，表面具微毛。

（8）羊肚菌科：菌盖钟形，尖顶，表面有凹坑。本科几乎全部可以食用，目前无有毒记录。

（9）珊瑚菌科：本科与枝瑚菌科很相似，而枝瑚菌科有很多有毒种类。

（10）鸡油菌科：菌盖边缘常卷起，本科菌类全部可以食用，且味道鲜美，为地生菌。

（11）多孔菌科：子实体（菌体）大型至超大型，无菌柄。成体往往木质化，适口性差，幼体可食。

3．我国剧毒蘑菇概述

有毒蘑菇（有毒概率比较大的特征）：①颜色鲜艳、美丽；②不生蛆虫；③有腥、臭味道；④擦伤面容易变色；⑤使米饭、银器变黑等。但是，有一部分毒蘑菇没有以上特征，却有剧毒，仅按以上的标准去判断陌生蘑菇是否有毒是非常危险的。对于有生命危险的事情，决不能相信概率；一旦小概率中毒出现，后果不堪设想。

相对无毒蘑菇来说，有毒蘑菇的数量并不是很大。一般情况下，在野外采食蘑菇还是比较安全的。有剧毒的蘑菇在我国大约有 10 种左右，为了避免大家误食，特在此详细介绍。

（1）肉褐鳞小伞：多生于草地、林地、路边；菌体有香味，常被误食。发病初期为胃肠炎症状，然后是肝、肾受损，患者出现烦躁、抽搐、昏迷等症状，致死率高。

（2）白毒伞：异名为白毒鹅膏菌。子实体白色，较细高；菌柄长，白而光滑，基部膨大。该种分布极广，毒性极大，以肝损害为主，死亡率高。

（3）鳞柄白毒伞：异名为鳞柄白毒鹅膏菌。子实体白色，菌盖中央略黄，凸起，老时反而凹陷，菌柄上具鳞片，基部膨大成球型。毒性很强，致死率很高。

（4）条纹毒鹅膏菌：子实体幼时为卵型；菌盖厚，表面灰绿色，边缘灰白色，有丝光，有条纹；菌柄白色，脆，空心，基部膨大。夏季生于林下、草地；毒性很强。

（5）残托斑鹅膏菌：十大毒菌之一，夏季在马尾松林地上成群生长。边缘稍有内卷而具有较明显的条纹，甚至开裂。菌肉白色。子实体中等大。菌盖直径可达 3～9.5 厘米，初期扁半球形，后平展，菌盖表面浅褐色至棕褐色，中央色更深，散布有白色至污白色角锥状鳞片，边缘稍内卷且具有较明显的条纹，甚至开裂。菌肉白色。菌褶白色，离生，较密，不等长。菌柄白色，表面光滑，长 3～11 厘米，粗 1～1.7 厘米，圆柱形，内部实心，基部膨大，菌托只残留痕迹或小数角形颗粒。菌环膜质，生于柄的中下部。孢子印白色。光滑，近球形，含一油滴，（7.5～8.8）微米 ×（6.2～7.5）微米，非糊性反应。产区发生中毒，且有死亡现象，但毒素不明。另外苍蝇对此菌敏感，毒死很快。

（6）毒粉褶菌：子实体中到大型；菌盖污白色，盖缘波浪形，常开裂，表面有丝光；菌褶粉红色；菌根白色。中毒后约半小时出现恶心、呕吐、腹泻等胃肠炎症状，以后出现呼吸困难、心律不齐，严重者可死亡。

（7）秋生盔孢伞：极毒。分布于我国西部地区。

（8）包脚黑褶伞：中毒后，潜伏期长，为 10～40 小时，严重者可死亡。

（9）花褶伞：中毒后，发病较快，常无故大笑、狂舞。

（三）海藻类食物

海藻是生长在海洋中的低等植物。海藻中的许多种类可以食用。到目前为止，还没有食用海藻而中毒身亡的报道。因此，海藻应该是相对安全的野外给养食物。

（四）动物性食物

动物性食物可以为生存者提供更多的能量，因为其中的蛋白质和脂肪比淀粉和维生素更有救命的价值。

从环境学的角度出发，所有的野生动物都应当受到保护；从法律意义上讲，国家各等级的保护动物是不能成为我们的给养的。在极其特殊的情况下，人类为了维护生命而去采食一些生物量大、繁殖力强的非保护类动物还是允许的。

1. 可食用的环节动物

（1）蚯蚓：纵向划开体壁，洗净泥土，水煮、烧烤均可，但不要生食，因为有些蚯蚓体内有寄生虫。

（2）沙蚕：一般生活在海边的潮间带或潮下带，筑有巢穴。吃法与蚯蚓相同。

2. 可食用的贝类

可食用的贝类具有低脂肪、高蛋白、味道好、适口性强等特点。可食用的贝类包含陆生贝类、淡水贝类（如河蚌、圆田螺）和海洋贝类。在海岛生存时，贝类和海藻完全可以为人类提供足够的能量，如海红、文蛤、蛤蜊、香螺。

3. 可食用的甲壳食物

如水蚤、虾类、海洋甲壳动物。

4. 可食用的昆虫及食用方法

（1）直翅目昆虫：如蝗虫，最好将其在盐水中浸泡 10 分钟使其排泄掉消化道中的食物和粪便；然后掰掉大腿，穿成串进行烧烤食用，也可生食。类似还有金龟子、天牛、龙虱等。

（2）鞘翅目昆虫：如天牛，食用方法同蝗虫，但要去掉鞘翅。

（3）白蚁：蛋白质含量极高，营养丰富，是补充体力的优质食品，可以直接食用。

（4）其他可食昆虫：如螳螂、蝼蛄、蜻蜓、蚕蛾、蝉、大竹节虫、独角仙、大黄蜂等。

（5）昆虫幼虫：不要直接烧烤，可在石板或铁板上烧。如茧蜂、胡蜂、赤蚁、意大利蜂、刺蛾、粉蠹、地老虎、天蛾等。

5. 鱼类食物及捕鱼方法

鱼类的营养十分丰富。有毒的鱼类很少，如河豚；淡水鱼类几乎都可食用。野外食用以烧烤、水煮为主，关键时刻也可生食。

捕鱼方法有：徒手抓鱼、淘鱼、呛鱼、钓鱼、迷宫、鱼笼、鱼叉、刺网。

6. 可食用的两栖类

可食用的两栖类有蛙类及幼体鲵类。

7. 可食用的爬行类

可食用的爬行类有蜥蜴、蛇类等。

8. 食用鸟类

鸟类是人类的朋友，许多鸟类是国家级保护鸟类，有些甚至是世界的稀有种类。绝不能随意捕杀。捕捉鸟类的方法有扣捕、钓捕、套捕、射杀。

（1）山鹑：分布广，数量大，营养丰富。

（2）斑鸠：分布广，数量大，营养丰富，野外极常见，地面活动。

（3）麻雀：野外十分常见，常见种类为树麻雀和家麻雀。

（4）乌鸦：不易捕捉，宜猎杀。

（5）山鸡：常见于山区。

9. 哺乳类动物的食用

哺乳类动物中有许多是国家级保护动物，在没有一定动物知识的情况下，一定不要贸然捕猎哺乳动物。

（1）野外可食用的哺乳动物种类

1）鼹鼠：运动迟缓，可徒手捕捉。剥皮、去内脏后，可水煮或烧烤。营养丰富，适口性好。

2）刺猬：生于田野、山林中可徒手捕捉，但要防止被刺伤。剥皮、去内脏后，可水煮或烧烤。营养丰富，味道中有腥臊味。

3）达乌尔黄鼠：生于草原、丘陵地带，数量大，分布广。对农作物有害。剥皮、去内脏后，可水煮或烧烤。因其携带细菌，食用必须高温处理。营养丰富，适口性好。

4）田鼠：喜欢居住在低湿多水的环境里，河边林地、稻田地里往往大量分布，是我国的重要农林害鼠。可用套、夹捕捉，也可射杀。剥皮、去内脏后，可水煮或烧烤。因其携带细菌，食用必须高温处理。肉白嫩，营养丰富，适口性好。

5）麝鼠：喜欢生活在水生植物丰富的河流、池塘、水库、湖泊、水田、沟渠、沼泽等地。分布广，对水利设施有害。剥皮、去内脏后，可水煮或烧烤。无细菌，肉多而白嫩，营养丰富，适口性好，是理想的野外给养食品。

6）花鼠：生活在山林、森林、丘陵、平原，分布十分广泛，数量大。活动敏捷不易捕捉，但不够机灵很容易设陷阱捕捉。剥皮、去内脏后，可水煮或烧烤。味美，肉少。

7）松鼠：生活在森林中。可用套、夹捕捉。剥皮、去内脏后，可水煮或烧烤。味道十分鲜美。

8）野兔：分布极其广泛，数量巨大，对山地植被有一定影响。可棒打、射杀、套捕、踩夹、陷阱等。含肉量大，味美。野兔是野外生存最佳的蛋白质来源。

9）狍子：生活在山林、灌木丛、河谷，偶尔见于平原。徒手不易捕捉，可用计捕捉。狍子体大肉多，味道与马、鹿相似，是野外生存最佳的蛋白质来源。食用方法以水煮或烧烤为主，可解决多人的给养问题。

（2）哺乳动物的捕捉方法

1）陷阱：做好标记，防止伤人；陷阱应设置在动物的必经之路，以收到理想的效果；根据动物的大小确定陷阱的深度和大小；动物落入陷阱，要确定动物是否死亡或有无攻击性；设置陷阱不要留下人的气味；离开陷阱地时，必须将陷阱填平；动物保护区内禁止设置陷阱。

2）套索：单套索、绊套索、弹力组合套索。

3）射杀：注意伪装，包括视觉和气味。

（五）饮水问题

正常的人每天需要饮水量大约为3升，在炎热和干燥地区要达5升左右。

1. 寻找水源的方法

（1）根据地形寻找水源。可重点寻找山谷的最低点；干涸的河床上的沙砾下；悬崖下面；洞穴内；干涸的水池底；海边的沙丘下；在沙漠，有绿色的植物的地方，有水的概率就大些。

（2）利用动物线索寻找水源。①两栖、爬行类动物出没的附近；②一些鸟类多在水源附近生息；③昆虫（蝴蝶、蜻蜓、蚊子等）喜欢在水源附近活动；④顺着动物的足迹就能找到水；⑤依据动物多喜欢在傍晚喝水的特点找水。

（3）根据植物寻找水源。①芦苇、马莲、柳树等都长在水源旁；②灰菜、蓬蒿、沙里旺都长在水位高的地方；③初春时，独有发芽的树枝下有地下水；④入秋后，独有一处叶子不黄的树下，有地下水。

（4）通过声音寻找水源。在植物比较茂密，并有苔藓的潮湿地点，趴下去仔细听就会发现流水的具体位置。搬起石块，移开枯枝落叶，就可以看到水质好、基本不用处理的饮用水了。

（5）根据地面情况寻找地下水源。地下水位高，水量充足的地方季节不同其特征也不相同。①炎热的夏季地面总是非常潮湿，地面久晒而不干不热；②秋季地表有水汽上升，凌晨常出现薄雾，晚上露水较重，且地面潮湿；③在寒冷的冬季，地表面的裂缝处有白霜；④春季解冻早的和冬季结冰晚的地方以及降雪后融化快的地方。

2. 怎样"制造"水和收集水

（1）收集降水的方法

1）下雨天最好用大塑料布收集雨水；

2）在陆地，可以在不渗水的石板上用黏土围成一个小"水库"来收集水；

3）大树的树洞也是存水的地方；

4）利用地势挖排水渠收集水；

5）雨衣是收集水的最佳工具；

6）普通的塑料袋挂在柳树等树枝上，可以引进更多的水；

7）利用衣服等引流至瓶子等容器内；

8）利用塑料布、毛巾等收集露水。

（2）利用冰雪化水

1）化雪：如果是用容器在火上烤，为了节约能源，应先化一点水，然后逐渐加入握紧的雪团。雪团在放入容器前，可先放在火旁，使其发粘，化起来会快一些。

2）化冰：尽量将冰捣碎，比较容易融化。

冬天在野外，应少用能源，多利用日光来融化冰雪。

除非不得已，尽量不要直接吞食冰雪。

（3）收集地表蒸发水：在阳光直接照射的地方挖一个坑，坑底用一个容器接水，找一块塑料布盖住坑上沿，中间放一块石头，使塑料布接到的蒸发水在一个固定点下落入容器中。塑料布的边缘须用土压好。

（4）植物蒸腾水的收集方法

1）将苔藓、地衣等含水量大的植物装进一个塑料袋内，扎紧口，放在有阳光的地方，可以收集到水。

2）将一个塑料袋包在树枝上，可直接收集到树叶的蒸腾水。

（5）收集植物汁液

1）仙人掌类植物可以挤压出水分；

2）藤本植物体内有大量的水分；

3）槭树、桦树等，用刀割断，可以直接饮用流出的伤流液。

4）竹子节内的汁液，可以直接饮用。

需要注意的是：如果不了解某种植物，千万不可盲目地饮用它们的汁液，须做实验后决定是否可以饮用。

（6）动物体液的利用：必要时可以饮用无毒动物的新鲜血液或尿液摄取水分以解水源的匮乏。

（7）使潮气变水：架起一块石板，在下面生火，把潮湿的泥土或者植物放在石板上，中间插一根棍，最上面盖上防水布，在布的下缘就可以收集到由潮气变成的水了。

（8）海水的淡化：海水淡化的方法有很多，鉴于野外条件简陋，无设备装置，可以用石块及竹片搭建简易装置，用蒸馏法淡化取回的海水。

3．水的净化方法

（1）煮沸法：煮沸法是对水进行消毒的很好方法，且简便实用。

（2）沉淀法：在收集到的水中放入少量明矾（可用牙膏代替）并充分搅拌，沉淀一小时后就能得到清澈的饮用水了。

（3）吸附法：活性炭（木炭也可）能够吸附水中的悬浮物和重金属。冷水泡茶时间长一些也行。用冷水冲泡茶叶，不仅能使茶叶释出更多的儿茶素，还可以让咖啡因含量降低。浸泡8小时以后，除咖啡因含量外，其余各成分均高于热泡茶茶汤，一方面有利于净化水中杂质，另一方面还有利于儿茶素、多酚等对人体健康有利的物质泡出。

（4）过滤法：用长袜、手帕重复过滤几遍就可以得到相对比较干净的水。

（5）渗透法：在离水源2～3米处挖一个坑，使水渗进坑中。

（6）药物法：商品"净水药片"（二氧化氯泡腾片）一片可以对2升水进行消毒，碘、碘酒、漂白粉、漂白剂也可以起到消毒作用。以上介绍的方法，往往可以交叉使用，效果更好。

在一般情况下，泉水、井水、暗流水、雨水、原始河水都可以饮用。水库水、湖水、溪水、池水、雪水等应该处理一下。对于煮饭来说，水库水、溪水、雪水和一般有鱼的河水都可以直接食用。

无论你用什么样的方法净化饮用水，在喝下后的几个小时里都要留意自己身体的反应。如果发生腹痛、腹胀、腹泻的现象，一方面要着手治疗，另一方面要修正你的水处理方法，或者重新寻找水源。

4. 科学饮水方法

在野外，合理科学地饮用水，可以在饮水有限的情况下，极大地延长你的生命。口渴时不能大口喝水，更不能狂饮。

正确的喝水方法是：少喝、勤喝。一次只喝一两口，水在口中含一会，分两次慢慢咽下。一般1升水的饮用时间至少要在5小时以上。这样的喝水方法，既可使身体将喝下去的水充分吸收，又可解决口舌咽喉干燥的问题。从生理学的意义上讲，就是既不会让体内严重缺水，又不会排出多余的水分。当然，这样做对身体健康是没有好处的。但正在保命的时候，是不能讲究养生的。

四、野外求救

尽管你已经很熟练地掌握了野外求生和急救的方法，但一个人的力量毕竟是有限的。在很多时候，你不得不求助其他人的力量才能摆脱困境。在需要援助的时候，是否能够及时、正确地发出求救信号，在很大程度上决定了伤员的命运。常见的求救方法如下：

（一）求救信号

一般的求救信号应包含这样的信息：求救者的处境，位置，至少你应该让人知道你需要帮助。由于救援力量可以来自各种渠道，所以，求救信号往往具有通识性和国际性。

1. 火光信号

以等腰三角形排列的三堆火焰是国际通用的求救信号。为了能够使飞行员看清楚，火堆的距离应该在20～30米，并堆放在比较开阔的地带。

方法与注意事项：

（1）点火点不应该选择在山谷和树林里。

（2）要确保不会引起火灾。

（3）野外活动点燃篝火时，不可点成三堆，以免发生误会。

（4）火光信号一般在晚上或者是光线比较暗时使用。

（5）火把信号。

2. 烟雾信号

在光线比较强烈的地方，火光并不明显，这时，烟雾信号却可引起注意。发出烟雾信号的方法与火光信号相同，不同之处是需要在火堆上放些湿柴、青草、橡胶等发烟材料。

3. 图形信号

图形信号包括文字和图形，其中国际通用的且家喻户晓的著名求救信号就是各种方法组成的三个英文字母"SOS"。

用三块石头加三根木棒再加三块石头呈"一"字形排列的图形也是国际通用的图形求救信号。这样的图形求救信号必须要大，以使救援人员能够看见，一般每个字母要宽10米左右。

4. 声音信号

（1）只在可能有人听到的时候或地方呼喊，否则白白浪费体力。

（2）大喊"救命"会很容易引人注意。

（3）"SOS"发音法：三短—三长—三短是标准的声音求救信号。在需要援助时，利用周围的一切条件弄出声音，如敲击，先敲三短，"铛、铛、铛"；然后敲三长，"铛——铛——铛"；再敲三短，"铛、铛、铛"。如此重复。这样的声音，即使有人听不懂是什么意思也很容易引起注意。

（4）为了增加声音效果，可利用报纸等材料卷成喇叭形呼喊，不仅省力还能增强传音效果。

（5）顺风呼喊，被听到的机会就会大大增加。

5. 灯光信号

（1）闪光求救信号：利用手电、蜡烛、灯笼、头灯等能够发出光亮的物体，对准可能有人的地方，使光亮断断续续地发出。

（2）"SOS"信号：即短促地闪三下，接着长闪三下，再短闪三下。

（3）红色圆圈：把灯光用红布、红纸包起来，使光源发出红色，轮动手臂对可能有人的地方画圆圈。

（4）汽车紧急信号：两侧转向灯同时闪烁叫做"双闪"，是交通部门和驾驶员通识的紧急信号。在汽车故障和交通意外时，打开双闪既是警示也是求援。

（5）傻瓜信号：拿着灯光乱晃。在野外，尤其是在漆黑的夜晚，随便什么光亮都能引起人的注意。

（二）莫尔斯码

莫尔斯码是国际通用的通信代码，广泛应用在电信发报上，可以通过控制触击时间的长短形成"滴滴答答"的长短信号。

（三）其他求救方法

其实求救的方法很多，前面介绍的只不过是国际通用的一些求救方法。事实上，一切能够引起救援人员注意并能使其前来救援的方法都是好的求救方法。下面介绍一些前人用过的求救方法。

1. 漂流瓶

在漂流瓶里装上写好的纸条，上面标明你的位置和处境，封好瓶口，顺水流方向漂出去。别忘了在纸上画上大大地"SOS"，这是全世界通用的求救信号。

2. 救命风筝

也许你有过放风筝的经历。如果你还可以活动，可就是无法离开，其他的求救方法也不奏效，可以试着用纸或者薄布（衬衫、手帕）做个风筝，写上你的处境和位置，用救生包里的渔线或者拆下来的毛线把风筝放飞，脱线的风筝可以飞得很远。

3. 旗语

像灯光信号一样，旗语也是比较常用的远距离交流方式。不同的是，旗语在白天使用，灯光在夜间使用。简单的旗语求救方法是在显眼的地方挥舞出"8"字。

在野外，可以用衣服、毛巾、丝巾等绑在树枝上做成求生的旗子，颜色尽量选择鲜艳的，并注意色彩的反差。

4. 投掷物

如果受伤后已经不能发出声音（喉部损伤、颈椎骨折）而又在高处（跳伞落在陡峭的山崖上），或者在没有办法发声的高处（如被绑架在高楼上），可以采用向下抛投掷物的方法求救。

需要注意的是：投掷物应该避免有伤害性，并且投掷物上应该方便写字，如肥皂、纸板、衣服、灯罩、坐垫等。

5. 灰尘

在干燥的土地上用树枝等工具扬起弥漫的灰尘也能引起人们注意。

6. 反光镜

在野外求救时，有反光涂料（镀银）的玻璃（镜子）是最好的反光器。另外，手表、眼镜、玻璃碎片、保温瓶内胆、磨光的金属、容器盛水、罐头盒、化装的小镜子、汽车的反光镜等都有反光效果。如果有条件，把三个反光源排列成等腰三角形，同时向飞机打反光，最有效。为了能确保对方发现反光，可以冲着目标不断晃动手中的反光物。

五、野外攀爬、担架等简易工具的制作

（一）编结绳子

韧性好的麻类植物纤维都可以作为绳子的原料，把它们编在一起就成了一根很不错的绳子。

1. 回力搓绳法

将适当粗细的纤维折过来，变成不等长的两股（以便加续纤维时，"接头"不在一个地方，不易断开），在固定先端的情况下，将两股纤维分别向同一方向搓捻，然后松开先端，则纤维在回力的作用下，自然就拧在一起了。想得到较长的绳子，就要不断续加纤维，直至达到需要的长度。

2. 编辫法

像小姑娘编辫子一样，把纤维固定在树枝上（能方便固定的地方都可以），并把纤维平均分为三份，三股纤维等间隔地一股压一股，最终就能得到一根理想的绳子。

为了绳子的结实，在编结过程中应该尽量把纤维拉紧，并注意把每股纤维的接头错开。

（二）编结草鞋

在野外，当你的鞋子损坏或者丢失，千万不要光着脚走路，想办法编一双草鞋。草鞋既不怕雨淋也不怕过河，走在岩石上，还有防滑的功能。

编结草鞋的工艺并不复杂，先用草茎搓一根细绳，然后把这根草绳折成六股，每股的长度要与自己的脚相适应。以这六股草绳为"纲"，用另一根拧得不是很紧的草绳在其间来回穿插编结，并预留出穿鞋带的"耳朵"，和"拇趾"与"食趾"之间的"立柱"。

与其说是草鞋是穿在脚上，还不如说是绑在脚上的。穿草鞋时，为了使草鞋"跟脚儿"，一定要把鞋带绑好。

（三）制作简易担架

在没有担架的情况下，也可以采用简易的担架：如用椅子、门板、毯子、衣服、大衣、绳子、竹竿或梯子等代替（图 9-21）。

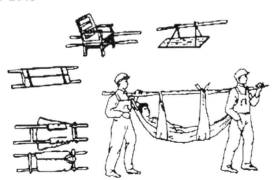

图 9-21　简易担架

1. 床板或门板

适用：可代替担架使用，用于运送骨折或非骨折的各种伤病员。

（1）将伤员用平托法平放在平板上（图 9-22）。

（2）多人同时搬运时，注意保持伤病员的平稳（图9-23）。

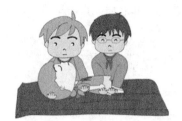
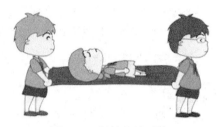

图9-22 平托法搬运   图9-23 保持伤员平稳

2．毛毯+竹竿

适用：作为担架的代替工具，用于运送非骨折的伤病员。

（1）先将毛毯或结实的床单展开，约在中间的1/3区域两边各放上一根竹竿（图9-24）。注意竹竿要有足够的承载能力。

（2）先将一边的毛毯对折，压住同侧的竹竿（图9-25）。

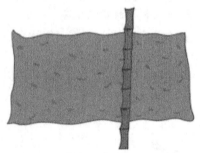
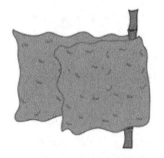

图9-24 床单1/3区域两边放竹竿   图9-25 毛毯对折

（3）将另一侧的竹竿拿起，压住刚折叠过去的毛毯边缘（图9-26）。

（4）再将剩下的一边对折过来（图9-27）。

（5）一副轻便的担架就完成了（图9-28）。

3．衣服+竹竿

适用：作为担架的代替工具，用于运送非骨折的伤病员。

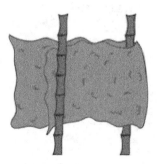
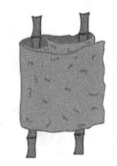

图9-26 压住折叠毛毯边缘   图9-27 剩余一边对折

（1）双手握住两根竹竿（注意竹竿要有足够的承载能力）的一端，稍俯身向下，如果是外套，则需先将纽扣或拉链扣紧（图9-29）。

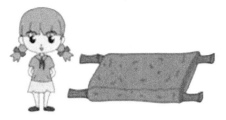

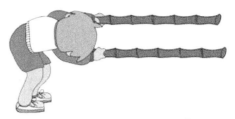

图 9-28 完整担架　　　　　　　　　　图 9-29 双手握住两根竹竿

（2）由另一人将外套或毛衣（注意衣服必须够结实）直接经头往上脱出，直接套到两根竹竿上（图 9-30）。

（3）另一端同样操作（图 9-31）。

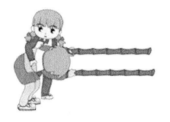

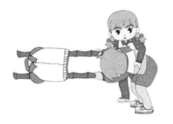

图 9-30 外套套到竹竿上　　　　　　图 9-31 另一端也将外套套到竹竿上

（4）整理和检查后，一副轻便的担架也就完成了（图 9-32）。

4. 编织袋+竹竿

适用：作为担架的代替工具，用于运送非骨折的伤病员。

（1）将编织袋的两个底角剪开，以便于竹竿穿过（图 9-33）。

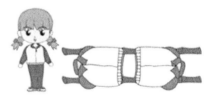

图 9-32 完整担架

（2）两个编织袋套在两根竹竿上（图 9-34）。注意竹竿要有足够的承载能力。

（3）整理和检查后，一副轻便的担架就完成了（图 9-35）。

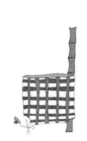

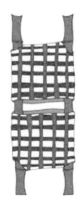

图 9-33 剪开编织袋两个底角　　　图 9-34 将编织袋套到两竹竿上

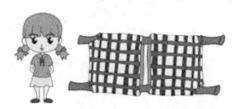

图 9-35 完整担架

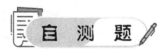

1. 掌握日常生活中各类意外伤害的处理方法。
2. 了解野外生存环境特色。
3. 掌握野外生存环境所需的基本救助知识。
4. 熟练掌握相应的救助技能。

自 测 题

简答题

1. 试述现场心肺复苏有哪些步骤?
2. 晕厥的主要病因有哪些?
3. 毒物有哪些途径可以进入体内?
4. 野外取暖的常用方法有哪些?
5. 简述野外求救方法。

参 考 文 献

阿碧．2015．踩踏之祸．检察风云：新闻综合版，（3）：39.

白建方．2010．认识地震．第1册．北京：中国铁道出版社.

陈军．2015．浅析电梯困人救援处置对策．应用科技，（36）：294.

陈素丽，陈建芳，郭晚平．2010．校园踩踏事故预防对策措施研究．科技创新导报，（34）：247.

陈莹．2010．工业火灾与爆炸事故预防．北京：化学工业出版社.

成义仁，王学春，王永友，等．1998．急救医学．北京：中国中医药出版社.

戴斌荣，承璇璇．2011．大学生参与传销的原因及预防对策．南京邮电大学学报：社会科学版，（9）：95.

戴志强．2012．学生消防安全教育知识读本．昆明：云南大学出版社.

邓礼丽．2017．高校老旧电梯更新项目管理与风险防范探究．南京邮电大学.

邓振铺，张强，徐金芳，等．2009．高温热浪与干热风的危害特征比较研究．地球科学进展，24（8）：865-867.

公安部消防局．2015．中小学消防安全教育读本．北京：国家行政学院出版社.

郭俊华，刘奕玮．2014．我国城市雾霾天气治理的产业结构调整．西北大学学报：哲学社会科学版，44（2）：
85-89.

郭晓蕾，张树勇．2017．大学生安全教育．大连：大连理工大学出版社.

国家安全生产监督管理总局宣传教育中心．2008．生产经营单位主要负责人和安全管理人员安全培训通用
教材：初训．徐州：中国矿业大学出版社.

国家安全生产监督管理总局宣传教育中心．2017．生产经营单位主要负责人和安全管理人员安全培训通用
教材：复训．徐州：中国矿业大学出版社.

瀚鼎文化工作室．2014．百科图解野外求生技巧．北京：航空工业出版社.

何志敏．2016．大学生防范抵御邪教的教育问题探究．思想政治教育研究，（7）：125.

胡殿宇，包再梅，宣永华．2016．临床医学概论．第2版．武汉：华中科技大学出版社.

黄承钰．2003．医学营养学．北京：人民卫生出版社.

黄永明，何凌云．2013．城市化、环境污染与居民主观幸福感：来自中国的经验证据．中国软科学，（12）：
82-93.

姜雪皎，谷玉梅．2008．全科医师诊疗操作指南．北京：北京科学技术出版社.

李春燕．2015．高职院校特殊群体大学生的教育引导研究．时代教育，（7）：32.

李国顺．2015．改革开放条件下大学生国家安全教育研究．开封：河南大学.

李克荣．2011．安全生产管理知识：2011版．北京：中国大百科全书出版社.

李兰娟，任红．2013．传染病学．北京：人民卫生出版社.

李文涛．2006．大学生如何增强自我防范意识．吉林省社会主义学院报，（1）：45.

李以信．2013．中职生打架斗殴现象分析及防范措施．卫生职业教育，31（1）：40.

陆再英，钟南山．2008．内科学．第7版．北京：人民卫生出版社.

马明，吕伟涛，张义军，等．2008．我国雷电灾害及相关因素分析．地球科学进展，23（8）：856-865.

裴育萍，岳新风．2016．社会主义核心价值观视野下大学生信仰的塑造．山西高等学校社会科学学报，
（6）：74.

仇东朝，于春娣，李颖．2010．浅析《食品安全法》对农村食品安全的影响．农产品加工：创新版，（10）．

邵波，王其和．2005．计算机网络安全技术及应用．北京：电子工业出版社．

邵长芬，李得发，王刚．2014．五年一贯制学生管理面临的问题及对策初探．教育管理，18（3）：150．

宋光积．2005．消防安全教育读本．北京：中国劳动社会保障出版社．

孙闻笑．2016．论人际关系在高职生心理健康教育中的重要性．育人，（6）：154．

王仓永．2006．电梯困人自救与施救．中国特种设备安全，22（9）：46．

王厚兵，张伟．2015．大学生误入传销的原因及对策分析．郧阳师范高等专科学校学报，（4）：96．

吴宗之．2011．安全生产技术：2011版．北京：中国大百科全书出版社．

徐博．2016．中学生打架问题心理成因分析及对策．平安校园，8（1）：67．

杨泗霖．2008．防火防爆技术．北京：中国劳动社会保障出版社．

易燕明，杨兆礼，万齐林，等．2005．雷电灾害对珠江三角洲区域经济发展的影响．资源科学，27（1）：64-68．

张翠玲．2017．中等职业学校学生人身安全管理现状及对策研究．海南师范大学．

张金沙．2014．营养与膳食．北京：人民卫生出版社．

赵星，吕珊．2010．论拐卖人口犯罪的成因及其应对措施．山东警察学院学报，（3）：101．

中国红十字会总会．2016．救护员指南．北京：社会科学文献出版社．

中国营养学会．2016．中国居民膳食指南2016．北京：人民卫生出版社．

周利群．2013．女大学生遭受性侵原因分析及预防策略．法制与社会：社会观察版，（9）：202．

周全厚，高飞．2013．防范与对策：大学生安全教育．北京：新华出版社．

朱敏智．2017．高校电梯安全管理探索．中国现代教育装备，269（7）：1．

注册消防工程师资格考试命题研究组．2016．消防安全技术实务．北京：光明日报出版社．

教学基本要求

一、课程性质和课程任务

　　安全教育是高等职业教育学生的一门公共基础选修课，也是德育课程的组成部分。本课程落实立德树人的根本任务，按照培育和践行社会主义核心价值观的要求，坚持以人为本、生命至上的理念，对学生进行安全教育和生命教育。

　　本课程任务是通过掌握安全知识和技能，引导学生增强安全意识，凝练生存智慧，养成良好的安全行为习惯，形成良好的公民安全素养和职业安全素养，为就业创业和职业生涯发展做好准备，为成为高素质劳动者和技术技能型人才奠定坚实基础。

二、课程教学目标

（一）职业素养目标

1. 认识生命的价值，树立尊重生命、珍爱生命、安全至上的价值观，增强安全意识，树立健康生活意识。

2. 增强国家安全意识，自觉维护国家安全和国家利益。

3. 自觉抵制不良诱惑，树立防范意识和自我保护意识，尊重生命。

4. 树立遵守交通规则、遵纪守法、遵守社会公德、自觉维护公共秩序的意识。

5. 增强遵守安全管理制度、安全操作规程的观念，树立安全生产意识。

（二）专业知识和技能

1. 了解"以人为本、珍爱生命、安全第一"的理念，了解宪法中有关安全的相关规定，理解与安全有关的重要法律法规，理解安全教育的重要性。

2. 掌握预防和应对打架斗殴、绑架、性侵等危害人身安全行为的方法。

3. 掌握交通法相关内容，识别常见交通标志，掌握交通安全常识。

4. 了解旅行安全常识，掌握预防应对旅行危险的方法。

5. 了解火灾危害和后果，了解消防知识，掌握灭火知识和方法。

6. 了解拥挤踩踏事故的原因及后果，掌握预防应对拥挤踩踏事故的方法。

7. 了解盗窃、诈骗、抢劫、抢夺等行为的表现形式，掌握防盗、防骗、防抢劫、防抢夺等保护生命财产安全的方法。

8. 了解饮食安全知识，了解食物中毒的症状。

9. 了解吸烟、喝酒不良习惯和毒品危害。

10. 了解艾滋病及其他常见传染病的基本常识和预防措施。

11. 了解网络安全知识，理解网络信息安全的重要性。

12. 理解维护国家安全及商业安全的重要性。

13. 掌握专业实习实训安全的基本要求，掌握安全操作规程。

14. 了解企业安全生产管理的基本常识，了解常见安全事故的防范和处理方法。

15. 了解职业卫生常识，掌握使用劳动防护用品的正确方法，理解应对职业危害和预防职业病的方法。

16. 了解洪水、地震、泥石流、滑坡、雷电、海啸等自然灾害的危害，掌握应对与救助措施。

17. 掌握生活和野外应急自救、互救知识。

（三）能力培养目标

1. 能化解纠纷，防止斗殴，机智灵活应对绑架、性侵害的发生。

2. 能预防与应对出行危险，做到安全旅游。

3. 能正确使用消防器材，预防和应对火灾，并能在遇到火灾时逃生自救。

4. 能运用预防拥挤踩踏事故的方法，防止事故发生，事故发生时能自救互救。

5. 能运用所学知识防盗窃、诈骗、抢夺和抢劫。

6. 能养成健康饮食习惯，促进身体健康，学会预防和应对公共卫生事故。

7. 学会辨别网上的不良、不安全因素，防止网络欺诈，保守国家和商业秘密。

8. 能掌握专业实习实训的安全操作规程，做到安全操作。学会编写安全预案。

9. 能预防常见职业病。

10. 掌握应对常见自然灾害的正确方法，能在灾害发生时自救与互救。

11. 掌握生活中和野外险情的应急自救与互救技能。

三、教学内容和要求

教学内容	教学要求			教学活动参考	教学内容	教学要求			教学活动参考
	了解	熟悉	掌握			了解	熟悉	掌握	
一、安全教育基础				理论讲授	（七）初期火灾的扑救			√	
（一）安全教育基础知识			√	多媒体演示	（八）火场救助和逃生			√	
（二）校园安全事故			√		自救				
（三）大学生安全素养的	√				五、公共卫生安全				理论讲授
构建					（一）饮食安全		√		多媒体演示
（四）个人风险评估能力			√		（二）预防各类传染病				计算机实践
的培养（实训）					1. 呼吸道传染病			√	操作
二、人身和财产安全				理论讲授	2. 消化道传染病			√	
（一）人身安全			√	多媒体演示	3. 血源性传染病			√	
（二）财产安全			√		4. 虫源性传染病		√		
（三）活动安全			√		5. 性及接触性传染病			√	
三、交通安全				理论讲授	（三）预防艾滋病			√	
（一）交通安全基础			√	多媒体演示	（四）大学生良好生活习	√			
（二）防御性驾驶技术		√		计算机实践	惯的养成				
（三）交通事故自救知识			√	操作	六、网络信息安全				理论讲授
（四）交通安全处置分析		√			（一）安全上网			√	
四、消防安全				理论讲授	（二）网络诈骗			√	
（一）燃烧的基础知识			√	多媒体演示	（三）国家信息安全			√	
（二）火灾的基础知识			√	计算机实践	（四）商业秘密		√		
（三）火灾的预防	√			操作	七、实训实习及职业				理论讲授
（四）消防器材		√			安全				
（五）消防安全标志		√			（一）实训实习常识			√	
（六）火灾报警			√						

续表

教学内容	教学要求			教学活动参考	教学内容	教学要求			教学活动参考
	了解	熟悉	掌握			了解	熟悉	掌握	
（二）常见生产安全事故 及应急处置措施			√		九、意外伤害应急救助 （一）生活中的应急救助				理论讲授 多媒体演示 计算机实践 操作
（三）企业安全生产		√			1. 应急救护常识			√	
（四）职业病危害及 防护		√			2. 窒息的处理：异物误 吸、溺水、电击		√		
八、自然灾害				理论讲授	3. 运动伤害处理			√	
（一）防震		√			4. 晕厥症的处理			√	
（二）洪水及城市内涝		√			5. 中毒的处理		√		
（三）泥石流和滑坡 逃生		√			（二）野外求生及救助 措施				
（四）雷电		√			1. 野外取暖		√		
（五）高温		√			2. 野外饮食		√		
（六）雾霾		√			3. 野外求救		√		
（七）冻雨		√			4. 野外攀爬、担架简易 工具的制作		√		

四、学时分配建议（62 学时）

教学内容	学时数		
	理论	实践	小计
一、安全教育基础	2	2	4
二、人身和财产安全	10	0	10
三、交通安全	4	2	6
四、消防安全	8	2	10
五、公共卫生安全	4	2	6
六、网络信息安全	4	0	4
七、实训实习及职业安全	6	2	8
八、自然灾害	6	2	8
九、意外伤害应急救助	4	2	6
合计	48	14	62

五、教学实施建议

（一）适用对象与参考学时

本教学基本要求可供全体大专学生进行安全基础知识、校园安全、交通安全、消防安全、网络信息、财产安全、实训实习与职业安全、应急救护常识等内容的学习，体现了安全教育的基本要求，适用于所有学生，总学时为 62 学时，其中理论教学 48 学时，实践教学 14 学时。

（二）教学要求

1. 本课程对理论教学部分要求有掌握、理解、了解三个层次。掌握是指对安全教育中所学的基本知识、基本理论具有深刻的认识，并能灵活地应用所学知识分析、解释生活现象和安全问题。理解是指能够解释、领会概念的基本含义并会应用所学技能。了解是指能够简单理解、记忆所学知识。

2．本课程突出以培养能力为本位的教学理念。

（三）教学建议

1．在教学过程中要积极采用现代化教学手段，加强直观教学，充分发挥教师的主导作用和学生的主体作用。注重理论联系实际，并组织学生开展必要的案例分析讨论，以培养学生的分析问题和解决问题的能力，使学生加深对教学内容的理解和掌握。

2．实践教学要充分利用教学资源、案例分析讨论等教学形式，充分调动学生学习的积极性和主观能动性，强化学生的动手能力和实践操作。

3．教学评价应通过课堂提问、布置作业、单元目标测试、案例分析讨论、期末考核等多种形式，对学生进行学习能力、实践能力和应用新知识能力的综合考核，以期达到教学目标。

参考答案

第1章　安全教育基础

简答题

1. 学生安全教育就是指在全日制学校内为维护学生的人身财产安全和身心健康，提高学生的安全防范意识与自我保护机能而开展的一种教育活动。

2. 在学校内安全教育的目标分为整体目标和个体目标：整体目标主要是站在学校整体利益和发展角度考虑，促进校园学生管理和平安校园建设；个体目标则是以每位学生个体利益为出发点而制定的教学目标和标准，安全意识教育、安全责任与义务教育、安全基础知识的传授、安全防护技能实训以及个人风险评估能力的构建。两者互相促进，同步实现。安全教育整体目标中包含了个体安全内容，个体安全目标的实现直接推动整体目标的实现。

3. 以公共安全教育为主：治安安全、消防安全、交通安全、网络舆情信息安全、食品安全、健康保健和心理安全、自然灾害等。

4. 校园安全事故是指在学校教育教学活动中，学生在校期间突然发生的、可能造成伤害人身安全和健康，或导致财产损失，且影响教育教学活动的各类意外事件。

5. 校园安全事故同所有的事故一样，具有因果性、随机性、隐蔽性、复杂性和可预测性五大特点。

6. 学校安全能力是指学校履行教育功能应当具备的消除安全隐患、控制安全事故和进行安全教育活动、提升学生安全素质的能力。包括：学校安全防护能力、安全管理能力和安全教育能力。

7. 提高学校内个体与集体的安全防御、应对及处置能力。

8. 学校安全教育能力体系的构建；学校安全管理能力体系的构建；学校安全防护能力体系的构建。

9. 安全素养就是在与生俱来的安全天赋基础上，通过环境和教育的影响，在社会公共安全实践活动中形成和发展起来的能够认识和应对各种安全事故的心理特征的总和。

10. 社会性、稳定性、预防性。

11. 安全意识、安全知识、安全行为能力及安全评估和判断能力。

12. 答案略。

第2章　人身和财产安全

简答题

1. 打架斗殴发生的原因主要有：（1）心理发育不完善，容易受外界环境影响。（2）进入青春期，期盼获得异性关注。（3）安全意识和法治意识淡漠。

预防和减少打架斗殴的对策：（1）多方面关心爱护学生。关心学生，尤其学习较差的学生；丰富学生课余生活；加强学生的心理健康教育。（2）建章立制，深化学生思想品德及安全法治教育；以养成教育为基础，加强学生思想品德教育；以养成教育为基础，加强学生法治和安全教育；以养成教育为基础，依据校规校纪严格学生考勤工作和隐患排查。（3）加强对屡错不改学生的教育惩戒力度。

2. 如果不幸遇到绑架、劫持，一定要保持冷静，并想方设法摆脱歹徒的控制：（1）建立强大的心理屏障。①始终保持冷静与警觉，牢固树立求生的信念，时刻做好逃脱的准备。②以美好的具体期待减少身心痛苦。③主动机巧地与绑匪沟通，以避免伤害，争取存活的时机与空间。④尽量进食与活动，维持良好的体能状况。（2）坚持求生原则。①一旦被绑架，应凡事顺从，采取低姿态，以降低绑匪戒心。②如对方持有利器，先设法安抚攀谈，让他放下武器。衡量是否有能力逃跑，再运用随身携带物品自卫。如果没有充分把握，不要以言语或动作刺激绑匪，如果过度挣扎、反抗，可能会引起歹徒恐慌，更易产生危险，遭遇不测。③如周遭有人，伺机留下求救讯号，如：眼神、手势、私人物品、字条等或乘机呼救引人注意，伺机逃脱。④应佯装不懂绑匪交谈所使用的方言，可适当告知绑匪自己的姓名、电话、地址等，但对于经济状况，应饰词搪塞。⑤熟记绑匪容貌、口音、交通工具及周遭环境特征（特殊声音、味道等）。等待时机设法潜逃，并立即以电话向家人、亲友或公安机关求助。回忆事件经过及细节，获救后给警方提供线索，利于破案。

3. 拐卖女性的方法主要有：（1）欺骗型。具体表现为①以介绍工作、合伙做生意等名义对青年女性进行拐骗。以谈恋爱为掩护，欺骗年轻未婚女性感情，使其放松警惕后趁机拐卖。②以主动提出结伴旅游或以"老乡"身份主动提供帮助等形式拐骗女性。（2）胁迫型。犯罪分子利用受害妇女孤立无援的某种困境或者抓住某些把柄（例如个人隐私等），以暴力伤害、毁损名誉等胁迫手段进行威逼迫使女性丧失反抗能力之后进行出卖。

防范对策有：增强防拐骗意识，提高防护能力，做到（1）不盲目外出打工，不轻信非法小报和随处张贴的招聘广告，找工作到正规的中介机构，通过合法的途径。（2）外出打工最好结伴而行。（3）不轻信以介绍工作、帮忙找住宿或代替你的亲友接站等理由，跟随你不熟悉的人到陌生环境。（4）与陌生人打交道时，要多留心眼，保持高度警惕，不轻信其甜言蜜语，不贪图便宜，不接受小恩小惠，谨防上当。（5）不轻信网络聊天认识的网友，不擅自与网友会面。（6）不向陌生人介绍自己的家庭、亲属和个人爱好等个人信息。（7）拒绝接受陌生人的食品、饮料。（8）如遇到马路上、车站旁及其他场所的拉客行为，应坚决拒绝，以免受骗。（9）慎重选择交往对象，与不了解的人保持距离，外出时尽量少喝酒。（10）保管好自己的身份证、外出证明及其他重要文件。不要把原件随便给任何人，包括雇主。（11）外出期间，把自己的所在地址和联系方式及时告诉家人和朋友，让他们知道你的去向。（12）在外出途中，一旦遇到面临被拐卖的危险，要及时向公安部门和周围群众求助。

4. 性侵害主要包括强奸、强制猥亵、侮辱妇女和性骚扰。性侵害的类型主要有：（1）暴力式侵害。（2）滋扰式侵害。（3）胁迫式侵害。（4）社交型侵害。（5）诱惑型侵害。

5.（1）侵害前的预防措施：①自尊、自重、自强，不轻易相信陌生人。②要学会自我保护。网上交友须慎重。夜间不要只身一人去异性家中、宿舍或办公室。住集体宿舍的女生，节假日期间，其他同学都回家后最好不要一个人住宿。女生夜晚不要与陌生男子同行，如发现有陌生男子尾随或跟踪时，要设法摆脱，或及时报警。上学、放假或是走访朋友最好结伴而行。如有过错被不轨异性发现，坚决拒绝对方提出的用性"私了"，以防受到伤害。当患病或有其他原因时，不相信神汉、巫婆或者有特异功能的人通过性行为、隐秘部位的抚摸进行所谓的治疗。

（2）侵害时的自卫措施：①当发现侵害的威胁来临时，大声呼救，采取一切可能的办法制造异常的大声响，把犯罪分子引向易暴露区域，并设法脱离险境。②受到突然侵害一时无法摆脱时，可以与对方谈话拖延时间，尽可能迟缓侵害，从中寻找对方破绽进行反击或寻机逃脱魔爪。也可以装着弱小害怕的样子麻痹侵害者的警惕，趁其不备利用身体和身边物件突然袭击其身体要害部位，从而达到脱身的目的。

6. 因失恋和人际交往障碍导致心理不健康时要：（1）加强恋爱道德教育，树立正确的恋爱观。（2）加强心理健康教育，正确处理恋爱挫折。

因人际交往障碍导致心理不健康时要遵循严于律己、宽以待人、交流沟通、同甘共苦等人际交往规则，使同学之间愉悦交往、和谐共处。

7.（1）物理原因引发的电梯故障：①由于停电、缺断引发的电梯停梯故障。②由于门锁原因引发的电梯停梯故障。③涨绳轮开关断开引发的电梯停梯故障。（2）外界因素下引起的电梯故障：①在教学楼、实验楼、公寓楼等人流密集场所的电梯，在特殊时间段内满载甚至超载运行。②老旧电梯在设备本身、维护、使用管理等方面存在问题。③复杂的人员结构、多元的人文文化、差异的人员素质、较大的人员流动造成电梯使用管理与协调的困难。

8. 电梯困人事故发生时的自救办法：（1）如果电梯没在平层位置开门，要意识到自己已被困电梯，首先要保持镇定，不要惊慌。立即按下应急按钮（黄色，标有电话铃形符号的按钮）或用电梯内装备的电话拨打旁边标注的电梯号码迅速报警（该电话应为外部值班电话或对讲电话），报警后耐心等待专业人员前来救援。如果以上电话不起作用，可拍门叫喊，用鞋子或其他硬物敲门，但不可在电梯内乱跳乱动、踢门或用硬物敲打按钮，破坏呼救监控设备。也可用手机拨打110或亲友电话，寻求救援。（2）如果几个人同时被困，可以用聊天来分散注意力。一般的电梯故障不很危险，但要坚决避免一些自以为是的自救行为，如扒门或从安全窗爬出。因为门被强行扒开或安全窗打开，正常现象是安全回路断开，电梯停止。但若安全开关不起作用，扒门不停车，电梯意外启动，很有可能发生坠落、剪切、挤压。若从安全窗爬上轿顶，在漆黑的井道里，可能会被轿顶电缆绊倒，也可能会从轿顶坠落或从电梯外壁滑落，导致电梯安全事故的发生。

电梯下坠事故发生时的防护动作：（1）不论有几层楼，赶快把每一层楼的按键都按下。当紧急电源启动时，电梯可以马上停止继续下坠。（2）如果电梯内有手把，一只手紧握手把。固定所处的位置，防止因为重心不稳而摔伤。（3）整个背部跟头部紧贴电梯内墙，呈一直线，运用电梯墙壁作为脊椎的防护。用手抱颈，避免脖子受伤。（4）膝盖呈弯曲姿势。因为韧带是唯一人体富含弹性的一个组织，所以借用膝盖弯曲来承受重击压力，比骨头来承受压力来的大。（5）下肢呈弯曲状，脚尖点地、脚跟提起以减缓冲力。电梯中人少的话最好要把两臂展开握住扶手或贴电梯壁。

9. 盗窃的主要手段有：（1）顺手牵羊。（2）窗外钓鱼。（3）撬锁入室。（4）先盗钥匙，再盗物品。（5）网银转账。

校园里容易发生盗窃案件的地方主要有：一是学生宿舍，二是教室、图书馆、食堂、操场等公共场所。

易发生盗窃的时间主要有：（1）上课时间。（2）夏秋季节。（3）新生入学、老生毕业之际。（4）放假前后。（5）早操时间。

应对措施有：（1）要牢固树立防盗意识，克服麻痹思想。（2）妥善保管好现金、存折、汇款单等。（3）保管好自己的贵重物品。（4）养成随手关窗锁门的好习惯。（5）在教室、图书馆看书，在食堂吃饭时，尽量不用书包占座，不在书包里放现金、贵重物品、钥匙。（6）不带较多的现金和贵重物品到公共浴池等公共场所。（7）校园里自行车被盗案时有发生，要养成随手锁车的好习惯。（8）发生被盗，要保护好现场，及时报案。

10. 发案特点主要有：（1）时间选择上具有规律性。校园抢夺、抢劫案多发生在行人稀少、夜深人静或者学校开学尤其新生入学时。（2）地点选择上具有规律性。抢夺、抢劫案一般多发生在校园内较为偏僻或校园周边地形复杂、人员稀少及夜间照明差等嫌疑人容易隐藏，得手后也容易逃脱的地方。（3）目标选择上具有规律性。校园抢夺、抢劫案主要针对的是行走中拨打手机、单肩挎包、穿着时髦、携带贵重财物的单身学生或在较隐蔽地段谈恋爱的学生情侣等。（4）违法犯罪手段上具有多样性。

预防应对措施有：遭遇抢夺、抢劫时的应对原则首先要尽力保障自身不受伤害，其次才是设法保住财物、制服歹徒或尽量掌握歹徒的相关线索和证据。具体做到：（1）尽量结伴外出。（2）尽量少去光顾校外网吧，随身也不要多带现金。

11. 其形式主要有：（1）假称涉嫌犯罪实施诈骗。（2）短信链接钓鱼网站方式植入木马实施诈骗。（3）扫描二维码方式植入木马病毒进行诈骗。（4）QQ 聊天诈骗。（5）中奖信息诈骗。（6）网上销售特价商品诈骗。（7）网络兼职诈骗。（8）冒充学校领导、老师实施诈骗。

防范措施：（1）加强网络管理，提高学生安全防范意识。（2）提高网络安全知识的学习，加强电脑安全。（3）使用较为安全的支付工具。（4）仔细甄别，防范虚假网站。（5）增强法治意识，利用法律武器维护自己的权益。

12. 微传销与传统传销在本质上都有以下相同点：（1）所售卖的产品是非法产品。（2）微传销所售商品的价格与其实际价值相差甚远。（3）没有经营实体，组织需要不断拉新人，吸收并瓜分入门费等资金才能延续。（4）伪造销售记录，迷惑性、利诱性强。

微传销与传统传销的不同点：（1）不限制人身自由。（2）辐射范围大，具有跨地区性。（3）操作方便，违法成本低。

防范策略：（1）坚持以马克思主义、毛泽东思想、邓小平理论、"三个代表"重要思想、科学发展观、习近平新时代中国特色社会主义思想等为指导，树立正确的人生观、世界观、价值观，自觉践行社会主义核心价值观。（2）自觉学习法律法规，增强防范意识。（3）加强学生兼职教育。（4）加强对贫困学生的人文关怀与资助力度。

13. 邪教组织的主要特点有：（1）邪教往往通过神化其组织者对其信徒实施精神控制。（2）邪教一般有严密的组织，通常采用金字塔结构。（3）邪教组织者从信徒手中大肆敛财。（4）邪教都具有反社会、反人类的性质。

在当前的信息时代，邪教传播出现的新特点：（1）邪教传播方式的多元化。（2）邪教传播内容的开放化。（3）邪教传播效果的扩大化。（4）邪教传播主体的隐蔽性。（5）邪教传播对象的随机性。

抵御对策：（1）加强学生马克思主义、毛泽东思想、邓小平理论、"三个代表"重要思想、科学发展观、习近平新时代中国特色社会主义思想等重要思想精神的学习，提高思想道德水平，牢固树立科学的人生观、世界观、价值观，形成正确的人生信仰和政治信仰，养成良好的道德观念和社会责任感。（2）加强科学知识学习，培养高尚人格。（3）家校共建，加强学生心理健康教育。（4）加强学生法治教育，开展反邪教的实践活动。（5）加强网络安全建设，为学生创造健康的成长环境。

14. 踩踏事故，是指大量人员在某一事件或某个活动过程中，聚集在某处的人群过度拥挤，致使现场秩序失去控制或者人群队伍进行移动时发生混乱，一部分甚至多数人因行走或站立不稳而跌倒未能及时爬起，而后面不明情况的人群依旧前行，造成跌倒人员被人踩在脚下或压在身下，在短时间内无法及时控制、制止，从而产生恐慌并向周围人群蔓延，进而产生加剧拥挤和新的跌倒人员，最终导致大量人员被挤压受伤或因挤压窒息、踩踏而死亡，形成恶性循环的群体伤害的意外事件。

事故成因：（1）人群因素主要表现在①聚集的人群密度过大。②不同方向的人群交叉行进。（2）环境因素主要表现在①天气状况的影响。由于雨雪天气等原因，造成路面湿滑或人员拥堵，引发人员摔倒，从而导致后续人员群体倒下，造成踩踏事故。②场所设计的影响。一是易发事故地段没有照明或者照明强度不足。二是场所设计布局不合理。（3）外界突发情况的刺激因素主要表现在①人群因受到突然地惊吓，产生恐慌，在无组织无目的逃生中，相互拥挤发生踩踏事故。②因过于激动（兴奋、愤怒等）而出现冲突骚乱，发生踩踏。

15.（1）判断伤者是否清醒。区分重症和轻症伤者，首先要确定其意识是否清醒。如果意识清醒再从头到脚对其进行检查，看有无内伤。

（2）判断伤者有无内伤。外伤可能一眼就能看出来，但内出血看不出来却很危险。最容易大出血的部位是内脏和骨盆。内脏主要怕心肺出血，如果有心肺出血，尤其是肺部出血时，口部会有大量血沫。骨盆骨折出血看不出来，却更危险，可以通过让其平躺，用双手向内按压其骨盆，如果疼痛就考虑是骨盆骨折，可以用衣服或者条幅等物品将骨盆兜住，遇到此类伤者要禁止再次挪动，等待专业救护人员到来。

（3）四肢骨折，可以通过按压四肢来判断，骨折处会疼痛。发现骨折后，现场止血条件达不到，可以先固定骨折部位，不让受伤部位重复受伤。固定物的长度一定要超过两个关节，比如小臂受伤，就要选择超过从手腕到肘关节长度的固定物。

（4）脊椎受伤的情况下受伤者是不能被移动的。如果伤者自己不能移动，最好施救者就不要移动。脊椎受伤，一旦移动不当，很有可能会使脊椎折断，导致神经受伤而引发瘫痪。

（5）踩踏事故发生后，要进行心肺复苏，即使成功率比较低，也不能放弃。如果发现有人刚没了呼吸、心跳，可通过心肺复苏救治。这个时候不再考虑其是否有心肺大出血，因为窒息的人和心肺出血的人从外表上无法分辨，所以只能使出所有办法来救，如果这个人刚好就是窒息的，就有机会获得新生。

第3章　交通安全

一、填空题

1．30，40，50，70

2．50

3．60，100，40，50，20

4．12，6，1

二、简答题

1．（1）按照驾驶证载明的准驾车型驾驶机动车；同时随身携带驾驶证。

（2）所驾车辆要经过车辆管理机关的定期检验合格；备有注册的机动车行驶证和检验合格标识、机动车交通强制保险标识；年审检验合格标识和机动车交强险标识贴于车辆前窗右上角。

（3）车况良好，刹车、转向、灯光、喇叭、雨刮器、后视镜、车载灭火器、警示三脚架、应急警报灯等安全设施和设备要齐全有效。

（4）检查轮胎气压，并清除胎沟及胎纹间杂物、小石子应挖出。

（5）启动发动机，察看仪表工作是否正常，检查发动机有无异响。

（6）检查有无漏水、漏油、漏电现象。

2．（1）要注意夜间行车中遇有对向来车时，不要突然靠右会车，要注意右侧行人和自行车。

（2）要注意夜间行车时从左侧横穿马路的行人。

（3）要注意严格控制车速。

（4）要注意跟车距离。要尽量拉大跟车距离，以防追尾事故发生。

（5）要注意尽量避免夜间超车，特别是窄桥及视线不良、交通流量大的路段，更应注意不要超车。

（6）要注意夜间行车的驾驶疲劳。

（7）要注意合理使用灯光。

3.（1）高速公路应当标明车道的行驶速度，最高车速不得超过每小时 120 千米。

（2）在高速公路上行驶的小型载客汽车最高车速不得超过每小时 120 千米，其他机动车不得超过每小时 100 千米。道路限速标志标明的车速与车道行驶车速的规定不一致的，按照道路限速标志标明的车速行驶。

（3）机动车在高速公路上行驶，车速超过每小时 100 千米时，应当与同车道前车保持 100 米以上的距离，车速低于每小时 100 千米时，与同车道前车距离可以适当缩短，但最小距离不得少于 50 米。

4.（1）乘车人不得将自己身体的任何部分探出车外。

（2）道路交通安全法要求乘车人下车时，从右车门下车；在机动车道上不得从机动车左侧上下车。

（3）机动车行驶时，驾驶人、乘车人应当按规定使用安全带。

（4）不得往车外抛撒物品。

（5）机动车行驶中不得干扰驾驶人员，影响安全驾驶车辆。

（6）车辆未停稳之前，严禁开关车门，上下乘客。

（7）不得在机动车道上招呼出租汽车或拦乘其他车辆。

（8）开关车门不得妨碍其他车辆或行人通行。

5. 医学研究认为，患有以下疾病的人不宜乘飞机：

（1）传染性疾病患者。如传染性肝炎、活动期肺结核、伤寒等传染病患者，在国家规定的隔离期内，不能乘坐飞机。其中水痘患者在损害部位未痊愈，不能乘飞机。

（2）精神病患者。如癫痫及各种精神病患者，因航空气氛容易诱发疾病急性发作。

（3）心血管疾病患者。因空中轻度缺氧，可能使心血管患者旧病复发或加重病情，特别是心功能不全、心肌缺氧、心肌梗死及严重高血压患者。

（4）脑血管患者。如脑栓塞、脑出血、脑肿瘤这类患者，由于飞机起降的轰鸣、震动及缺氧等，可使病情加重。

（5）呼吸系统疾病患者。如肺气肿、肺心病等患者，因不适应环境，如果有气胸、肺大泡等，飞行途中可能因气体膨胀而加重病情。

（6）做过胃肠手术的患者。一般在手术十天内不能乘坐飞机，消化道出血患者要在出血停止三周后才能乘飞机。

（7）严重贫血的患者。血红蛋白量水平在 50 克/升以下者，不宜乘飞机。

（8）耳鼻疾病患者。耳鼻有急性渗出性炎症，及近期做过中耳手术的患者，不宜空中旅行。

（9）临近产期的孕妇。由于空中气压的变化，可能致胎儿提早分娩，尤其是妊娠 35 周以上的孕妇，更不宜乘飞机。

6.（1）乘坐国际或地区航班头等舱、公务舱的旅客，每人可随身携带两件行李，每件行李重量不得超过 8 千克；乘坐经济舱的旅客，每人可携带一件行李，重量不得超过 5 千克。

（2）乘坐国内航班头等舱的旅客，每人可随身携带两件行李，每件行李重量不得超过 5 千克；乘坐公务舱或经济舱的旅客，每人可随身携带一件行李，重量不得超过 5 千克。

（3）随身携带物品的长、宽、高不得超过 55 厘米、40 厘米、20 厘米。超过规定的部分应作为托运行李运输。

（4）超过上述重量、件数、体积限制的免费随身携带物品，应作为托运行李托运。下列物品不得作为行李或夹入行李内托运，也不得作为免费随身携带物品带入客舱运输。危险品、枪支军用或警用械具类（含主要零部件）、管制刀具。活体动物、带有明显异味的鲜活易腐物品（如海鲜、榴莲等）。

7.（1）突发疾病，就近选择正规医疗机构。如发生在偏远地区及时拨打报警电话110及120求救。

（2）宾馆发生火灾，住宿前看清安全通道，根据火灾逃生法安全逃生。

（3）食品安全，旅行中尽量选择干净卫生的地方就餐，切记不能在未取得卫生许可的地方就餐；野外不熟识的野果、野菜不得食用。

（4）根据当地气候合理选择衣服，避免因天气变化导致疾病。

（5）保证旅行安全出行要做到严格遵守当地交通法规，选择有营运执照的车辆出行。

（6）野外旅行要提前告知家人，旅行时间、地点和陪同人员；避免野外失联后无法救援。

8. 第一步踩离合，踩刹车，挂1档，松手刹。第二步轻轻缓慢松离合，当车身抖动时，松刹车加油门（或者不依靠油门依靠车辆怠速上坡）。

9.（1）根据路况和车速控制好方向，脱开高速挡，同时迅速轰一脚空油，将高速挡换入低速挡。这样，发动机会有很大的牵引阻力使车速迅速降低。另外，在换低速挡的同时，应结合使用手刹，但要注意手刹不能拉紧不放，也不能拉得太慢。如果拉得太紧，容易使制动盘"抱死"，很可能损坏传动机件而丧失制动能力；如果拉得太慢，会使制动盘磨损烧蚀而失去制动作用。

（2）利用车的保险杠、车厢等钢性部位与路边的天然障碍物（岩石、大树或土坡）摩擦、碰撞，达到强行停车脱险的目的，尽可能地减少事故损失。

（3）上坡时出现刹车失灵，应适时减入中低挡，保持足够的动力驶上坡顶停车。如需半坡停车，应保持前进低挡位，拉紧手制动，随车人员及时用石块、垫木等物卡住车轮。如有后滑现象，车尾应朝向山坡或安全一面，并打开大灯和紧急信号灯，引起前后车辆的注意。

（4）下坡刹车失灵，不能利用车辆本身的机构控制车速时，驾驶员应果断地利用天然障碍物，如路旁的岩石、大树等，给汽车造成阻力。如果一时找不到合适的地形、物体可以利用，紧急情况下可将车身的一侧向山边靠拢，以摩擦来增加阻力，逐渐地降低车速。

（5）车辆在下长坡、陡坡时不管有无情况都应该踩一下刹车。既可以检验刹车性能，也可以在发现刹车失灵时赢得控制车速的时间，也称为预见性刹车。

10.（1）能见度小于200米时，开启雾灯、近光灯、示宽灯、前后位灯和危险报警闪光灯，车速不得超过每小时60千米，与同车道前车保持100米以上距离。

（2）能见度小于100米时，开启雾灯、近光灯、示宽灯、前后位灯和危险报警闪光灯，车速不得超过每小时40千米，与同车道前车保持50米以上距离。

（3）能见度小于50米时，开启雾灯、近光灯、示宽灯、前后位灯和危险报警闪光灯，车速不得超过每小时20千米，并从最近的出口尽快驶离高速公路。

11.（1）机身颠簸。

（2）飞机急剧下降。

（3）舱内出现烟雾或黑烟。

（4）飞机轰鸣声消失（发动机关闭）。

（5）在高空飞行时，飞机发出巨响，舱内尘土飞扬（机身破裂、舱内突然减压）。

12.（1）事故发生点为高速公路时，驾驶人应当立即停车，开启危险报警闪光灯，夜间还需开启示宽灯和尾灯；驾驶人或者有关人员应当在本车道内来车方向 150 米外设置警告标志牌；驾驶人、乘车人应当立即转移到应急车道或者路肩外。

（2）事故发生点为市区普通公路时，在确保人身安全和不影响交通的情况下，打开双闪，放置三角警示牌，下车查看事故情况。

（3）根据车损情况、个人情况、双方沟通结果决定是否私自处理，同意私自处理后，双方商定好赔偿事宜及签订书面协议后离开。

13.（1）记住对方车牌号码，报警告逃逸。

（2）交警查对方车牌资料。

（3）若对方为套牌、假牌、报废车等情况，则依据交警出具证明并注明缘由报保险公司处理。

（4）若能找到对方，则报保险，交由交警和保险公司正常处理。

第 4 章　消 防 安 全

简答题

1．燃烧：是指可燃物与氧气或氧化剂作用发生的释放热量的化学反应，通常伴有火焰、发光和发烟的现象。

火灾：是指在时间或空间上失去控制的燃烧所造成的灾害。

2．燃烧不是随便发生的，而是有一定的条件。只有具备了必要条件，燃烧才能发生和继续。燃烧的必要条件（也称为三要素）。

（1）可燃物。不论固体、液体、气体，凡是能够与空气中的氧气或其他氧化剂进行燃烧反应的物质，都称为可燃物质。如木材、汽油、酒精、镁等，都是可燃物质。

（2）助燃物（氧化剂）。凡是与可燃物混合能一起支持燃烧的物质，统称为助燃物质，也称为氧化剂。如空气、氯、氧、高锰酸钾等都是助燃物质。

（3）点火源（引火源）。一切能够引起可燃物和助燃物发生燃烧反应的点燃能源，都称为点火源（也称为引火源）。如常见的明火、电火花等各种热能、电能、化学能等。一般情况下，着火三角形足以说明发生和维持燃烧进行的原理。

但是根据燃烧的连锁反应理论，很多燃烧的发生和维持都有游离基（自由基）作"中间体"。因此，着火三角形中应该包括一个说明游离基参加燃烧反应的附加物，从而形成一个着火四面体。

3．校园火灾发生的原因主要有：

（1）违规用电导致火灾。在办公室、宿舍内等场所使用大功率电器，会使供电线路过载而发热，加速线路老化而起火。

（2）违规使用电器导致火灾。违规使用热得快、充电器、电热毯、电热杯、手机等。

（3）不安全用电行为导致火灾。私拉线路、电线挂衣物、易燃物靠近灯泡、电炉做饭、手机长时间充电等不安全行为引起电气火灾。

（4）违规使用明火导致火灾。如点蜡烛、蚊香、烧废物、吸烟和玩火等不当行为引起火灾。

（5）违反实验室操作规程引起火灾。学生在实验中用火、用电、用危险物品时，若违反规程，使用不当，也能引起火灾。

（6）学校带电设备出现故障和设施线路老化也是引起火灾原因之一。

（7）购买使用劣质插线板、充电宝、充电器等，引起火灾。

4．针对电子产品引起火灾，消防救援人员指出注意事项：一是充电完成后，立即停止充电；二是避免长时间充电；三是尽量不用万能充电器代替原装充电器；四是手机充电时不接听电话；五是给电子设备进行充电时，切勿将充电部位覆盖，必须远离可燃物；六是不用劣质的电子产品；

七是不在无人监管情况下充电。

5．正确的火灾报警方法：

（1）向消防指挥中心报警

1）火警电话：119；医疗急救电话：120。

2）报警时要讲清着火单位所在区县、街道门牌号。

3）要讲清楚着火物品、楼层和火势大小，以便消防部门调出相应的消防车辆。

4）说清楚报警人的姓名和使用的电话号码。

5）要注意听清消防队的询问，正确简洁地予以回答，待对方明确说明可以挂断电话时，方可挂断电话。

6）报警后要派人到路口等候消防车，指示消防车快速到达起火地点。

（2）向周围的人报警

向周围的人报警，对于周围受到起火威胁的人更重要。发生火灾后，往往是向消防队报警了，但周围的人还不知道，耽误逃生最佳时机，结果造成不必要的伤亡，教训十分惨痛。向周围的人报警方式方法：

1）按下最近的几个火灾报警按钮。

2）启动自动报警装置或系统报警。

3）喊叫、打内线电话、敲门等，也是有效的办法。

4）注意先喊着火楼层本层和上层的人员，优先告诉他们，而不是领导。

5）喊人的时候要注意语气和方式方法，避免引起混乱和拥挤踩踏。

6）在商场、宾馆等公共场所，可用消防控制室配备应急广播通知大家。

6．（1）隔离法

1）将尚未燃烧的可燃物移走。

2）断绝可燃物来源。

（2）窒息法

1）用不燃或难燃物捂住燃烧物质表面。

2）用水蒸气或惰性气体灌注着火的容器。

3）密闭起火的建筑物的空洞等。

（3）冷却法

用水、二氧化碳等降低燃烧区的温度，当其低于可燃物的燃点时，燃烧停止。

（4）抑制法（根据着火四面体，提出灭火方法）

使灭火剂参与到燃烧反应中去，它可以销毁燃烧过程中产生的游离基，形成稳定分子或低活性游离基，从而使燃烧反应终止。

7．（1）如远离起火区域，请按下公共场所配备的火灾报警装置报警（一般配置在消防栓内或消防箱附近），并拨打火灾报警电话119报警。

（2）如果在火灾区域，逃生第一，要快速找到安全出口，选择正确的逃生通道，设法逃离现场。注意不要乘坐电梯逃生。

（3）当浓烟弥漫时，应冷静观察烟气流动方向，顺着同一方向，沿着墙壁，边移动边寻找出口。

（4）逃生时，尽量低姿前进，不要深呼吸，尽可能用湿衣服或湿毛巾捂住口和鼻子。

（5）在等待救援时，要尽量防止火势和烟雾蔓延到自己的所在地，另外，要待在容易被发现的位置。

第5章 公共卫生安全

简答题

1. 影响饮食安全的因素涉及甚广，非常复杂，但大致可以从表征因素、过程控制因素、制度因素、饮食习惯因素四个方面进行归类。

2. 按照致病物的不同可分为以下4类：

（1）细菌性食物中毒：食物被致病性微生物污染后，在适宜的温度、湿度和营养条件下大量繁殖。人吃了这种含有大量细菌及其毒素的食物，就可以发生食物中毒。

（2）化学性食物中毒：食物经有毒的化学物质污染后被人食用而引起的中毒，如农药。

（3）动、植物性食物中毒：一些动物、植物本身含有某种天然有毒成分，或由于贮存条件不当，形成某种有毒物质，被人食用后造成中毒，如发芽土豆、鲜黄花菜、河豚中毒等。

（4）真菌性食物中毒：某些食物存放时发生霉变，人食入这类含有大量霉菌毒素的食物而中毒，如霉变甘蔗、地瓜等中毒。

3.（1）判断是否是食物中毒

一般来说不难，食物中毒有以下特征：第一，潜伏期段短多数为爆发，短时间内出现大批患者。第二，患者临床表现相似，大多有急性胃肠炎症状。第三，与食用某种食物有关，发病范围与致病食物分布范围呈一致性，不食用该食物不发病。第四，人与人之间一般不传染，无继发病例。

（2）对患者的紧急处理

第一，停止食用中毒食物或可疑食物。第二，将患者立即送医治疗，切勿乱用"偏方"，或仅凭自己的经验来处理，以免延误病情。第三，如条件限制不能及时送医，可以先给患者进行紧急处理，主要目的是促使毒物排出，减少毒物吸收，比如催吐、导泻、口服吸附剂、对症处理等。第四，如果有条件可以将患者吐泻物等标本存留，以备送检。

（3）对中毒食物控制处理

第一，保护现场，封存中毒食物或者可疑食物，以备医疗卫生部门检验。第二，追回已售中毒食物或可疑食物。第三，对中毒食物进行无害化处理或销毁。如果是细菌性中毒，可将引起中毒的固体剩余食物煮沸15～30分钟；液体食物可用含氯消毒剂处理，消毒之后丢弃。如果是化学性中毒，必须将中毒食物或者引起中毒的动植物全部深埋，不得做其他利用。

（4）对工具场所的处理

第一，对餐具、饮具、食品容器、加工设备和工具等，可以煮沸15～30分钟，也可用含氯消毒剂等消毒；菜板等可用刀刮除面层或沟缝中的污物后，再用消毒剂消毒，以热水清洗干净后再使用；如为化学性中毒，需将上述物品进行彻底清洁处理。第二，厨房地面墙壁用消毒剂消毒。第三，患者吐泻物可用生石灰或者漂白粉消毒处理。第四，厨房餐厅及有关场所灭蝇、杀灭蟑螂等有害昆虫和动物。

4. 消化道传染病的传染源主要是急慢性患者及带菌（病毒）者。消化道传染病的病原体随患者或带菌者的粪便或呕吐物排出体外，只有经口食入才引起发病，其传播途径如下。

（1）经水传播

被这些致病菌污染的地面水进入未完全密封的水井，或在江河洗涤患者衣物、倾倒吐泻物；带菌的船民排泄物直接污染江河水等。人们如果喝进被污染的生水，或用这些水洗刷食具、水果和生吃的蔬菜，致病菌便可经口而进入人体。这是大规模流行的主要传播方式。

（2）经食物传播

食物对本病的传播作用仅次于水。携带致病菌的食物有：受致病菌污染水域的海产品；用受污染的水洗涤水果、蔬菜；或加工后可直接食用但再受污染的食品，或生熟共用砧板切的熟食。

（3）生活接触传播

主要是经手传播。即健康人的手接触了受致病菌污染的物品后，再接触食品而引起传染。

（4）昆虫媒介传播

主要是苍蝇和蟑螂叮爬污染物后再叮爬食物引起传播。

5. 健康既包含了从母体带来的基因等先天因素，也反映了生活行为、饮食习惯、环境卫生等各个方面的后天影响。因此，大学生的良好生活习惯的养成就变得至关重要。培养大学生良好的生活习惯应该从以下几个方面入手。

（1）学校正面引导

学校主要可以从加强教育、进行宣传、营造氛围、建立相应的制度等方面采取措施。首先，学校规定学生每日起床做早操，这样，既锻炼了同学们的身体，又可以减少学生因为早晨起晚了而导致的不吃早饭和上课迟到的现象。学校可以建立监督机制，必要时，可以实行强制性措施，如派遣督导队，对带食物进教室的同学进行说服教育。学校可以建立熄灯的机制，这样既可以节约用电又可以敦促学生及时就寝。最后还应加强心理咨询方面的建设，利用学校各类资源，尽量保证学生的身心健康发展。

（2）父母多加关心

即使已经成年了，多数大学生还是十分愿意听从父母的建议，因此父母的关心十分重要。定期与父母通电话，进行交流，可以得到心灵的慰藉，减少心理问题发生的潜在因素。而假期中，父母可以针对孩子饮食、睡眠情况有针对性地进行说服教育，并潜移默化地改掉孩子的不良生活习惯。

（3）个人自我调节

作为大学生应该培养自己的良好生活习惯。暴饮暴食、饮食不规律、嗜辣是主要的饮食习惯影响因素。合理安排自己的饮食，多吃蔬菜水果，切忌暴饮暴食，应尽量少食用刺激性食物。多数同学晚睡是在玩手机，应摒弃对手机的依赖，并且安排好自己的学习工作，尽量不要妨碍室友、同学的休息。大多数同学的心理情况属正常，毕竟社会生活充满各种压力，有情绪是很正常的。然而，也有少部分同学不能及时排解心中的情绪，处于亚健康状态。因此，自我调节很关键，必要时，可联系班里的心理委员、学校的心理咨询室。

第6章　网络信息安全

简答题

1. 按上网人员行为的被动性和主动性来划分，可分为网络社交安全事故和网络违法犯罪事故。

（1）网络社交安全事故：①网瘾综合征。②网恋陷阱。③网上购物陷阱。④网络求职陷阱。

（2）网络违法犯罪事故：①传播虚假、有害信息。②网络色情。③网络病毒。④侵犯个人隐私。

2. 作为新一代大学生，需要重视和提高信息安全意识，养成安全、绿色上网的好习惯。良好的安全习惯和安全意识有利于避免或减少不必要的损失。

（1）学习计算机网络安全法律法规，依法文明上网。

（2）养成良好的上网习惯，警惕计算机病毒和黑客。①养成良好的密码设置习惯。②及时安装操作系统补丁。③安装杀毒软件并定时升级。④不打开不明网址，不下载和安装不明软件。⑤做好重要数据备份工作。

（3）恪守网络道德，做文明上网人

作为大学生，我们在网上应恪守网络道德。不浏览不良网站；不传播、转发虚假、有害信息；网络交往要保持言行统一；不参加网络色情或赌博等非法活动；理性对待网络，自觉避免沉迷于网络；积极传播正能量，做文明上网人。

3．网络诈骗的主要类型有：①散布虚假中奖信息。②提供彩票、股票预测服务。③利用 QQ 或其他通讯工具诈骗。④低价销售商品。⑤网络钓鱼网站。⑥新型 P2P 网贷诈骗。⑦微信二维码"扫一扫"诈骗。

4．危害国家信息安全的行为主要表现有几类：①利用互联网，进行意识形态领域的渗透。②黑客攻击。③网络犯罪。④网络恐怖主义。⑤散布计算机病毒。

5．（1）利用管理或者能方便接触企业电脑、网站的优势，随意窃取、泄露企业具有商业价值的保密性资料信息。

（2）黑客通过互联网，破解企业内部的安全系统，入侵公司网络，侵取商业秘密或破坏数据信息。

（3）利用电子邮件形式窃取和传输商业秘密。

（4）员工跳槽后窃取原公司的商业秘密。

（5）侵权人出于报复心理或者其他目的，在互联网上公开商业秘密或相关的数据。

（6）商业秘密在网络传输过程中被窃取、破坏、更改。

（7）在互联网上采用欺骗、威胁等手段获取他人商业秘密。

第 7 章　实训实习及职业安全

简答题

1．（1）实训的全称是职业技能实际训练。它是指在学校控制的状态下，按照人才培养需求和目标，通过对实际工作场景的模拟，采用企业中的真实工作项目作为实际案例，对大学生进行职业技术和应用能力训练的教学过程。

（2）实习的本意是指在实践中学习。简单讲就是把大学生或员工直接安排到工作岗位上，通过岗前安全培训、岗中操作技能培训、岗后维护技能培训等，掌握该岗位的技术技能、理论技能和安全技能。

2．（1）实训实习是将课堂学的理论知识与实践相结合，相互促进、相互检验的过程。

（2）实训实习能提高大学生自身素质。

（3）实训实习能完成大学生从学校到社会的过渡。

3．实训实习安全管理制度是大学生在实训实习期间维护正常教学、生活秩序、大学生人身安全、财产安全的重要保障制度，是实训实习管理制度的重要组成部分。实训实习安全管理制度一般包括：安全管理原则、安全教育、校内实训实习注意事项、校外实训实习注意事项、突发事件应急处置、安全事故责任处理六大部分。

4．（1）实训实习安全管理必须遵循"安全第一、预防为主、综合治理"的国家安全方针。

（2）实训实习安全管理遵循的原则有：预防为主原则、教育先行原则、实事求是原则、"四不放过"原则等。

（3）实训实习安全管理必须做到"一岗双责"。

5．（1）绞伤。（2）物体打击。（3）压伤。（4）砸伤。（5）挤伤。（6）烫伤。（7）刺割伤。

6．（1）设备的不安全状态。（2）人的不安全行为。（3）管理的不安全因素。

7．（1）机械设备的布局要合理，应便于操作人员装卸工件、加工观察和清除杂物；同时也应便于维修人员的检查和维修。

（2）机械设备的零部件的强度、刚度应符合安全要求，安装应牢固，不得经常发生故障。

（3）机械设备根据有关安全要求，必须装设合理、可靠、不影响操作的安全装置。

（4）机械设备的电气装置必须符合电气安全的要求。

（5）机械设备的操纵手柄以及脚踏开关应符合安全的要求。

（6）机械设备的作业现场要有良好的环境。

（7）每台机械设备应根据其性能、操作顺序等制定出安全操作规程和检查、润滑、维护等制度，以便操作者遵守。

8.（1）工作前要按规定正确穿戴好个人防护用品。

（2）操作前要对机械设备进行安全检查。

（3）机械设备在运行中也要按规定进行安全检查。

（4）设备严禁带故障运行。

（5）机械安全装置必须按规定正确使用，绝不能将其拆掉不使用。

（6）机械设备使用的刀具、工夹具以及加工的零件等一定要装卡牢固，不得松动。

（7）机械设备在运转时，严禁用手调整；也不得用手测量零件，或进行润滑、清扫杂物等。

（8）机械设备运转时，操作者不得离开工作岗位。

（9）工作结束后，应做好停机清理工作。

9.（1）发现受伤人员后，必须立即停止运转的机械，向周围人呼救，同时报告现场负责人。

（2）现场负责人接到报告后应立即到现场查看情况并通知应急领导小组，若受伤人员伤势较重，应立即拨打120医院急救电话。

（3）现场应急处置小组在接到报警后，应立即组织应急抢救，最大限度地减少人员伤害和财产损失。

（4）医护人员到达现场后应立即对伤者救治，对创伤出血者迅速包扎止血，送往医院救治。

（5）发生断手断指等严重情况时，对伤者伤口要进行包扎止血、止痛等功能固定。

（6）如果肢体仍被卡在设备内，不可用倒转设备的方法取出肢体，妥善的方法是拆除设备部件。

（7）发生头皮撕裂伤可采取以下急救措施：采取止痛及其他对症措施，用生理盐水冲洗有伤部位，涂红汞后用消毒大纱布块、消毒棉花紧紧包扎，压迫止血；使用抗生素，注射破伤风血清，预防伤口感染，送医院进一步治疗。

（8）受伤人员出现肢体骨折时，应尽量保持受伤的体位，由现场医务人员对伤体进行固定，并在其指导下采用正确的方式进行抬运，防止因救助方法不当导致伤情进一步加重。

（9）受伤人员出现呼吸、心跳停止症状后，必须立即进行心脏按压和人工呼吸直至医护救援人员到达。

10.（1）触电事故主要分为电击和电伤。

（2）触电方式有单相触电、两相触电、跨步电压触电。

11. 必须确保安全使用条件和遵循使用安全要求。

12.（1）发现人员触电后应大声呼喊寻求帮助，迅速使触电者脱离电源，同时向现场负责人报告。

（2）救援人员要防止触电者脱离电源后可能的摔伤，特别是当触电者在高处的情况下，应采取防摔措施，注意防摔。

（3）立即向现场处置小组报告，并立即组织救治。

13.（1）由吸烟引起的事故。

（2）在使用、运输、存储易燃易爆气体、液体、粉尘时引起的事故。

（3）使用明火引起的事故。

（4）静电引起的事故。

（5）由于电气设施使用、安装、管理不当而引起的事故。

（6）物质自燃引起的事故。这方面常见的事故有煤堆的自燃，废油布等堆积引起的自燃等。

（7）雷击引起的事故。

（8）压力容器、锅炉等设备及其附件，如果带故障运行或管理不善时，都会发生事故。

14.（1）防火原理，只要采取措施避免或消除燃烧三要素中的任何一个要素，就可以避免发生火灾事故。

（2）防爆原理，只要采取措施避免爆炸品或爆炸混合物与起爆能量中的任何一方，就不会发生爆炸。

15.（1）最先发现火情的人要报告现场负责人。

（2）迅速根据规定启动应急预案，若事态严重，难以控制和处理，应在自救的同时向 119 专业救援队求助。

（3）由电工负责切断电源，防止事态扩大。

（4）在组织扑救的同时，组织人员疏散现场人员并清理易燃易爆、可燃材料。

（5）疏通事故发生现场的道路，保持消防通道的畅通，保证消防车辆通行及救援工作顺利进行。

（6）在急救过程中，遇有威胁人身安全情况时，应首先确保人身安全，迅速疏散人群至安全地带，以减少不必要的伤亡。

（7）保护火灾现场，指派专人看守。

（8）现场发生火灾事故后的注意及急救要领。

（9）现场采集相关资料。

16.（1）无机性粉尘。（2）有机性粉尘。（3）混合性粉尘。

17. 在卫生学上，常用的粉尘理化性质包括粉尘的化学成分、分散度、溶解度、密度、形状、硬度、荷电性和爆炸性等。

18.（1）改革工艺过程。（2）湿式作业。（3）密闭、抽风、除尘。（4）个体防护。

19.（1）系统原理：动态相关性原则，整分合原则，反馈原则，封闭原则。

（2）人本原理：动力原则，能级原则，激励原则，行为原则。

（3）预防原理：偶然损失原则，因果关系原则，3E 原则，本质安全化原则。

（4）强制原理：安全第一原则，监督原则。

20.（1）防止人的不安全行为。（2）防止物的不安全状态。

21.（1）全面安全目标管理。（2）全员安全管理。（3）全过程安全管理。（4）全部工作安全管理。

22.（1）企业安全生产标准化分三级。

（2）一级企业由中华人民共和国应急管理部审核公告；二级企业由企业所在地省（自治区、直辖市）及新疆生产建设兵团安全生产监督管理部门审核公告；三级企业由所在地设区的市（州、盟）安全生产监督管理部门审核公告。

（3）申请安全生产标准化评审的企业应具备的条件：①设立有安全生产行政许可的，已依法取得国家规定的相应安全生产行政许可。②申请一级企业的，应为大型企业集团、上市公司或行业领先企业。申请评审之日前一年内，大型企业集团、上市集团公司未发生较大以上生产安全事故，集团所属成员企业 90%以上无死亡生产安全事故；上市公司或行业领先企业无死亡生产安全事故。③申请二级企业的，申请评审之日前一年内，大型企业集团、上市集团公司未发生较大以上生产安全事故，集团所属成员企业80%以上无死亡生产安全事故；企业死亡人员未超过1人。④申请三级企业的，申请评审之日前一年内生产安全事故累计死亡人员未超过2人。

23.（1）组织学习培训。（2）部门职能分解。（3）成立领导小组。（4）全面排查评价。（5）确定等级目标。（6）编制整改计划。（7）落实整改计划。（8）专业考评整改。（9）企业正式自评。（10）企业申请复评。（11）持续改进。

24. 安全文化有广义和狭义之分。（1）广义的安全文化是指在人类生存、繁衍和发展历程中，在其从事生产、生活乃至生存实践的一切领域内，为保障人类身心安全并使其能安全、舒适、高效地从事一切活动，预防、避免、控制和消除意外事故和灾害，为建立起安全、可靠、和谐、协调的环境和匹配运行的安全体系，为使人类变得更加安全、康乐、长寿，使世界变得友爱、和平、繁荣而创造的物质财富和精神财富的总和。（2）狭义的安全文化是指企业安全文化。

25.（1）安全承诺。（2）行为规范与程序。（3）安全行为激励。（4）安全信息传播与沟通。（5）自主学习与改进。（6）安全事务参与。（7）审核与评估。

26.（1）建立机构。（2）制定规划。（3）培训骨干。（4）宣传教育。（5）努力实践。

27. 8S管理法（8S Management）是指在整理（seiri）、整顿（seiton）、清扫（seiso）、清洁（seiketsu）和素养（shitsuke）5S管理的基础上，结合现代企业管理的需求，加上学习（study）、安全（safety）和节约（saving），而推出的管理理念。

28. 根据中华人民共和国职业病防治法规定：职业病是指企业、事业单位和个体经济组织等用人单位的劳动者在职业活动中，因接触粉尘、放射性物质和其他有毒、有害物质等因素而引起的疾病。

29.（1）病因明确，在控制了相应病因或作用条件后，发病可以减少或消除。

（2）所接触的病因大多是可以检测和识别的，一般需接触到一定程度才发病，因此，存在接触水平（剂量）-反应关系。

（3）在接触同样有害因素的人群中，常有一定的发病率，很少只出现个别患者。

（4）如果能早期发现并及时合理处理，经验预测疾病发展情况较好，恢复也比较容易。

（5）大多数职业病目前尚无特殊治疗方法，发现越晚，疗效也越差。

30.（1）职业性尘肺病及其他呼吸系统疾病。（2）职业性皮肤病。（3）职业性眼病。（4）职业性耳鼻喉口腔疾病。（5）职业性化学中毒。（6）物理因素所致职业病。（7）职业性放射性疾病。（8）职业性传染病。（9）职业性肿瘤。（10）其他职业病。

31.（1）生产过程中的有害因素。（2）劳动过程中的有害因素。（3）生产环境中的有害因素。

32.（1）出现职业特征。（2）抗病能力下降。（3）引发职业病。

33.（1）消除毒物。（2）密闭、隔离有害物质污染源，控制有害物质逸散。（3）加强对有害物质的监测，控制有害物质的浓度，使其低于国家有关标准规定的最高容许浓度。（4）加强对毒物及预防措施的宣传教育。（5）加强个人防护。（6）提高机体免疫力。（7）接触毒物作业的人员要定期进行健康检查。

34.（1）控制和消除噪声源。（2）合理规划和设计厂区与厂房。（3）控制噪声传播和反射的技术措施。（4）个体防护。（5）定期对接触噪声的工人进行健康检查。（6）合理安排劳动和休息时间，实行工间休息制度。

35.（1）应结合技术革新，改进生产工艺过程和操作过程，改善工具设备，减少高温部件、产品暴露的时间和面积，避免高温和热辐射对工人的影响。

（2）合理安排高温车间的热源。

（3）当各种热源发热表面的辐射热和对流热显著影响操作工人时，应尽量采取隔热措施。

（4）高温车间的防暑降温，应当首先采用自然通风。

（5）新建、扩建厂矿高温车间的厂房建筑，应考虑建筑方位。

（6）除工艺过程的要求或其他特殊需要的车间，应装设全面的机械通风，在局部工作地点使用送风风扇、喷雾风扇等局部送风装置。

（7）高温、高湿及放散有害气体的车间，应根据工艺特点，采用隔热、自然通风、机械送风及机械排风装置。

（8）对于特殊高温作业场所，应采用隔热、送风或小型空气调节器等设备，并注意补充新鲜空气。

（9）烧砖的炉窑，应注意冷却降温，以降低工作地点的温度和减少辐射热。

（10）要采用一些技术要求较高、投资较大的设备时，必须充分考虑高温的影响。

第8章 自 然 灾 害

一、名词解释

1．自然灾害：指给人类生存带来危害或损害人类生活环境的自然现象。

2．洪水：是由暴雨、急骤融冰化雪、风暴潮等自然因素引起的江河湖海水量迅速增加或水位迅猛上涨的水流现象。

3．山体滑坡：是指斜坡上的土体或者岩体，受河流冲刷、地下水活动、雨水浸泡、地震及人工切坡等因素影响，在重力作用下，沿着一定的软弱面或者软弱带，整体地或者分散地顺坡向下滑动的自然现象。

二、简答题

1．地震灾害可分为原生灾害、次生灾害和诱发灾害三类。

（1）原生灾害是指地震直接产生的地表破坏、各类建筑结构的破坏以及由此引发的人员伤亡与经济损失。

（2）次生灾害是指由地震破坏间接而引起的火灾、水灾、海啸、滑坡、泥石流、爆炸、放射性污染、有毒液体和气体的外溢泄漏等。

（3）诱发灾害是指因地震而引起的各种社会性灾害。

2．（1）地震时若在户外，千万不能冒险进屋去抢救亲人，要克制感情避免更多伤亡。首先保护自己，才能在地震过后及时抢救亲人、朋友。

（2）要迅速撤离到安全地带，防止山体滑坡、坍塌和泥石流等地震引起的次生灾害。如果在山坡，千万不要跟着滚石往山下跑，而应躲在山坡上隆岗的背后，同时还要远离陡崖，防止滑坡、泥石流等对人的威胁。

（3）如果在街上行走时发生地震，最好将携带的皮包或柔软的物品顶在头上，无物品时也可用手护在头上，尽可能做好自我防御的准备，应该迅速离开变压器、电线杆等危险设施和围墙、狭窄巷道等，跑向比较开阔的空旷地带。

（4）地震时如果处在有毒气体的化工厂厂区，要朝污染源的上风处迎风奔跑。如果伤员是氯气中毒，则不要进行人工呼吸，待移动到安全地带，再进行紧急抢救。

3．（1）听从家长或学校的组织与安排，进行必要的防洪准备，或撤退到相对安全的地方，如防洪大坝上或是当地地势较高的地区。

（2）来不及撤退时，尽量利用一些不怕洪水冲走的材料，堵住房屋门槛的缝隙，减少水的漫入，或是躲到屋顶避水。房屋不够坚固的，要自制木（竹）筏逃生，或是攀上大树避难。离开房屋前，尽量带上一些食品和衣物。

（3）被水冲走或落入水中者，要保持镇定，尽量抓住水中漂流的木板、箱子、衣柜等物。如果离岸较远，周围又没有其他人或船舶，就不要盲目游动，以免消耗体力。

4. 如果发生山体滑坡，应向滑坡体两侧跑，而不要沿滑坡体滑动的方向跑。如果遭遇到山体滑坡，应躲避在结实的障碍物下面，或蹲在地坎、地沟里。一旦遭遇山体滑坡，山下房屋里的人员一定要立即撤离，不要贪恋财物。只要山体滑坡的危险期还没有过，就不能回到受滑坡影响的地区居住，因为要避免第二次滑坡。即使在山体滑坡结束之后，也要先确认房屋完好安全之后，人员才可以进入。

5.（1）在打雷下雨时，严禁在山顶或者高丘地带停留，忌继续蹬往高处观赏雨景，不能在大树下、电线杆附近躲避，也不要行走或站立在空旷的田野里，应尽快躲在低洼处，或尽可能找房屋或干燥的洞穴躲避。

（2）雷雨天气时，不要用金属柄雨伞，摘下金属架眼镜、手表、裤带，若是骑车旅游要尽快离开自行车，亦应远离其他金属制物体，以免产生导电而被雷电击中。

（3）在雷雨天气，不要去江、河、湖边游泳、划船、垂钓等。

（4）在电闪雷鸣、风雨交加之时，若旅游者在旅店休息，应立即关掉室内的电视机、收录机、音响、空调机等电器，以避免产生导电。打雷时，在房间的正中央较为安全，切忌停留在电灯正下面，忌依靠在柱子、墙壁边、门窗边，以避免在打雷时产生感应电而致意外。

（5）雷雨天气发生时，即使在安装了避雷针的情况下，也应该迅速拔掉室内电视、电冰箱以及天线电源的插头，防止空间电磁波干扰造成不必要的损失。此外，从电闪雷鸣的形成和发生过程来看，空旷场地上、建筑物顶上、高大树木下、靠近河湖池沼以及潮湿地区是雷击事故多发区。

6.（1）注意收听高温预报，饮食宜清淡。多喝凉开水、冷盐水、白菊花水、绿豆汤等防暑饮品。

（2）高温时外出，应备好太阳镜、遮阳帽、清凉饮料等防暑用品，衣着要宽松舒适，以通风透气性好、吸湿性强的棉织物为宜，尽量少穿化纤品类服装。长时间外出还要准备好防暑药物。

（3）室内要注意保持通风，早晚可在室内适当洒水降温，如在户外工作，可早出晚归，中午多休息。

（4）合理安排作息时间。

（5）出汗后，应用温水冲洗，洗净擦干后，在局部易出痱子的地方适当扑些痱子粉，以保持皮肤干燥。

（6）晒伤皮肤出现肿胀、疼痛时，可将冷水毛巾敷在患处，直至痛感消失。出现水泡，不要挑破，应请医生处理。

（7）一旦发现他人中暑，应尽快将其移到阴凉通风处，用冷水浸湿衣服，裹住身体，并保持通风凉爽或者不停地扇风散热并用冷毛巾擦拭中暑者的身体，直到体温下降到 38℃以下。可用冷毛巾敷于头部，饮用含盐凉开水，口服降温药物。

（8）如果中暑者意识比较清醒，应保持坐姿休息，头与肩部给予支撑。如果中暑者已失去意识，应平躺并给中暑者及时补充水分，通常服用口服补液盐，并且越凉越好。应多次少量地喝，不要大口喝，以免呕吐。如果病情严重，需送往医院救治。

（9）对于重症中暑者，应尽快进行物理降温，如在额头上、两腋下和腹股沟等处放置冰袋，以防止水肿，同时用冷水、冰水或者酒精（白酒亦可）擦全身。如果病情严重，应及时送往就近医院治疗。

7．（1）雾霾天气时，大气污染程度较平时严重，空气中的细菌和病毒易导致传染病扩散和多种疾病发生。尤其是城市中空气污染物不易扩散，加重了二氧化硫、一氧化碳、氮氧化物等物质的毒性，严重威胁人的生命和健康。

（2）粉尘、烟尘、尘螨也可能悬浮在雾气中，人体吸入这些过敏原，就可能刺激呼吸道，出现咳嗽、闷气、呼吸不畅等哮喘症状。

8．当冻雨发生时，要及时把电线、电杆、铁塔上的积冰敲刮干净；在机场，要及时清理跑道和飞机上的积冰；对于公路上的积冰，及时撒盐融冰，并组织人力清扫路面。如果发生事故，应当在事发现场设置明显标志。在冻雨天气里，人们应尽量减少外出，如果外出，要采取防寒保暖和防滑措施，行人要注意远离或避让机动车和非机动车辆。司机朋友在冻雨天气里要减速慢行，不要超车、加速、急转弯或者紧急制动，应及时安装轮胎防滑链。

第9章　意外伤害应急救助

简答题

1．第一步：评估患者

（1）判断患者的意识；用双手轻拍患者双肩，问："同志，醒醒……"，确认患者意识丧失，无应答，立即呼救（来人啊！我是×××！请求旁边专人拨打120！有条件的可用除颤仪！请求旁人协助！）。

（2）判断呼吸：解开上衣看——患者胸部有无起伏；听——有无呼吸音；感觉——口鼻有无出气，约5秒，确认呼吸停止。（准备抢救车！除颤仪！）

（3）判断有无颈动脉搏动：用右手的中指和食指从气管正中环状软骨（喉结部位），旁开两指，至胸锁乳突肌前缘凹陷处，确认无搏动。立即进行心肺复苏。

复苏体位：去枕平卧、背部垫硬板、松解裤带。

第二步：行心肺复苏（CPR）

（1）行胸外心脏按压部位为两乳头连线中点（胸骨中下1/3交界处），用左手掌跟紧贴患者的胸部，两手重叠、手指相扣，左手五指翘起，双肘关节伸直，用上身重量垂直下压；按压30次。

说明：按压和放松时间1:1，按压频率100~120次/分，按压深度5~6厘米，对儿童及婴儿的按压幅度至少为胸部前后径的1/3。

（2）开放气道。患者置于仰卧位，判断无义齿，头偏向一侧，清理口鼻分泌物，头复位，仰头抬颌法，开放气道。

（3）人工呼吸。①口对口人工呼吸——吹气时捏住患者鼻子，呼气时松开，吹气见胸廓抬起即可，嘴包严患者的口部。②应用简易呼吸器，连接氧气，氧流量10升/分，一手以"CE"手法固定面罩，一手挤压简易呼吸器，每次送气400~600毫升，频率：8~10次/分。

CPR操作要点：按压与人工比例为30:2，持续进行5周期2分钟CPR（从心脏按压开始到送气结束），再次判断效果，时间不超过10秒。

第三步：判断复苏是否有效

可扪及颈动脉搏动；收缩压60毫米汞柱以上；瞳孔由大缩小；对光反射恢复；口唇指甲由紫绀变红润；自主呼吸恢复。

结束后，整理患者，密切监测患者生命体征变化。

2．主要有：①单纯性晕厥：空腹，疼痛，恐惧，失眠，疲劳；情绪紧张所引起（较为常见）。

②体位性低血压（如：人由蹲位立即变成站位）。③低血糖。④重症贫血。⑤心脑血管疾病。

3.（1）经口进入体内：①误服毒物。②遭到投毒。③主动服毒（自杀）。

（2）经呼吸道进入体内：吸入毒气或含毒的气溶胶（空气中悬浮的微粒）。由于人的气体交换面积很大（60～120平方米），毒物能在短时间大量进入体内，故经呼吸中毒者往往病情危重，危险性大。

（3）经皮肤、黏膜进入体内：皮肤有破损；毒物在皮肤上长时间停留，特别是脂溶性毒物；天热出汗时皮肤毛孔扩张。黏膜是薄弱环节，一旦染毒则毒物容易进入体内。

（4）经注射进入体内：①吸毒者自己为自己注射；②医疗意外：误将错误种类或剂量的药物注入患者体内。

4. 野外取暖的方法比较好的有携带优质帐篷，利用较大多层的树叶保暖、及时生一堆火、找茂密的灌木丛，以及人和人紧挨着一起，用身体取暖等。

5.（1）求救信号：①火光信号。②烟雾信号。③图形信号。④声音信号。⑤灯光信号。

（2）莫尔斯码。

（3）其他求救方法：①漂流瓶。②救命风筝。③旗语。④投掷物。⑤灰尘。⑥反光镜。